더 이상 실패 없는

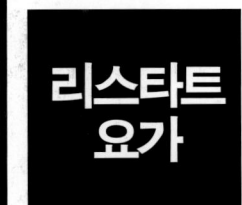
리스타트 요가

더 이상 실패 없는
리스타트 요가

초판 1쇄 발행 2014년 6월 20일
초판 5쇄 발행 2018년 2월 2일

지은이 | 이승아
발행인 | 이원주

임프린트 대표 | 김경섭
기획편집 | 정은미 · 권지숙 · 정인경 · 송현경
디자인 | 정정은 · 김덕오
마케팅 | 노경석 · 이유진
제작 | 정웅래 · 김영훈

발행처 | 미호
출판등록 | 2011년 1월 27일(제321-2011-000023호)

주소 | 서울특별시 서초구 사임당로 82(우편번호 137-879)
문의전화 | 편집(02)3487-1141 · 영업(02)3471-8044

ISBN 978-89-527-4843-0 13510

본서의 내용을 무단 복제하는 것은 저작권법에 의해 금지되어 있습니다.
파본이나 잘못된 책은 구입하신 곳에서 교환해 드립니다.

더 이상 실패 없는

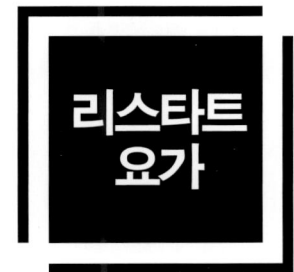

나디아 이승아 지음

요가, 나를 완성해나가는 셀프케어

우리는 누구나 건강하고 만족스러운 몸, 내면의 자유와 평화를 갈망하며 살아간다. 하지만 현실적으로 심신의 안정과 질서를 갖고 산다는 건 쉽지 않은 일이다. 삶이 막막해진 만큼 우리의 마음도 삭막해져가고, 제도에 얽매여 남에게 예속된 기계적인 삶을 살아가기 쉽다. 때문에 지금 시대에 화두로 거론되는 첫 번째 키워드는 '힐링'이다.

최근 많은 사람들이 요가에 관심을 갖고 빠져드는 이유도 이 복잡하고 시끄러운 세상이 주는 스트레스를 수용하고 '나를 지키고 다시 깨어나게 하기 위함'이 아닐까 싶다. 그런데 문제는 우리가 일상에서 요가를 매일매일 쉽고 즐겁게, 정확하고 꾸준하게 실천할 수 있는 방법에 대해 무지하다는 거다. 엄밀히 말하면 요가는 신화도, 철학도, 종교도, 동화도, 운동도 아니다. 그 모든 체계를 통합한 '삶의 과학'이다. 요가의 시작과 끝은 내 몸과 마음을 수용하고 자각함으로써 '진정한 나'와 '내면의 평화'를 발견하는 데 있으며, 그 최종 목표는 나와 관계를 맺고 있는 모든 것과의 '조화로움'이다.

나는 20년째 매일매일 요가 매트 위로 올라선다. 매트 위에서는 위선도 거짓도 가식도 없다. 매트 위에서 나는 오늘의 괴로움이 어디서 오는지, 내일의 행복이 무엇으로부터 시작되는지를 배운다. 어린아이와 같은 몸과 마음을 발견하고, 자연과 우주의 질서를 깨닫게 된다. 이것은 나만의 경험과 통찰이 아니다. 누구에게나 요가는 아름답고 조화로운 삶의 지표가 될 수 있다. 그리고 누구나 요가를 잘 알고 잘 할 수 있다.

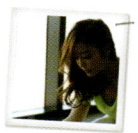 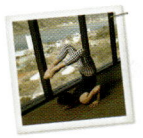 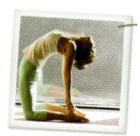 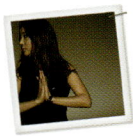

"육체가 괴로울 때는 육체를 바라보는 수련이, 마음이 괴로울 때는 마음을 바라보는 수련이 평소보다 더 많이 필요합니다. 나를 변화할 수 있는 힘이 그것뿐이니까요."
"건강도, 행복도, 실천하는 사람들의 몫입니다. 진화하고 싶으십니까? 퇴보하고 싶으십니까?"
"몸이 주는 신호는 우리의 생명을 구원하는 메시지와도 같습니다."

이 말들은 내가 요가 지도를 할 때 종종 하는 말이다. 실제로 몸이 주는 신호는 우리의 생명을 구원하는 메시지가 된다. 몸이 불편한 정도가 방치한 정도, 몸이 아픈 정도가 고장의 정도, 몸이 괴로운 정도가 타락한 정도와 비례한다. 따라서 심신의 변화와 만족을 얻고 싶다면 매일매일 자발적 변화를 위한 노력과 실천이 필요하다.

요가는 아름답고 탄탄한 몸을 만들어줄 뿐만 아니라 자신에 대한 관찰과 자각을 통해 매일매일 새로운 나를 발견하게 한다. 신비롭고 과학적이며 아름다운 실천이 아닐 수 없다. 그러나 실전 수련 경험이 없는 사람은 그 어떤 글과 설명으로도 요가의 감각과 메커니즘을 이해하지 못한다. 실천이 없는 요가는 환상과 망상일 뿐이다. 그래서 이 말을 꼭 덧붙이고 싶다. 바로 오늘, 즐겁고 뜨겁게 행하라고. 규칙적인 요가 수련이야말로 망가진 몸과 지친 마음에 생기와 활력을 불어넣을 것이다.
좋은 책은 독자 인생의 내비게이션이 될 수 있다고 한다. 우리 모두가 자유롭고 행복한 삶을 이루는 데에, 이 책이 조금이나마 도움이 되었으면 하는 간절한 바람을 갖는다.

나디아 이승아

이 책의 핵심과 활용법

이 책은 일상 속에서 요가를 쉽고 안전하게, 그리고 자신의 수준이나 목표에 따라 즐겁게 실천하는 방법을 폭넓게 제시한다. 비록 '책'일지라도 내 많은 경험과 깨어있는 에너지가 빼곡히 담긴 실전레슨이다. 실천하는 독자들은 분명 나의 마음을 알아차릴 수 있으리라 생각한다. 이 책에 담긴 내 지도의 핵심은 7가지이다.

1. 진정성 있는 내용이 당신에게 신뢰를 줄 것이다.
2. 시각적인 요소들이 당신에게 동기부여를 줄 것이다.
3. 다양한 형태의 접근 방식을 담은 구성이 당신에게 즐거움을 안겨줄 것이다.
4. 요가에 대한 올바른 인식과 '자기 존재'에 대한 깨우침을 갖게 할 것이다.
5. 공감되는 영역들로부터 '나'와 '당신'은 간접적 교감을 충분히 나눌 것이다.
6. 점진적으로 실천하게 하여 육체의 변화를 갖게 할 것이다.
7. 감성을 자극하여 당신 마음의 치유를 도울 것이다.

이 7가지의 핵심요소를 통해, 나이와 성별, 신체 구조적 형태, 개인의 능력과 역량, 삶의 방향과 목표가 각각 다른 독자 개개인이 자신에게 가능하고 필요한 요소를 선택하며 수행할 수 있도록 내용을 전개했다.

요가를 할 때는 정확한 동작과
호흡의 조화가 매우 중요합니다.
한 동작에 하나의 호흡이 함께
이뤄질 수 있도록 신경쓰세요

각 요가 레슨을 시작할 때마다, 해당 레벨에 맞는
준비 프로그램을 넣었습니다. 메인 프로그램을
시작하기에 앞서, 천천히 따라해보세요

이 책의 메인 레슨은 초급자를 위한 이지 요가,
중급자를 위한 파워 요가, 상급자를 위한
마하 요가로 구성되었습니다. 자신의
신체 능력에 맞는 레슨을 선택하여 실천해보세요

누구에게나 처음 취하는 자세는 어려울 수 있습니다.
이에 이 책에서는 혼자서도 좀 더 쉽게 자세를
취할 수 있도록 다양한 리스타트 팁을 담았습니다.

모든 메인 동작마다 완성 자세별 체크 팁을 넣었습니다.
어떤 부위에 어떻게 힘을 가하고 어떻게 유지해야 하는지를
친절히 소개하여 자세의 효과를 높일 수 있도록
구성하였습니다

모든 메인 동작마다 요가 지도자와 초보 수련자
모두를 위한 코칭 팁이 함께 수록되어 있습니다.
요가 지도를 할 때의 주의점과 수련자가 신경 써야 하는
부분을 함께 담아 필요에 따라 활용할 수 있도록 했습니다

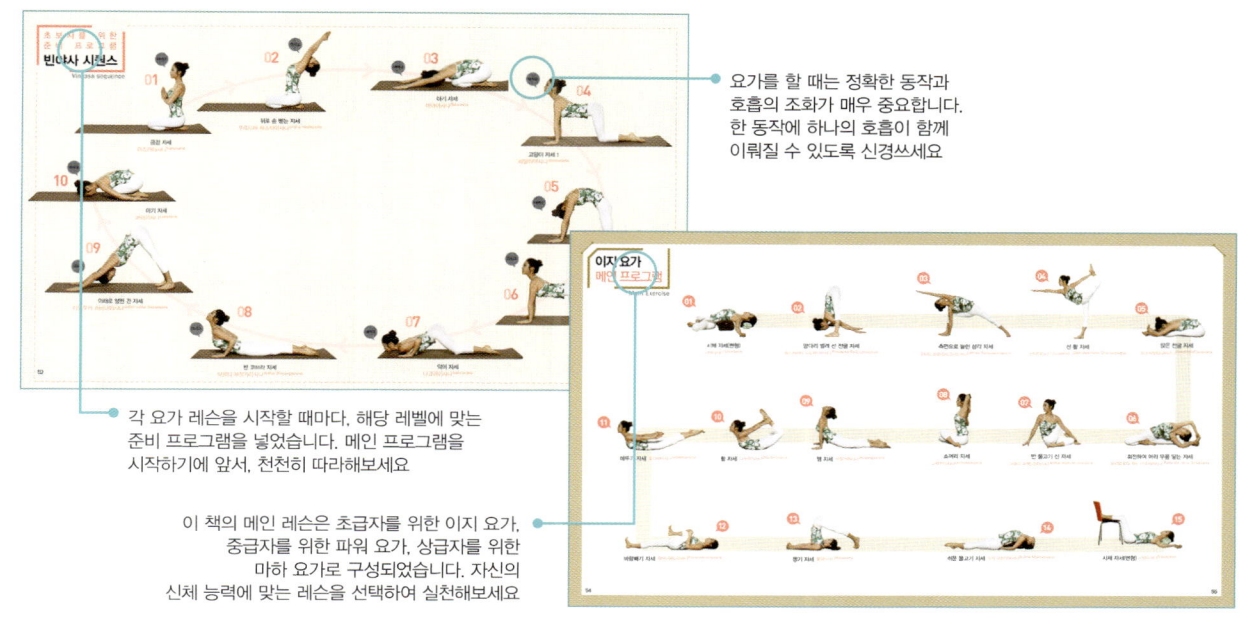

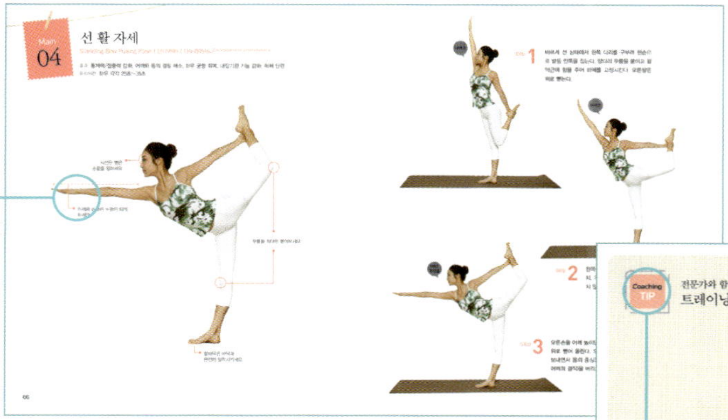

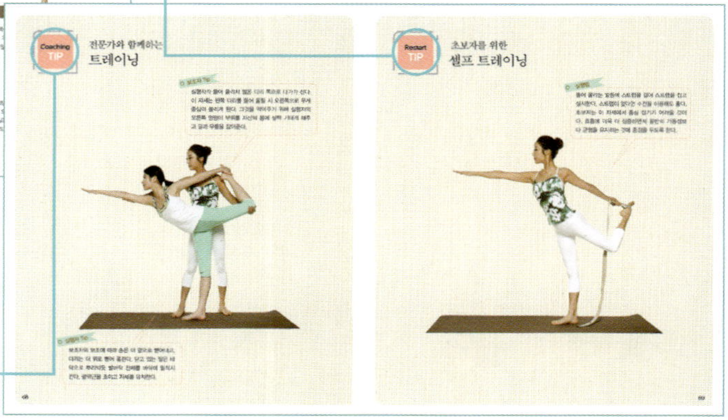

Contents

프롤로그 • 004

이 책의 핵심과 활용법 • 006

Part 1 요가의 재발견과 자기 혁명

- 요가, 몸과 마음을 위한 행복 • 016
- 요가의 길 • 022
- 요가 수련 준비 • 027
- 요가 수련 단계 • 032
- 요가 Q&A • 042

| 자세로 찾는 이지 요가 메인 프로그램 |

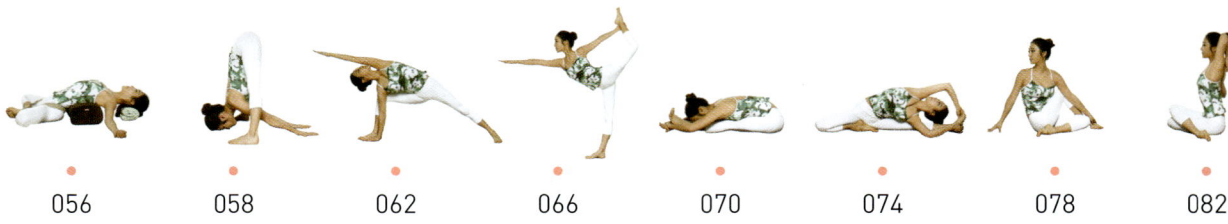

056　058　062　066　070　074　078　082

Part 2 Level I 쉽고 편안한 이지 요가 레슨

- 호흡과 움직임의 결합, 빈야사 요가란? • 051

- 초보자를 위한 준비 프로그램, 빈야사 시퀀스 • 052
- 이지 요가 메인 프로그램 _ 054

01 시체 자세(변형) • 056 | 02 양다리 벌려 선 전굴 자세 • 058 | 03 측면으로 늘린 삼각 자세 • 062 | 04 선 활 자세 • 066 | 05 앉은 전굴 자세 • 070 | 06 회전하여 머리 무릎 닿는 자세 • 074 | 07 반 물고기 신 자세 • 078 | 08 소머리 자세 • 082 | 09 뱀 자세 • 086 | 10 활 자세 • 090 | 11 메뚜기 자세 • 094 | 12 바람빼기 자세 • 098 | 13 쟁기 자세 • 102 | 14 쉬운 물고기 자세 • 106 | 15 시체 자세(변형) • 110

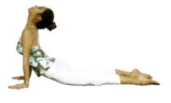
086

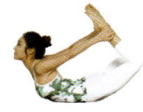
090

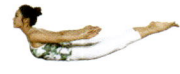
094

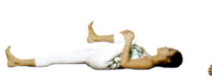
098

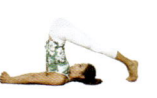
102

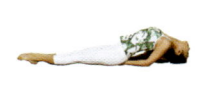
106

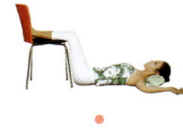
110

Part 3 Level II 강하고 활기찬 파워 요가 레슨

- 빈야사의 초석, 태양 경배란? • 115

- 중급자를 위한 준비 프로그램, 태양 경배 자세 A • 116
- 중급자를 위한 준비 프로그램, 태양 경배 자세 B • 118
- 파워 요가 메인 프로그램 • 120

01 삼각 자세 • 122 | 02 회전 삼각 자세 • 126 | 03 두루미 자세 • 130 | 04 현인의 자세 • 134 | 05 상체 젖히기 자세 • 138 | 06 보트 자세(변형) • 142 | 07 비둘기 자세 • 146 | 08 낙타 자세 • 150 | 09 누운 영웅 자세 • 154 | 10 누워서 비틀기 자세(변형) • 158 | 11 어깨로 서기 자세 • 162 | 12 머리로 서기 자세 • 166 | 13 위로 향한 활 자세 • 170 | 14 시체 자세 • 174

| 자세로 찾는 파워 요가 메인 프로그램 |

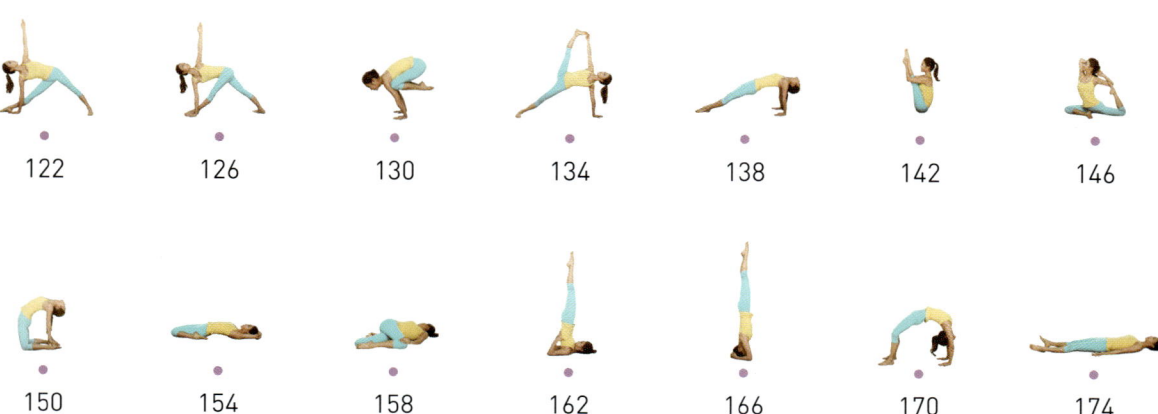

Part 4 Level III 요가 아사나의 완성, 마하 요가 레슨

- 경쾌하고 창조적인 파워 빈야사 • 179

- 상급자를 위한 준비 프로그램, 파워 빈야사 시퀀스 • 180
- 마하 요가 메인 프로그램 • 184

01 반달 자세 • 188 | 02 회전 반달 자세 • 192 | 03 위로 한쪽 다리 차올리는 자세 • 196 | 04 측면으로 늘린 삼각 자세(변형) • 200 | 05 상체 측면으로 회전해서 기울이기 자세(변형) • 204 | 06 현인의 자세 1 • 208 | 07 현인의 자세 2 • 212 | 08 현인의 자세 3 • 216 | 09 반 연꽃 자세로 상체 숙이는 자세 • 220 | 10 박쥐 자세 • 224 | 11 원숭이 대장 자세 • 228 | 12 우아한 역 아치 자세 • 232 | 13 위로 한쪽 다리 차올린 활 자세 • 236 | 14 머리로 서기 자세(변형) • 240 | 15 팔꿈치로 서는 자세(변형) • 244 | 16 거꾸로 된 나무 자세 • 248 | 17 시체 자세 • 252

| 자세로 찾는 마하 요가 메인 프로그램 |

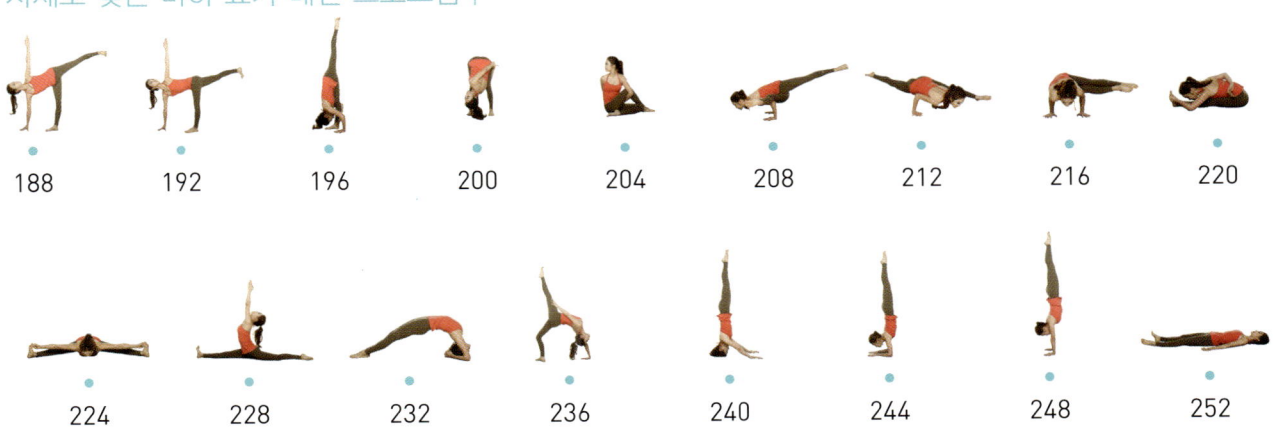

마음의 공간과 여유

- 다양한 좌법의 종류 • 256
- 다양한 무드라의 종류 • 258
- 일상 속 쉬운 명상 • 260
- 세 명이 함께하는 아사나 • 264
- 심신의 안정과 휴식을 위한 기본자세 • 274

 ## 요가 철학 & 요가 생리학의 핵심

- 요가의 8단계 • 282
- 5겹으로 형성된 우리의 몸 • 286
- 7개의 에너지 센터 • 288

special section 1분 만에 가볍게! 퀵 요가 • 292

감사의 글 • 298

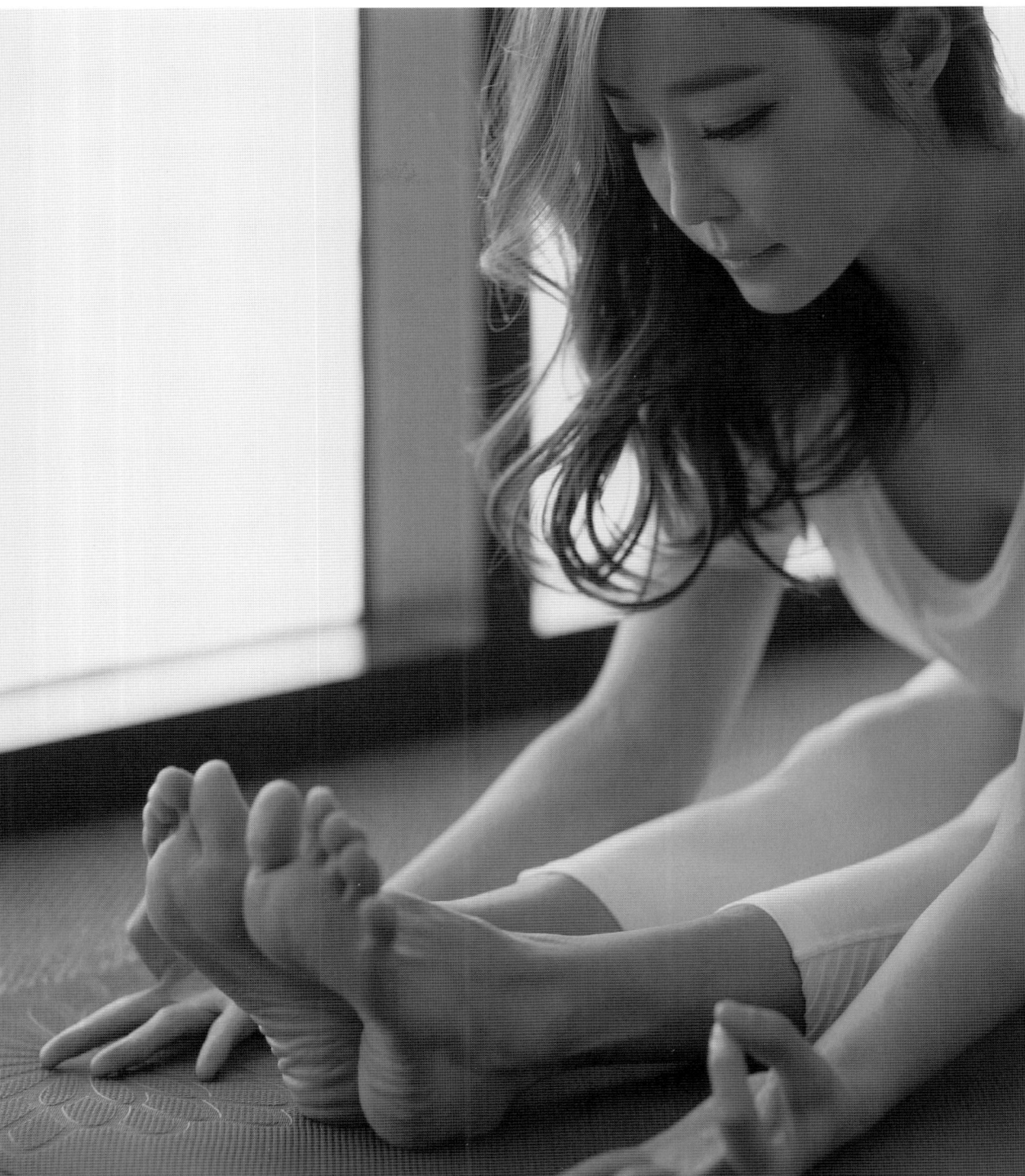

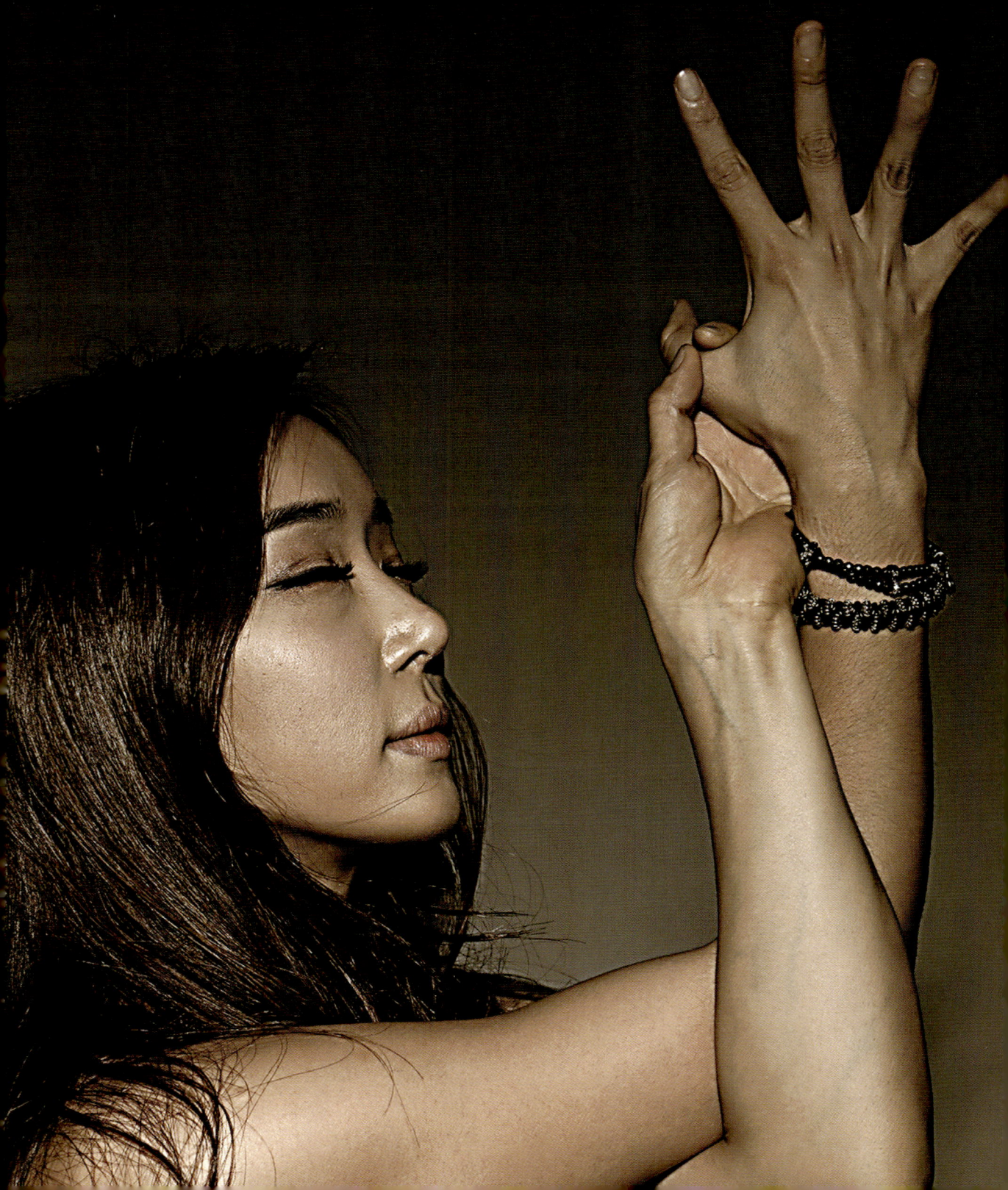

Nadia's RESTART YOGA Solution

Part 1

요가의 재발견과 자기 혁명

요가, 몸과 마음을 위한 행복

과거의 요가가 종교적, 철학적 사상을 중시했다면 현대의 요가는 해부학적, 생리학적, 심리학적 측면에 더 초점을 둔다. 요가의 세 가지 요소인 '호흡, 자세, 명상'은 인간의 생명을 이루는 세 가지 요소인 '숨, 몸, 맘'과 매우 밀접하게 연결되어 있다. 따라서 그 성질과 개선책을 알게 되면 우리의 건강, 행복, 수명을 지킬 수 있다.

모든 시작과 변화를 가능케 하는 것은 생명의 힘이다. 요가 수련이 시작되면 이 생명의 힘은 당신의 의지를 호출할 것이다. 그리고 수련이 심화될수록 의지 에너지는 무한 에너지로 창조된다. 이 과정에서 우리는 변화하고 성장한다. 그렇다면 어떻게 요가 수련을 시작하고 나아가야 할까?

+ 의지와 육체의 제한을 수용하고 자각한다.
+ 분명한 목표와 명확한 계획을 가지고 전진한다.
+ 내제된 힘, 그 강력한 에너지를 자신에게서 발견하고 활용한다.
+ 태초의 느낌, 고통 속 즐거움, 깊은 휴식을 경험한다.

요가 수련이 결코 간단한 체계는 아니다. 그러나 수련의 원리와 핵심을 이해하고 꾸준히 실천하다 보면 육체, 마음, 정서를 스스로 어루만지고 발전시키는 '자기치유'에 도움이 된다. 또한 육체의 아름다움, 마음의 안정감은 물론이고 세속적 욕망으로부터 벗어난 자유도 획득할 수 있다.

꾸준한 요가 수련으로 힘, 용기, 신념을 축적시켜 어떤 불의와도 당당히 대적할 수 있는 에너지를 만들어보자. 보다 발전된 에너지의 패턴이 당신을 긍정적인 방향으로 리드할 것이다.

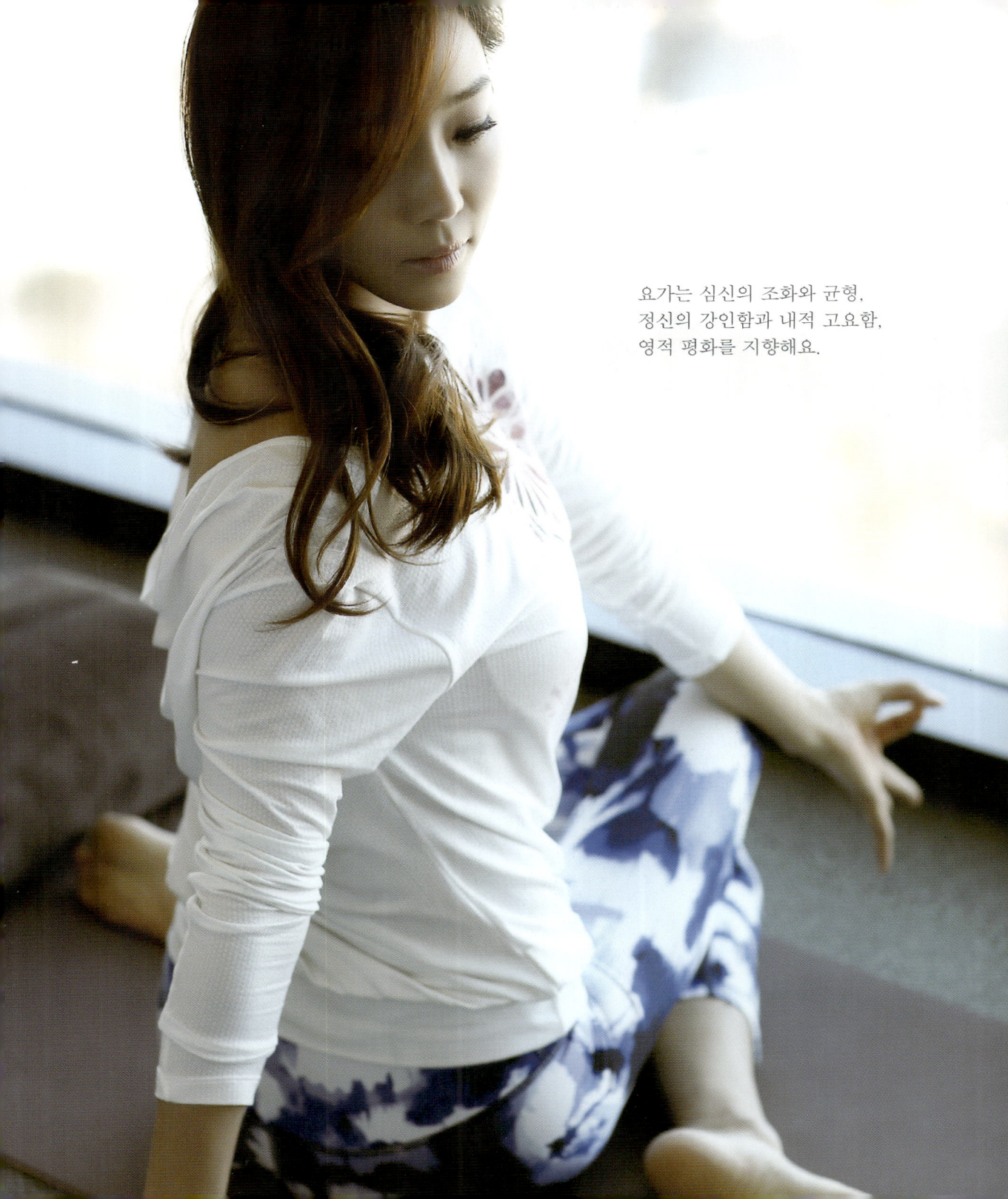

요가는 심신의 조화와 균형,
정신의 강인함과 내적 고요함,
영적 평화를 지향해요.

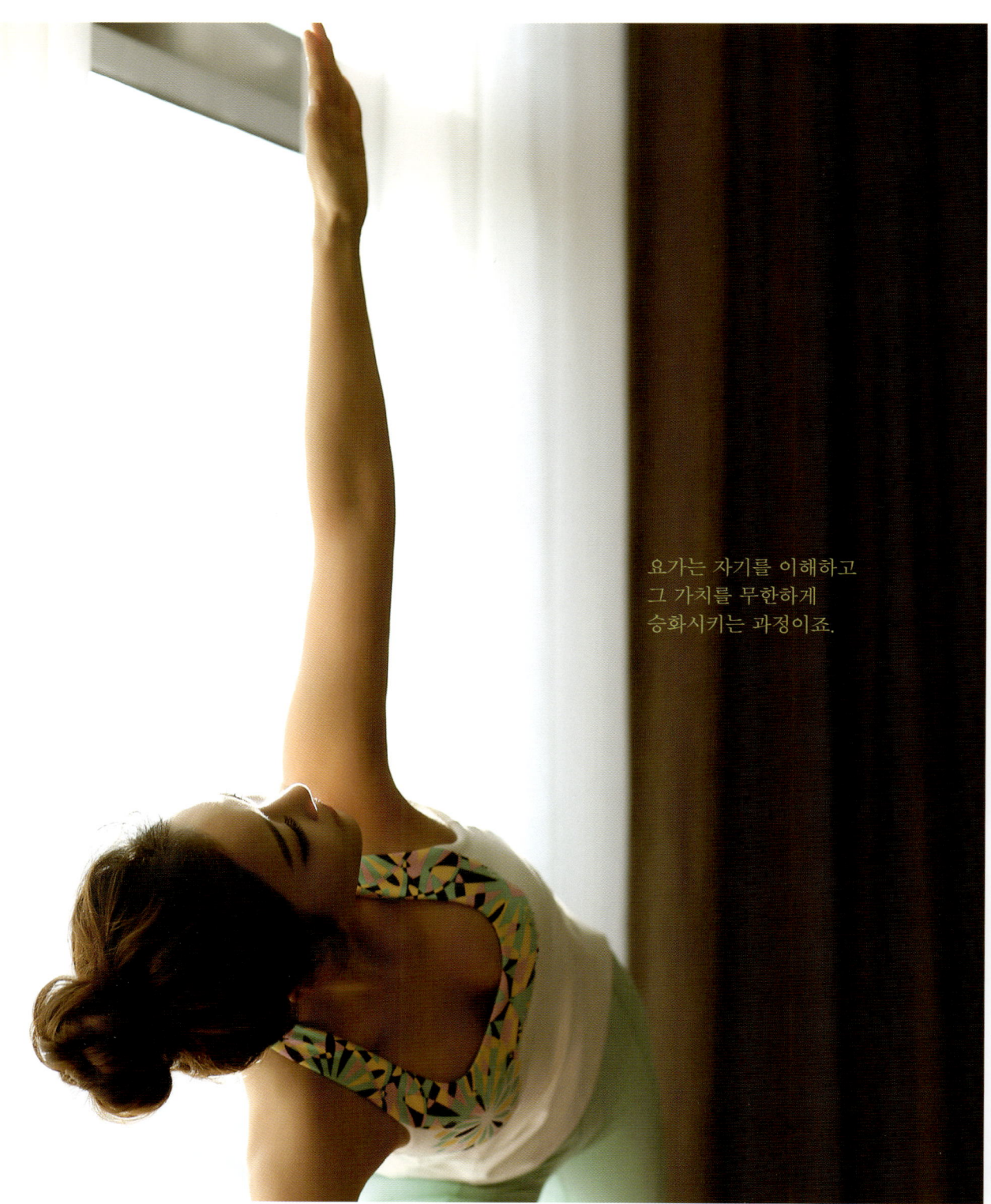

요가는 자기를 이해하고
그 가치를 무한하게
승화시키는 과정이죠.

요가 수련은 거울과 같다

요가 수련을 시작하면 내 모든 현실에 대해 '멈추어 바라보기'를 하게 된다. 그리고 '의식의 자각'으로 나라는 존재를 차분히 들여다본다. 이것은 껍데기 안에 존재하는 진정한 나를 발견하는 것과 같다. 몸에 배인 좋지 않은 행동이나 불필요한 감정을 직접 인식하여 반성하게 하는 것이다. 이렇게 자신을 들여다보는 수련은 내 몸에 대한 이해의 폭을 넓혀줄 뿐만 아니라 내면에 잠재된 의식의 빛에 스스로를 비추어 볼 수 있도록 해준다.

요가 매트는 당신을 연구하는 실험실이다

요가 수련을 할 때 당신은 발견자가 되고 탐험가가 되고 조정자가 된다. 생각하고 연구하고 질문하는 그 자체가 당신의 몫이자 자유다. 직관력과 통찰력으로 '자기'라는 세계를 이해하도록 해보자.
내 몸이 왜 망가졌는지, 내 마음이 왜 괴로운지, 내 생활이 왜 힘든지, 그 '왜'에 대한 원인을 탐구하는 작업이 요가 수련이라고도 할 수 있다. 수련의 목적이 '성취'가 아닌 '성찰'이듯, 요가의 끝이 '진정한 자기를 획득함'이듯, 나를 연구하고 그 가치를 무한하게 승화시키는 과정이 매트 위에서 우리가 할 일이다.

자세에서 오는 통증은 선물이다

다양한 통증들은 몸의 이상을 알리는 신호이며 가장 오래된 생존 메커니즘이다. 요가 자세를 수행할 때 동반되는 통증 또한 내가 깨어있음을 증명하는 것이다. 하지만 같은 자세를 수행해도 사람마다 통증의 정도와 아픈 감각은 다르다. 그것은 몸의 기능 저하나 부상에 따르는 차이도 있겠지만 태어났을 때부터 자라온 환경이나 경험에 의해 통증 체계가 사람마다 다르게 구성되었기 때문이다.

통증을 두려워해서는 안 된다. 통증에 집착하거나 도망가려고 하지도 말라! 행복을 이해하려면 불행을 알아야 하고, 치유를 이해하려면 아픔을 알아야 하며, 기쁨을 이해하려면 고통을 알아야 한다.

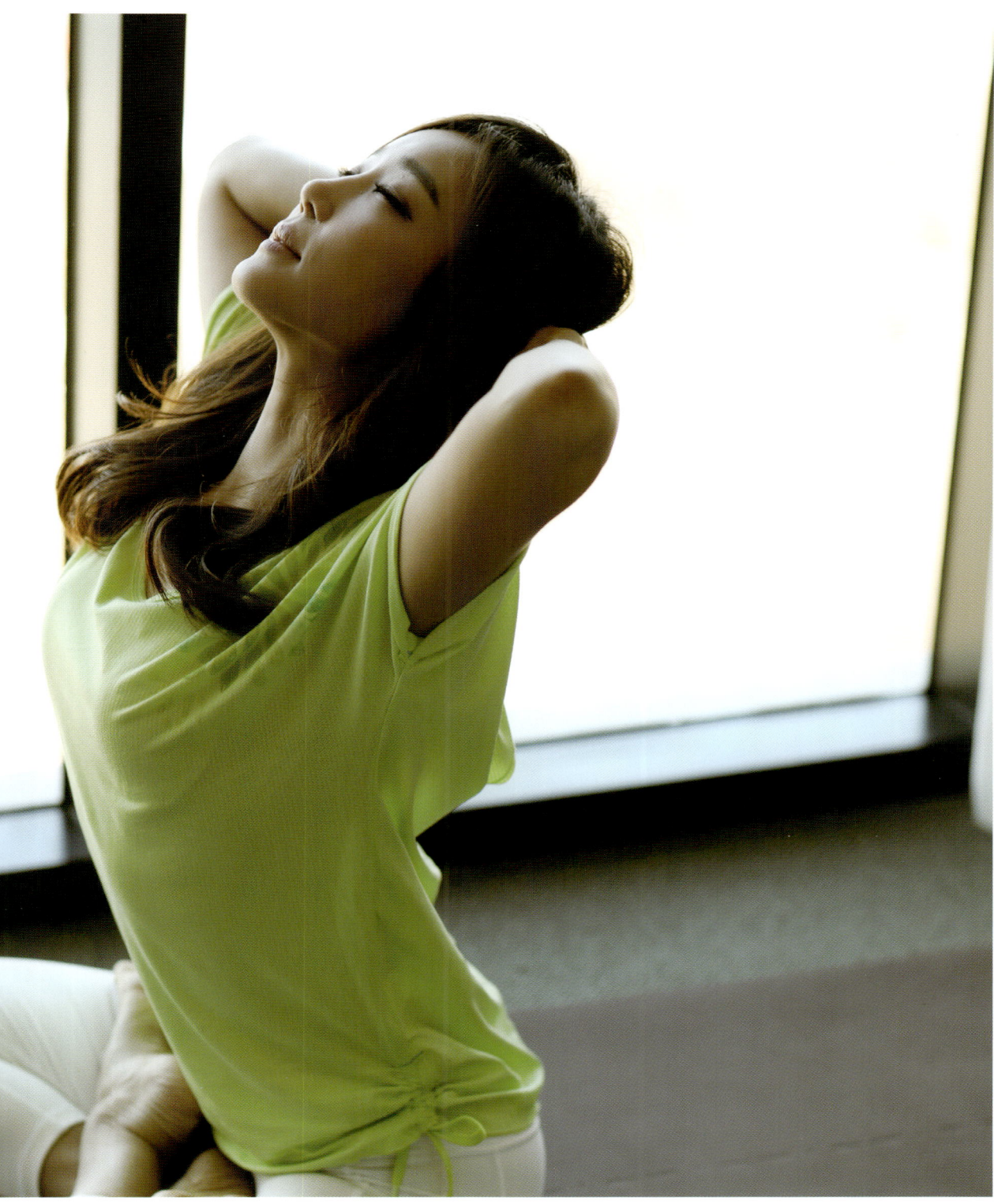

요가의 길

좋은 선택이 올바른 방향으로 이끈다

우리는 서로 다른 환경과 관점을 가지고 요가에 접근한다. 다양한 종류의 요가 중 어떤 스타일의 요가가 내 성격에 맞는지, 신념을 갖고 즐겁게 할 수 있는 요가가 무엇인지 잘 선택해야 하는데, 이 선택을 잘하려면 내가 어떤 목적으로 요가를 하는지부터 생각해봐야 한다. 요가의 여정은 구체적인 목적을 향해 시작되어야 한다. 요가 여정에 있는 사람들과의 정보 교환, 다양한 지도자들과의 만남, 색다른 수업의 경험 등을 하다 보면 그 탐구의 과정에서 당신의 목적과 연결되는 정보들을 얻을 수 있을 것이다. 당신 가슴이 원했던 요가에 성숙된 자세로 임하게 되는 시점부터 당신은 깊이 있는 수련으로 접어들게 된다.

고요하고 안정된 상태에서 위대함을 끌어낸다

강한 감정과 열정을 조절하지 못하고 단시간에 너무 많은 시도를 하려는 것은 시도를 안 하는 것만큼이나 비생산적일 수 있다. 육체와 마음이 요동을 치고 산만해져 수련 중에 나와 경쟁하는 것은 감정과 에너지, 시간 낭비다. 단순하고 적은 움직임에서도 '몸, 마음, 호흡의 균형과 조화'가 이루어지면 수련의 효율성을 충분히 높일 수 있다. 절제는 진정한 자유를 찾기 위해 가장 필요한 수련 도구이다.

만족은 추구하는 것이 아니라 발견하는 것이다

만족은 산스크리트어로 '산토샤Santosha'라고 한다. 이것은 만족할 때 느껴지는 기쁨과 행복을 모두 포함하는 말이다. 욕심과 욕망이 충족될 때 생기는 만족에서는 기쁨과 행복이 함께할 수 없다. 내 모든 것을 수용할 때 비로소 진정한 만족이 피어난다.

수용한다는 것은 내적 환경(마음)을 정화, 안정시키는 것과 같다. 요가 수련은 내적 환경이 어둡고 불안한 상태(분노, 상처, 좌절감, 죄책감을 지니고 있는 상태)를 벗어나도록 해준다. 현재에 온전히 머물러 순간순간을 있는 그대로 받아들이고 깊이 자각하면서 올바른 방향으로 나아가자. 수용은 허용을 만들고, 허용은 기쁨을 줄 것이며, 기쁨은 행복과 만족을 선사할 것이다.

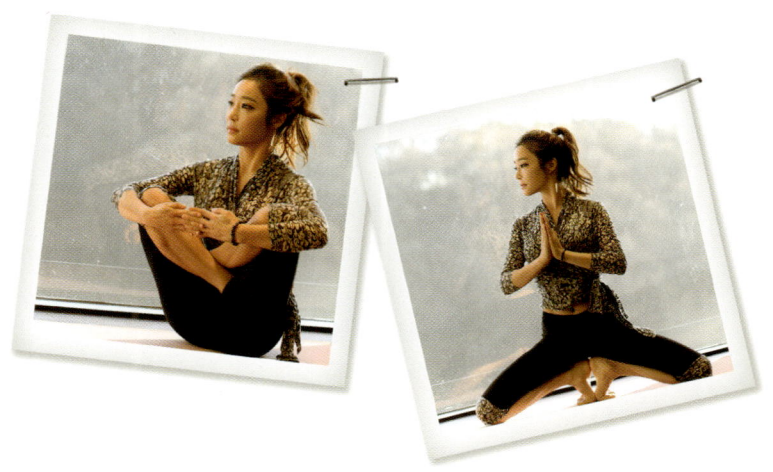

지속적인 수련 안에서 답을 구하라

세상에 공짜는 없다. 공짜로 얻고자 하는 태도는 도둑질이나 강도의 행위와 다름없다. 생각은 실시간 우리를 유혹한다. 쉽고 빠르게 가고 싶어서, 많이 갖고 싶어서, 높은 위치에 오르고 싶어서, 우리의 욕망과 욕심은 불타오르고 그 에너지는 우리를 물질세계로 인도한다. 그런데 수련의 경험이 풍부한 사람은 물질세계로 이끌려가지 않는다. 우리가 보고 느끼고 판단하는 모든 것은 우리의 뇌에서 만들어내는 인식일 뿐이라는 것을 이해하고 있기 때문이다.

꾸준한 요가 수련은 개인주의적, 세속적, 물질적 혼란에 있는 자신을 다시 '리셋 Reset'시켜 몸, 우주, 삶의 일치성을 깨닫게 한다. 하지만 그것을 한순간에, 또는 단기간에 깨우칠 수는 없다. 지속적인 수련만이 개인의 질적 변화와 함께 고귀하고 위대한 신세계로 당신을 안내할 것이다.

요가의 조건
- **수련을 성공케 하는 5가지 요소**
  순수한 열정, 굳은 의지, 참된 지식, 확고한 신념, 꾸준한 실천
- **요가의 진리를 알아차리는 5가지 마음**
  초심, 진심, 중심, 양심, 선심
- **요가 수련을 방해하는 요소들**
  열정과 신념 부족, 부정확한 정보와 계율에 대한 집착이나 고집, 다언, 과로, 망상, 자포자기

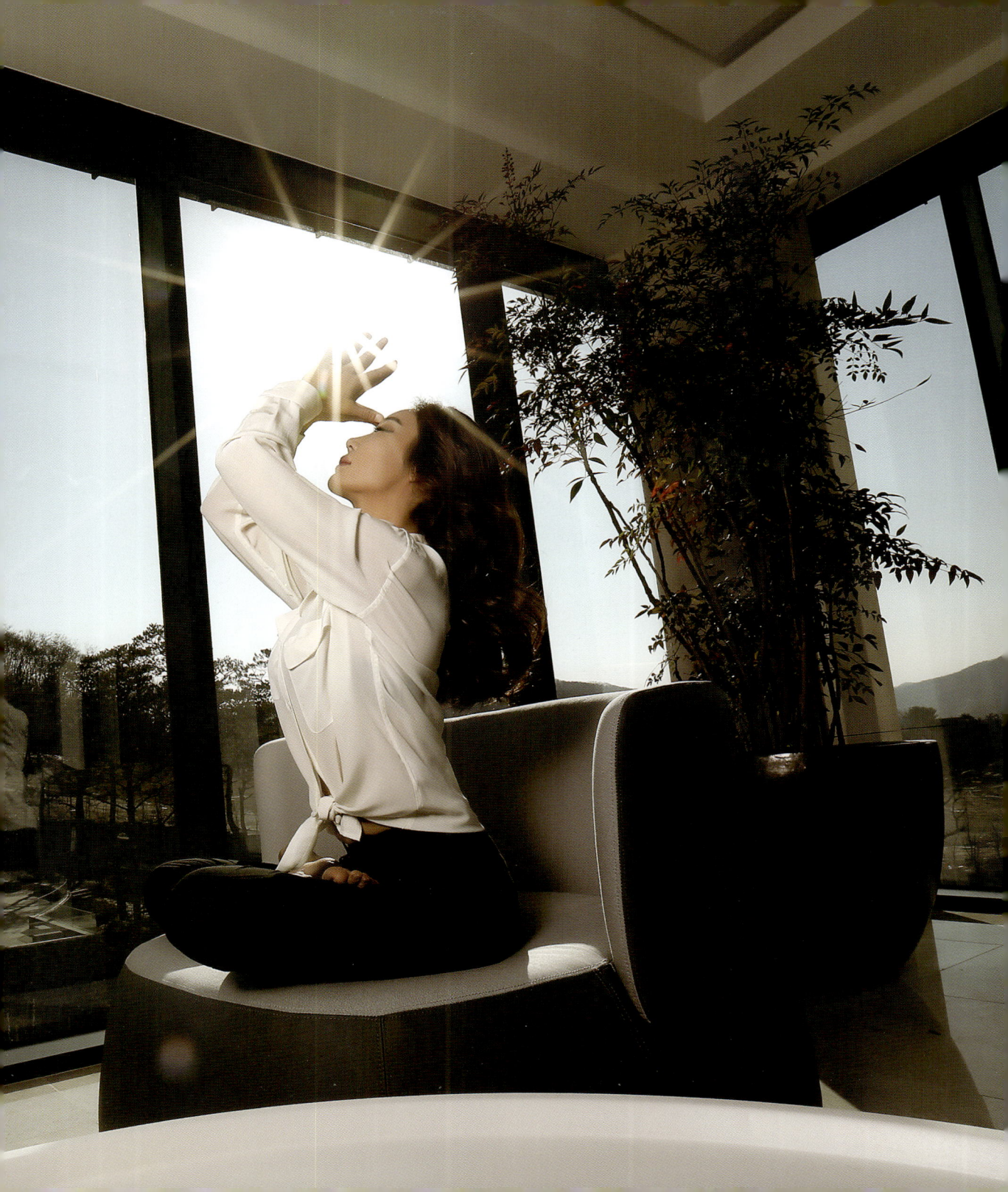

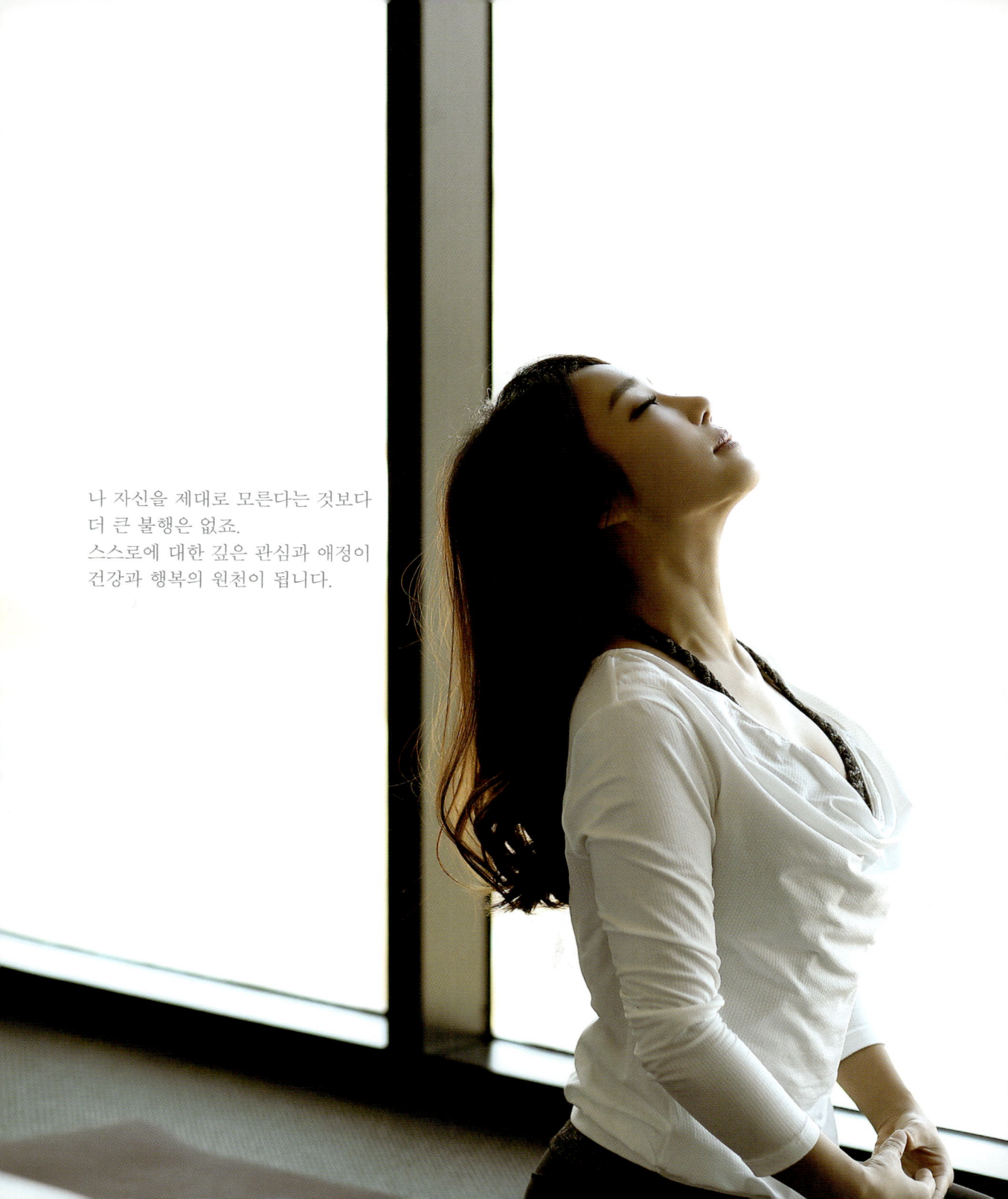

나 자신을 제대로 모른다는 것보다
더 큰 불행은 없죠.
스스로에 대한 깊은 관심과 애정이
건강과 행복의 원천이 됩니다.

요가 수련 준비

수련 환경

아무런 방해요소 없이 수련에만 집중할 수 있는 공간이면 최적의 환경!

1. 쾌적하고 안전하며 조용한 곳이어야 한다

쾌적하고 안전하며 조용한 공간은 지친 심신에 상쾌함, 안전함, 안락함을 준다. 혼잡하거나 불편한 공간에서의 수련은 호흡, 자세, 감각에 집중하는 것을 어렵게 만들고 불필요한 마음작용이 일어나게끔 한다. 특히 개인 수련 시, 좋지 않은 환경이 수련을 중단하는 가장 큰 이유가 될 수 있다.

2. 환기가 잘 되고 온도와 습도가 적당해야 한다

기온이 너무 높으면 에너지 소모가 많아 금방 지치고 기가 흩어지며 세포대사에 부작용을 일으키게 된다. 반대로 온도가 너무 낮으면 호흡이 불안정해지고 몸이 경직되어 부상의 위험도가 높다. 대사 작용도 원활하게 이루어지지 않는다. 또한 습도가 높으면 기가 울체되고 불쾌지수가 높아진다. 수련에 가장 이상적인 온도는 25도~30도, 습도는 45%~ 60% 정도다.

3. 오감의 자극이 독이 아닌, 약이 되는 환경이면 더 좋다

시끄러운 소음, 괴로운 악취, 눈의 혼란스러움, 불결한 구강과 혀, 불쾌한 감촉을 만들어내는 환경이라면 감성을 울리는 소리, 좋은 향기, 눈의 정화, 청결한 입안과 혀, 좋은 감촉을 만들 수 있는 환경으로 바꾸어보자.

복장과 태도

요가 수련은 인간 본연의 모습으로 돌아가는 것이다. 꾸밈없이 가장 자연스러운 상태로 수련에 임하라!

복장은 불편할 정도로 몸에 너무 붙거나 너무 헐렁하지 않아야 한다. 입은 듯 입지 않은 듯 편안한 복장이면 된다.
신체의 정렬과 움직임을 눈으로, 또는 느낌으로 정확하게 살필 수 있게 신축성이 좋고, 땀 흡수가 잘 되어 피부가 숨을 쉴 수 있는 옷감이면 더 좋다. 머리는 시야를 가리거나 다른 부위에 마찰이 생기지 않도록 단정하게 묶는다.
양말은 벗고, 되도록이면 안경과 액세서리 착용도 금한다.

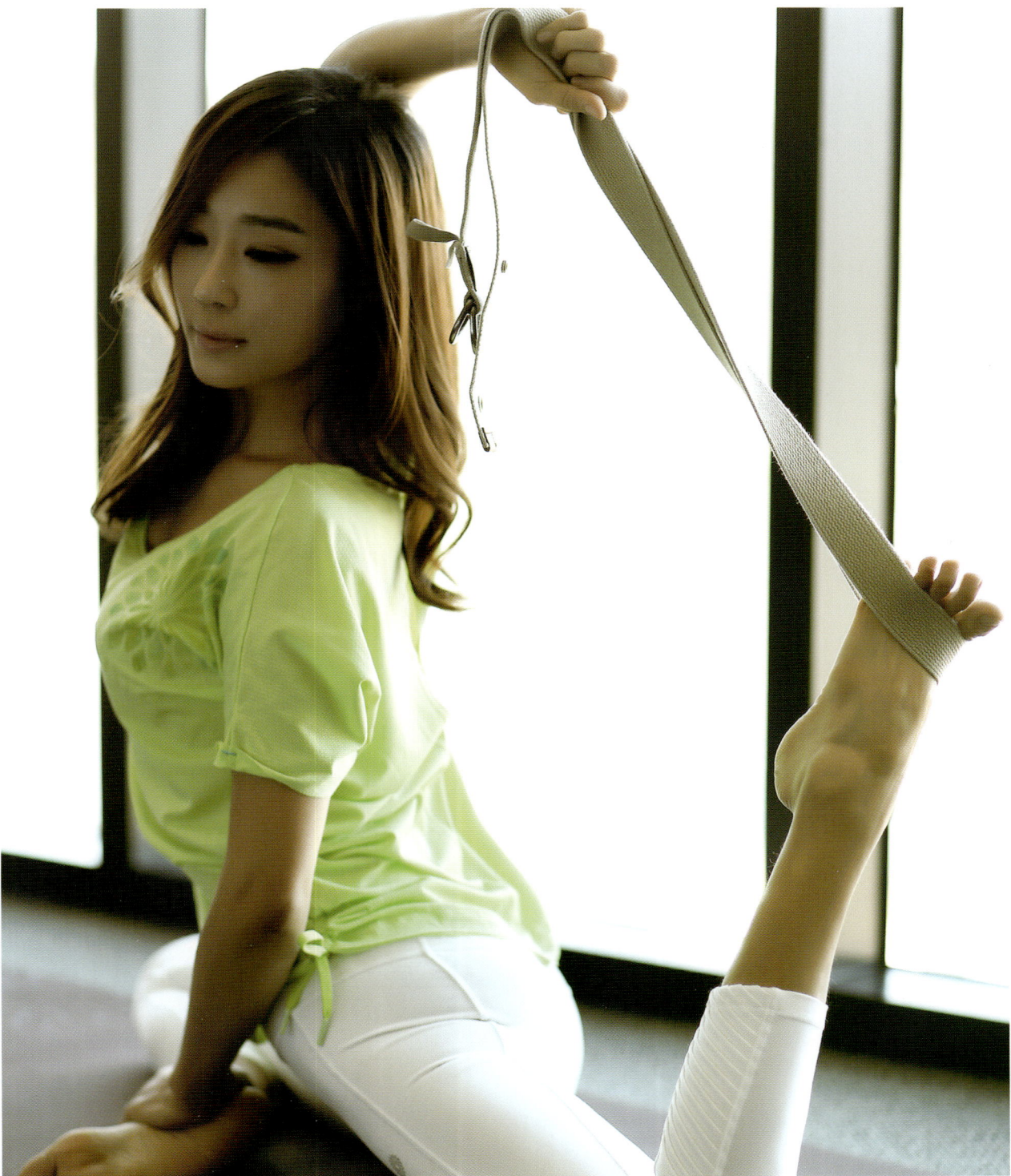

수련에 쓰이는 도구

1. 요가 매트 Yoga Mat

필수적인 도구_ 요가 매트는 손과 발이 미끄러지는 현상, 몸이 바닥에 마찰되었을 때 불편하거나 아픈 현상을 해결해주는 필수 도구다. 관절과 피부를 보호하면서 바른 자세를 취할 수 있도록 도와준다.
편안하면서도 활기차게 요가를 할 수 있는 나만의 공간이다.

2. 요가 볼스터 Yoga Bolster

부수적인 도구_ 몸의 긴장과 압박을 덜어주는 역할을 하기 때문에 초보자나 임산부가 사용하면 좋다. 엎드릴 때는 배 아래, 누울 때는 허리나 등 아래, 앉을 때는 엉덩이 아래 받친다. 그래서 쉬는 자세를 취할 때 주로 활용된다.

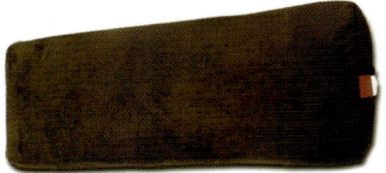

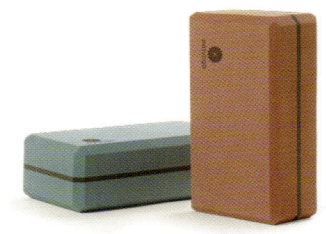

3. 요가 블록 Yoga Block

부수적인 도구 _ 블록 사용의 장점은 관절의 가동성을 조절하면서 좀 더 정확하고 편안한 자세를 유지할 수 있다는 것이다. 자신의 키와 유연성의 정도에 맞게 블록의 위치와 높이를 잘 조절하면 부담과 스트레스 없이 더 안정된 자세를 취할 수 있다.

4. 요가 스트랩 Yoga Strap

부수적인 도구 _ 손이 닿지 않는 특정 부위에 스트랩을 걸어서 손과 맞잡으면 어려운 자세도 쉽고 안전하게 할 수 있다. 양다리의 간격과 양팔의 간격을 유지하는데도 효과적이다. 유연성이 많이 부족한 사람에게는 필수적인 도구다.
만약 스트랩이 없다면 집에서 사용하는 일반 수건을 스트랩 대용으로 사용해도 좋다.

5. 매트 타월 Mat Towel

부수적인 도구 _ 손과 발에 땀이 많은 사람의 경우, 매트 타월을 깔고 하면 미끄러지는 현상을 어느 정도 막을 수 있다. 무릎으로 바닥을 지탱하는 자세를 할 때 타월을 접어서 관절 보호 깔판으로 사용해도 좋고, 시체 자세를 할 때 돌돌 말아 베개로 활용하거나 또는 몸을 덮는 홑이불로도 사용한다.

요가 수련 단계

> 기반의 안전성 확보 ➜ 에너지 저장(반다^{Bandha}) ➜ 호흡(프라나^{Prana}) 리듬 조절 ➜ 관절의 가동성 확장 ➜ 응시 점(드리스트^{Drishti})에 집중 ➜ 깊은 자각

철저하게 준비하기

1. 기반의 안전성 확보

• **토대 만들기 작업**

확실한 기초공사 없이는 건축물이 설 수 없다. 마찬가지로 자세를 아름답고 튼튼하게 완성해 나가는 데 있어 가장 중요한 것은 토대의 역할이다. 이것은 각각의 자세(아사나^{Asana}) 수행에 앞서 몸과 마음을 바로잡는 첫 번째 작업이다. 토대는 단단한 뿌리 역할을 하여 섬세하고 안전하게 다음 단계로 이끈다. 이 작업은 앞서가는 마음을 머무르게 하고 자세를 체계적으로 점진시킬 것이다.

실행방법 실행하고자 하는 아사나 1단계에서 중력의 부하가 가장 많이 가해지는 특정 부위를 체크해본다. 예를 들면 바르게 선 상태에서는 양쪽 발바닥, 무릎을 펴고 허리를 세워 앉은 상태에서는 양쪽 엉덩이, 팔굽혀펴기 준비 상태에서는 양쪽 손바닥과 10개의 발가락. 이 부위들이 내 몸의 무게를 가장 많이 감당하고 있는 부위다.

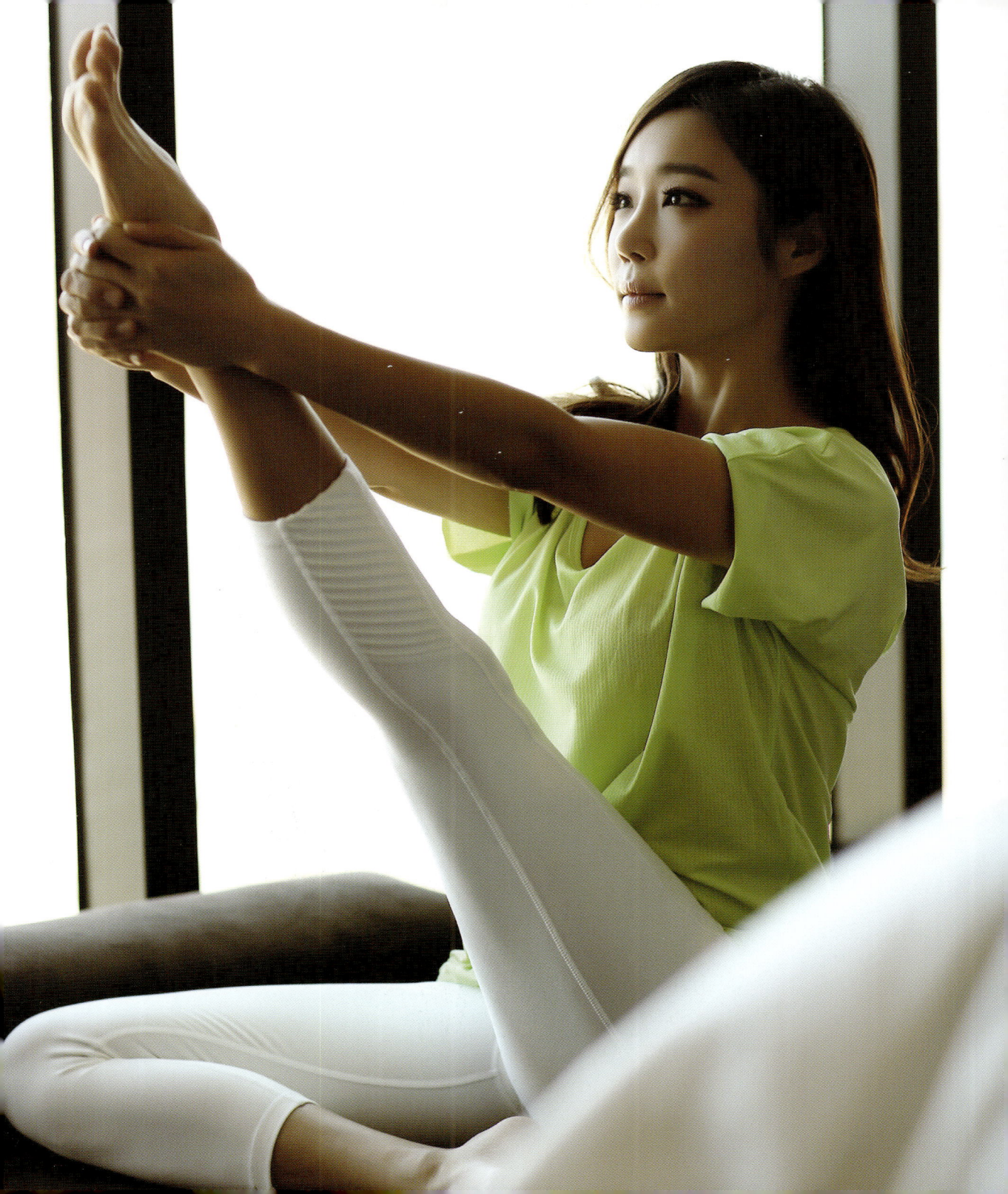

이 부위들은 항상 바닥과 밀착되어 있다. 그래서 바닥과 친밀한 관계를 맺어야 한다. 바닥을 강하게 저항하여 마치 뿌리를 심는 것처럼 탄탄하게 고정시켜야 한다. 이때 토대 역할을 하는 부위 전체 면적에 저항하는 힘이 골고루 실려야 하는 것을 명심해라. 확고한 기반을 만든다는 것은 확고한 목표를 세우는 것과도 같다.

2. 에너지 통제(반다 Bandha)

- **에너지의 손실을 막는 방법**

반다 Bandha는 산스크리트어로 '잠금, 봉합'의 뜻을 지닌다. 에너지가 신체 밖으로 손실되지 않게 에너지 밸브를 잠그는 역할을 한다. 반다 Bandha는 숨겨진 에너지 채널이라 알려진 나디 Nadis의 통로를 통해 프라나 Prana(태초부터 존재하는 생명의 근원 에너지)의 흐름을 조절한다.

반다행법과 호흡작용이 결합된 상태는 자세의 정렬 원칙을 자연스럽게 이해할 수 있고 체내 에너지의 흐름을 깊게 자각할 수 있다. 3가지 형태의 반다는 각각의 자세에 따라 조금씩 다르게 실천되는데, 반다 실천이 익숙해지면 모든 자세를 잘 해야 한다는 부담과 형상만을 고집하는 욕심을 버릴 수 있다. 강한 힘과 뛰어난 유연성을 발휘하지 않아도 자세, 호흡, 반다가 완전하게 하나 된 상태는 '육체 각성+내부 정화+영적 개화'가 이루어져 요가를 더 고차원적으로 이끈다.

실행방법

- 물라반다 Mula Bandha

  항문과 요도 주위(괄약근)를 조이면서 하복부 전체를 끌어올린다. 마시고 멈추는 숨에 실시한다.

  | 효과 | 생리 기관의 면역력 강화, 내장기관의 불균형 개선, 하강하는 기의 손실 제어

- 우디야나반다 Uddiyana Bandha

  복부기관을 수축하면서 횡격막을 흉부까지 끌어올린다. 내쉬고 멈추는 숨에 실시한다.

  | 효과 | 횡격막과 복부기관 단련, 심장 근육 마사지, 신경계의 밸런스 유지

- 잘란다라반다 Jalandhara Bandha

  턱을 쇄골 사이에 가깝게 가져와 목구멍을 수축시킨다. 들숨, 날숨, 멈추는 숨에 실시한다.

  | 효과 | 머리로 흐르는 혈액과 프라나 Prana를 조절, 뇌세포의 활성화, 현기증과 두통 예방

※ 참고 각각의 아사나 Asana와 반다 Bandha가 결합될 때에는 자세의 특성, 형태, 응시점에 따라 위에서 설명하고 있는 반다 호흡법이 조금 달라질 수 있다.

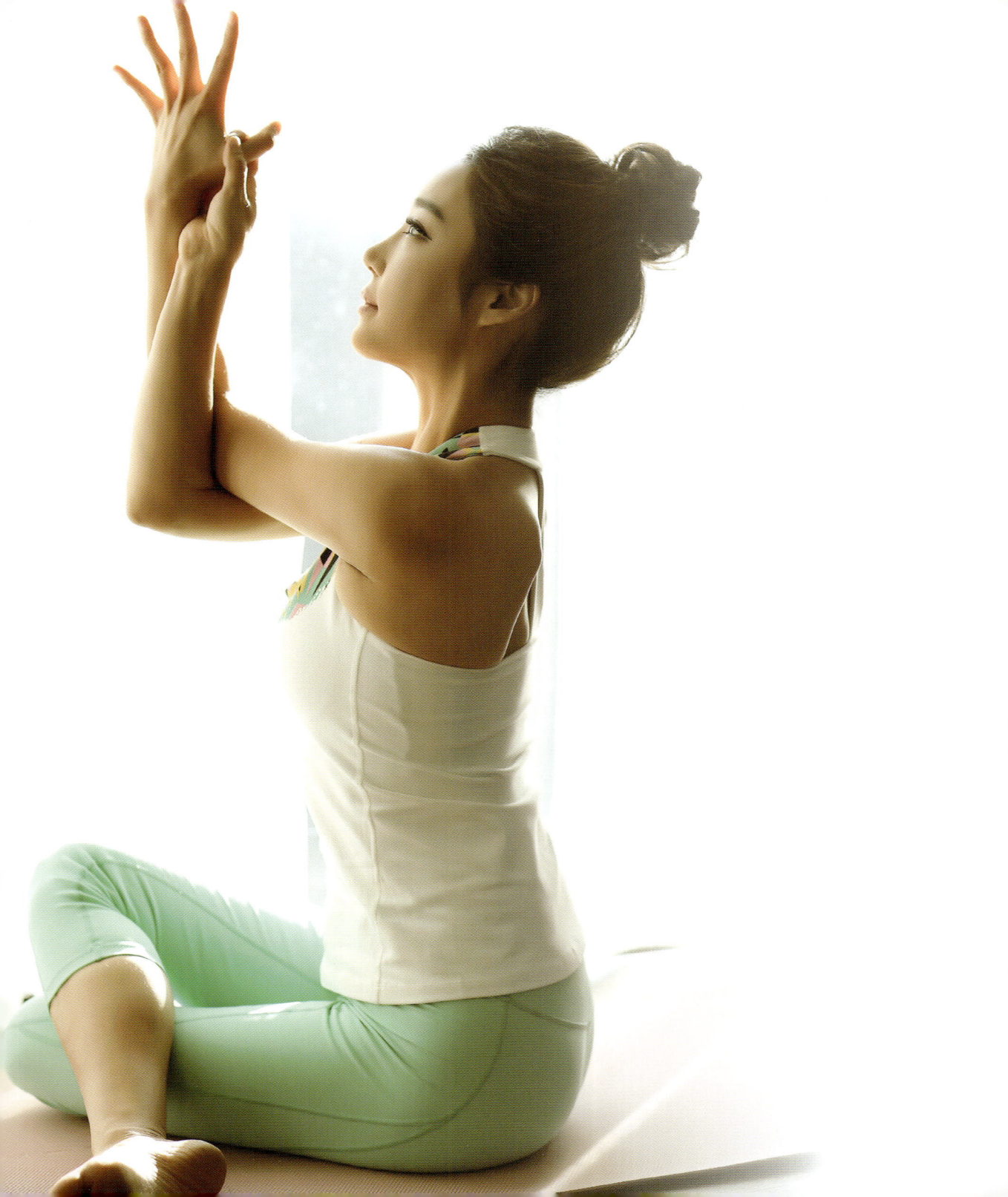

앞으로 나아가기

3. 호흡(프라나Prana) 조절

- 작업 시 필요한 힘을 끌어내기

프라나Prana는 모든 세포를 자극하고 성장시키는 힘, 즉 생명을 창조하는 에너지다. 천지인의 공간을 채우고 있는 이 신성한 기운은 우주공간에 살아있는 모든 존재들 속을 자유롭게 드나들면서 그들에게 생명을 부여한다. 생명력을 지키는 데 근원이 되는 원소라 하여 이것을 '숨'이나 '기'로도 해석하고 있다. 요가로 단련된 사람들은 이 에너지를 임의로 조절하면서 의식의 확장과 젊음을 유지해 나간다.

숨을 쉰다는 것, 그것은 살아있음과 동시에 모든 기회 안에 존재한다는 의미다. 요가 호흡 또한 깨어있음의 자각이고, 현재로부터의 시작이며, 변화를 준비하는 힘이다.

실행방법

규칙적으로 고르고 길게, 편안하고 자연스럽게 숨을 쉬는 것이 가장 좋다. 특별한 기법의 호흡이 아니고서야 코로 마시고 코로 내쉬는 것을 원칙으로 한다. 호흡이 잘 이루어지지 않는 상태의 실천은 스트레칭과 다름없기 때문에 요가는 호흡을 가장 첫 번째로 중시한다.

마시는 숨(프라카Puraka) – 마시고 멈추는 숨(안타라 쿰바카Antara Kumbhaka) – 내쉬는 숨(레차카Rachaka) – 내쉬고 멈추는 숨(바야 쿰바카Bahya Kumbhaka)으로 이어나가는 이 4가지 숨을 얼마나 안정적으로 자연스럽게 하느냐가 요가 수행의 효율성과 비례한다고도 할 수 있다. 그런데 초보자는 내쉬고 멈추는 숨인 바야 쿰바카Bahya

Kumbhaka가 익숙하지 않을 것이다. 3가지 숨이 자연스럽게 이루어지면 그 다음에 바야 쿰바카 Bahya Kumbhaka를 시도해 보도록 한다.

호흡 조절은 심신의 모든 작용을 억제하고 발전시키기 때문에 호흡이 요가의 시작부터 끝이라고 해도 과언이 아니다.

4. 관절의 가동성 확장

• **몸과 마음의 능력과 역량 펼치기**

관절의 가동성은 근육의 위축과 경화를 막아 힘, 지구력, 유연성, 절제력을 만들고 젊음을 유지시킨다. 무리 없이 체계적으로 발전시키다 보면 체험과 자각을 통해 근 골격의 형태와 기능을 이해할 수 있게 된다. 신체 불균형과 통증의 원인도 파악하여 그 해결책도 알 수 있다. 또한 육체의 유연성은 마음의 유연성으로 연결되어 몸과 마음의 붕괴와 위험을 막아준다.

실행방법 가동성을 확장시키는 데 가장 중요한 것은 '방향, 속도, 척도, 유지'다. 유연성을 위해 너무 빠른 속도로 과도하게 중력을 가하면 오히려 몸의 긴장도가 상승한다. 심리적으로는 초초함과 두려움을, 육체적으로는 관절의 심한 통증과 부상을 초래할 수 있다.

안전하게 가동 범위를 늘리려면 안정적인 호흡이 움직임을 리드해야 하고 앞서 이야기한 3가지 단계, 즉 기반의 안전성 확보, 에너지 잠금 밸브(반다 Bandha) 닫기, 호흡(프라나 Prana) 리듬 조절이 무너지지 않았는지 체크하면서 나아가야 한다. 자세를 유지할 때에는 깨어있는 의식으로 몸 내부의 감각을 자세히 관찰하라!

멈추어 바라보기

5. 응시 점(드리스트^{Drishti})에 집중

• 주의하는 훈련

드리스티^{Drishti}는 응시, 또는 초점을 뜻한다. 신체의 일부, 또는 내가 정한 곳에 시선을 고정시켜 눈의 초점이 흔들리지 않게 하는 방법이다. 사람은 눈이 가는 곳에 마음이 따라가고 어떠한 점을 응시할 때 마음도 그곳으로 집중된다. 또 시선이 안정되면 마음도 안정된다. 아사나를 할 때 드리스티^{Drishti}의 실천은 잡념과 망상을 물리치고 몸과 마음에 집중할 수 있는 중요한 요소다. 내부를 향하는 눈, 안을 들여다보는 현미경의 역할인 셈이다.

드리스트^{Drishti}가 이루어지면 의식이 '집중된 상태 – 고요한 상태 – 확장된 상태 – 자유로운 상태'로 발전한다.

실행방법 코끝, 미간, 배꼽, 손, 발가락, 옆쪽(오른쪽, 왼쪽), 엄지손가락, 하늘 중 특정한 곳으로 시선을 고정시켜 주변을 둘러보지 않고 그곳만을 응시한다. 초점이 한 곳에 있으면 흩어져 있는 마음이 내면을 향할 것이다. 외부의 소리보다 자신의 호흡 소리에 귀 기울이게 될 것이고 보이는 것보다 자기 감각에 감응하는 인지능력이 생길 것이다.

6. 자각능력 깨우기

- **몸과 마음과 영혼의 일치**

  자각은 자기의식(자기 자신을 의식하는 상태)을 말한다. 자각이 심화되면 육체와 정신에 작용하는 에너지의 각성과 상승체계를 이해할 수 있다. 또한 현재 자신의 가치, 의무, 사명, 행동, 감정, 의욕, 관념, 욕심 등이 어디에서부터 시작되었고 무엇과 직결되는지 올바르게 분석할 수 있다. 자각능력이 뛰어난 사람은 현재 일어나고 있는 현상들에 대해 회피하거나 변화시키려는 습관적인 반응을 일으키기 전에, 여유 공간을 두고 신성한 멈춤에서 전체를 바라보며 통찰한다. 그 알아차림은 현재 삶의 자리에서 편안해질 수 있는 방법을 스스로 일깨워준다.

  요가 수행 시 자각은 순간순간 자신의 몸과 마음에 머물러 지금 그대로를 온전히 수용하고 이해하는 데 필수적, 핵심적인 요소다. 자각 속에 안전하고 고요하게 머물러 자기 안에서 일어나는 모든 것을 깨어있는 의식으로 바라보고 느끼는 것이 요가의 핵심이다.

  실행방법 일단 자세를 취하면 앞서 이야기한 단계 중 〈3.호흡 리듬 조절 / 4.관절의 가동성 확장 / 5.응시 점에 집중〉, 이 부분들이 삼위일체가 되어야 자각을 만드는 바탕을 이룬다. 그 조화를 이루었다면 자극이 오거나 통증이 일어나는 곳에 더 정신을 몰입하고 깊은 호흡과 함께 그 부위의 의식이 더 확장되도록 한다. 집중된 의식의 확장은 집착과 고집으로부터 몸과 마음이 자유로워질 수 있는 유일한 탈출구가 될 것이다. 모든 것에 대한 이해와 변화도 자각으로부터 시작된다는 사실을 수련 내내 기억하라!

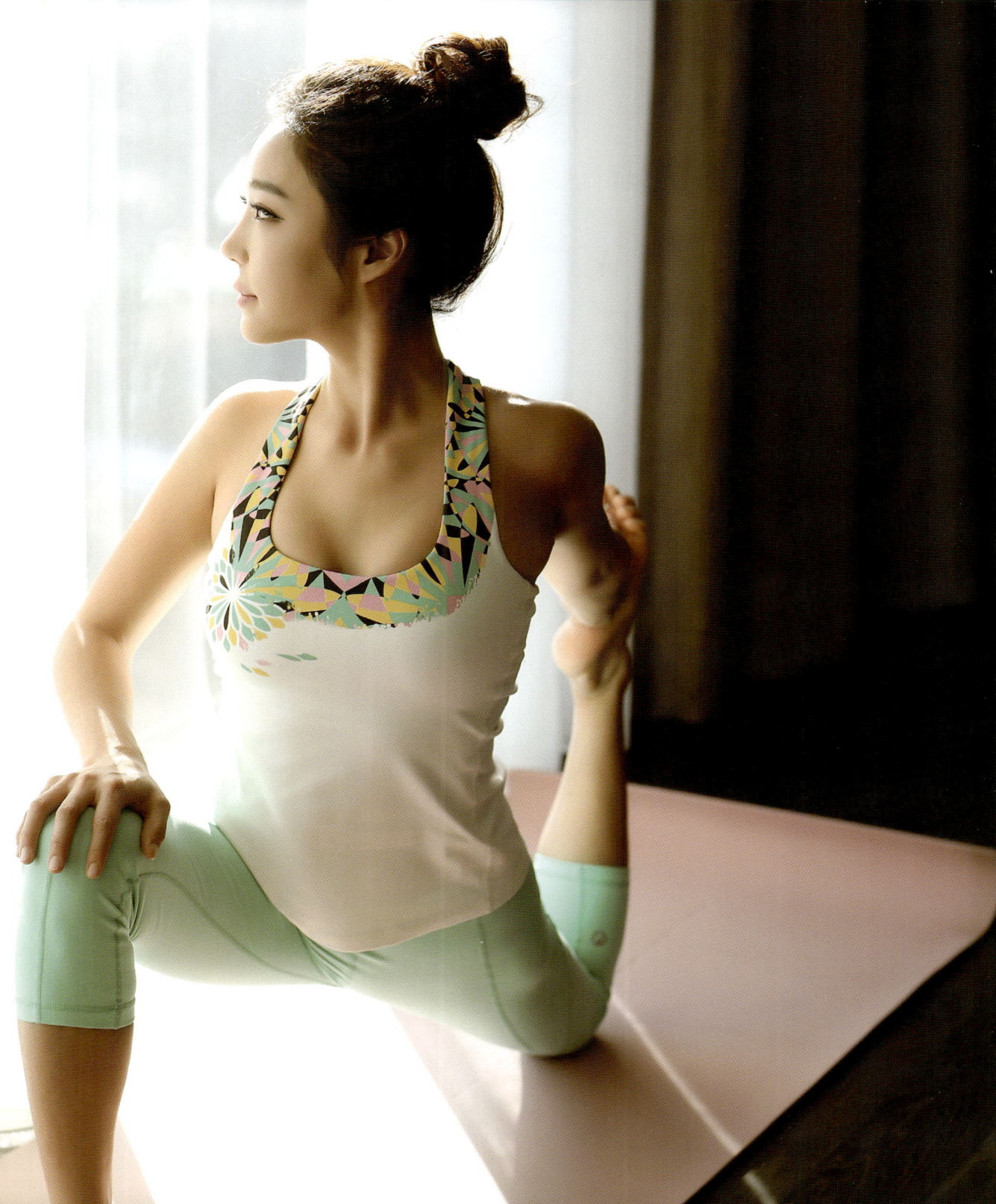

요가 Q&A

Q 심하게 뻣뻣한 사람도 요가를 할 수 있나요?

A 대중매체에 의해 우연히 보고 듣는 요가 정보들이 대부분 강한 힘과 뛰어난 유연성이 요구되는 자세일 것이다. 사진도 영상도 글도 그렇다. 최근 시중에 나오는 요가 책들도 마찬가지다. 그런 이유 때문에 유연하지 못한 사람들은 요가를 시작하는 것에 대해 두려움을 갖게 된다. 하지만 요가는 유연성 체조나 다이어트 운동이 아니다.

요가는 몸과 마음 사이의 오래 묵은 문제들을 하나하나 발견하는 과정이고, 수련은 내 몸과 대화하고 마음과 화해하는 시간이다. 온전히 나 자신을 위한 것이므로 어제의 호흡보다 더 깊게, 어제의 움직임보다 더 크게, 어제의 마음보다 더 긍정적으로 하루하루 조금씩 발전시켜 나가면 된다. 나에게 가능하고 필요한 자세를 하는 것이 올바른 실천이 아니겠는가? 요가 자세는 보이기 위한 것이 아니고 느끼기 위한 것임을 잊지 말았으면 한다.

Q 식사 시간과 식사량을 어떻게 조절해야 하나요?

A 요가 자세는 근육계, 순환계, 소화계, 신경계를 포함한 신체 전체 부분에 영향을 미친다. 수련 시에는 보이지 않는 모든 기관까지 세세하게 바라보면서 여러 가지 작용들을 주시하고 자각한다.

만약 내장기관의 역할이 분주할 때 수련에 임하면 호흡, 자세, 마음도 함께 분주해진다. 반대로 위장과 방광이 비어있는 공복 상태의 수련은 심신의 가벼움, 편안함, 정화됨을 느낄 수 있다.

따라서 요가 수련 2시간 전에 가벼운 식사를 하는 것이 좋다. 과한 양의 식사를 했다면 3시간~4시간 후에 수련하는 것이 좋고, 수련 전에 배고픔을 도저히 견디지 못하겠다면 아주 적은 양의 가벼운 간식으로 허기를 달래도록 한다.

Q 요가의 효율성을 높이는 최적의 시간은 언제인가요?
A 전통적 수련 방법에서는 이른 아침이나 저녁식사 전 늦은 오후를 권한다. 하지만 그 시간에 하는 수련이 특별하게 다른 결과를 가져다주는 것은 아니다. 이른 아침에 하는 요가는 몸과 마음에 생기와 활력을 불어넣어 좋은 컨디션으로 하루를 준비할 수 있게 해주고, 늦은 저녁에 하는 요가는 하루를 편안하게 정리하는 마음으로 숙면에 도움을 주기 때문에 권한다는 것이다.
하지만 당신에게 가장 좋은 수련 시간은 당신 하루 스케줄 중 걱정이나 잡념 없이 수련에만 집중할 수 있는 시간대다. 가장 이상적인 것은 매일매일 규칙적인 시간에 하는 것이고, 시간적 여유가 없는 사람이라면 일주일에 세 번 이상 비슷한 시간대에 수련하도록 노력한다.

Q 요가를 통해 몸의 변화나 효과를 볼 수 있는 시기는 언제인가요?
A 다양한 종류의 꽃들처럼 사람도 제각각 피어나는 시기가 모두 다르다. 꽃을 억지로 펴게 할 수 없듯이 사람도 정성과 사랑을 베풀면 때가 됐을 때 자연스럽게 피어난다.
요가의 시작은 꽃씨를 심는 작업의 시작과도 같다. 꽃이 피지 않은 시기까지는 진전이라는 것에 대해 스스로 인정하기 어려울 수도 있다. 하지만 당신은 수련을 통

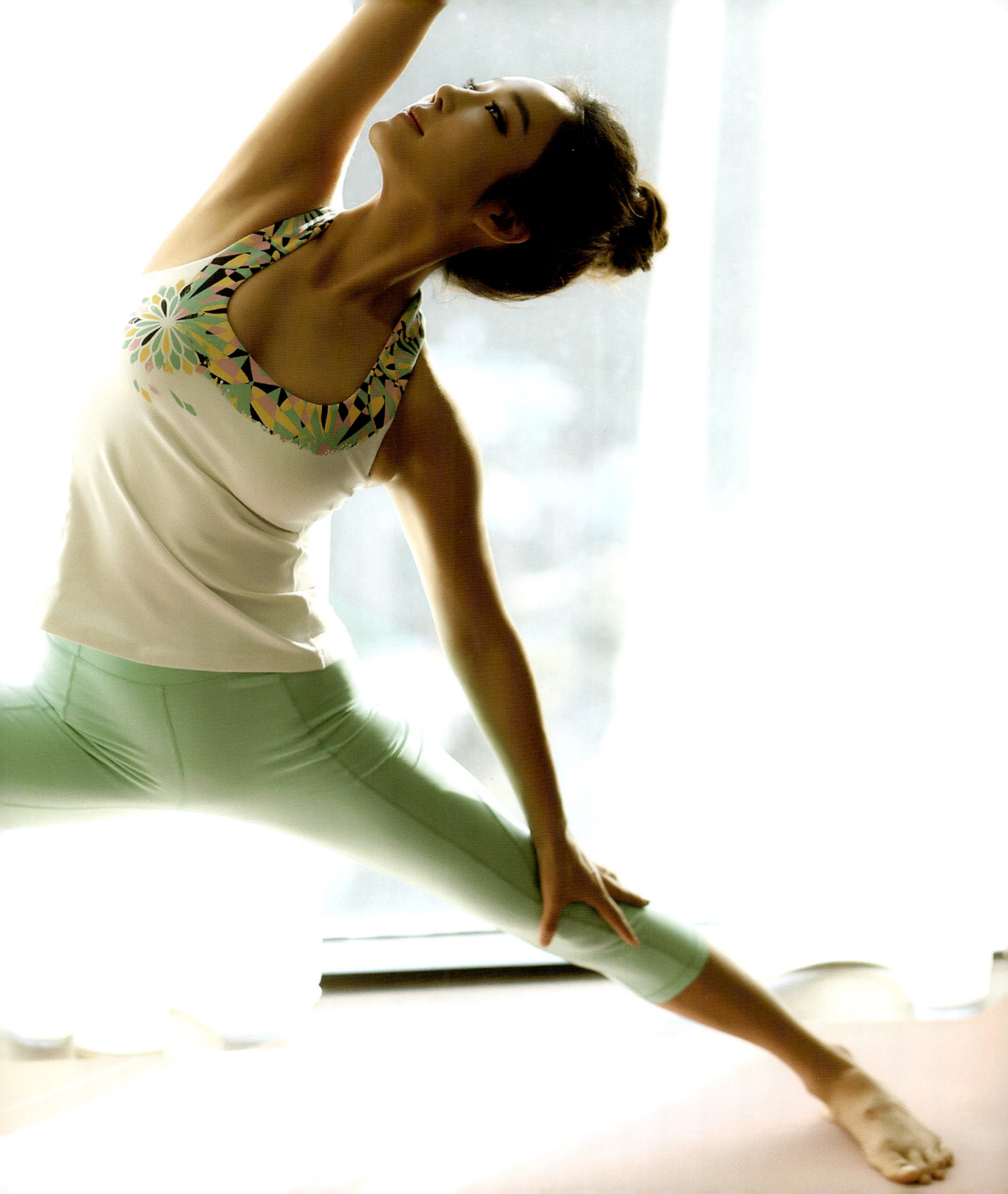

해 생명의 에너지가 깨어나고 있음을, 스스로 성장하고 있음을 자각할 수 있을 것이다. 당신 주위 사람들도 당신이 변하고 있다는 것에 대해 얘기할 것이다.

요가는 양적 성장보다 질적 성숙을 목표로 한다. 몸과 마음의 강인함과 유연함은 물론이고 삶의 균형과 조화를 만드는 수련체계다. 이 때문에 기본 원칙과 속도를 위반하면 사고를 일으킬 것이 분명하다. 묵묵하고 꾸준히 수련에 임하라. 그렇다면 당신이 원하던 원치 않던 놀라운 변화가 반드시 있을 것이다.

Q 요가와 종교는 어떤 관련이 있나요?

A 요가는 인도에서 발생되었다. 인도의 전통적 삶의 지침에는 '요가, 탄트라, 아유르베다'가 있다. 요가는 진리와의 합일을 위한 방법, 탄트라는 에너지 조절에 대한 방법, 아유르베다는 의학과 과학이 만난 모든 치료요법의 모체다.

이 세 가지 체계는 인간의 건강, 행복, 자유, 창조적 성장을 위하여 고안되었으며 현재까지도 인도의 종교, 사상, 철학, 의학, 생활, 문화에 기여하고 있다. 인도 사람들은 삶의 근본적 문제와 원인을 인류와 신, 자연과 문화, 종교와 생활 전체에서 찾는다. 때문에 요가는 인도에서 발생한 여러 종교와도 관련이 있고 힌두교의 영적 수행방법의 일부라고도 할 수 있다. 이런 이유로 많은 사람들이 요가가 종교가 아니냐는 질문을 던지는데, 현대에 와서는 종교와 무관하게 인류의 건강하고 행복한 삶을 위한 학문, 과학, 문화로 발전하고 있다. 이미 요가는 건강하고 아름다운 성장, 조화롭고 만족스러운 삶을 위한 생활 속 실천으로 자리매김하고 있다.

Q 요가 후 겪는 근육통이나 기타 증상들에 특별한 조치를 취하지 않아도 되나요?
A 만약 수련 중에 부상을 당했다면 그 부상의 원인을 구체적으로 살펴보라. 요가는 안정성이 우선이고 가동성이 그 다음 단계다. 자세를 어떻게라도 만들어보겠다는 생각이 몸에 긴장을 유발시키고 심지어 부상을 입게 한다.

호흡과 단계를 중시하고 육체적 감각과 내면의 한계를 자각하면 스트레스와 부상 없는 요가를 할 수 있다. 수행 시 집중이 분산되거나 반대로 너무 집착함으로써 무슨 문제가 일어나고 있는지를 잘 감지해야 한다. 혹시라도 이런 부분들에 대한 부주의로 인대나 뼈에 부상을 입었을 경우에는 당분간 요가를 하지 않도록 한다.

부상과 관련 없이 요가 수련 후 흔히 겪는 대부분의 통증은 근육통이다. 그 통증들은 우리가 평소 잘 사용하지 않는 근육들의 반응이거나 반대로 오래 뭉쳐있는 근육들의 메시지다. 몸의 균형을 이뤄가는 동안에는 이 통증들이 계속 될 수도 있고 한동안 있다가 사라질 수도 있다. 하지만 이 통증들에 대해 너무 염려하지 말라. 꾸준한 수련을 지속한다면 어느 순간부터 그 통증이 기억나지 않을 것이다.

Q 생리 기간에 요가를 해도 되나요?
A 요가는 생리불순과 생리통 완화에도 효과적이다. 하지만 생리 기간에 컨디션이 많이 좋지 않다면 수련을 쉬는 것이 좋다.

수련을 할 경우에는 생리 양을 조절해 주면서 허리와 골반의 통증을 완화시켜주는 자세들(우파비스타 코나아사나 Upavistha Konasana 224p, 파리브르타 자누 시르사아사나 Parivrtta Janu Sirsasana 74p, 숩타 바즈라아사나 Supta Vajrasana 154p, 파스치모타나아사나 Paschimottanasana 70p 등)을 꼭 실천한다. 이 자세들은 무겁고 찌뿌듯한 몸과 마음에 상쾌함을 줄 것이다. 생리 중에는 거꾸로 하는 동작을 금한다.

Q 임산부가 수련할 때 주의해야 할 점은 무엇인가요?

A 임산부 요가는 출산에 대한 두려움과 출산 시 고통을 줄여준다. 임신기간 내내 적응하기 힘든 몸의 불편함, 정신적 스트레스도 줄여준다. 그러나 부정확한 정보와 부적절한 수련이 오히려 해가 될 수 있으므로 수련 시 주의해야 할 부분들이 있다. 기본적으로는 심신에 무리가 되는 고난이도 자세를 피해야 하고 배에 압박을 주는 자세들(배를 대고 엎드리는 자세, 과하게 비트는 자세, 강한 후굴 자세)을 하지 않는다. 호흡이 불편하고 어려운 자세도 피하는 것이 좋다. 부드럽게 이완되는 자세들, 규칙적인 심호흡과 편안한 마음을 갖는 수련법이 태교와 분만에 도움을 준다. 수련 시에는 볼스터, 쿠션, 베개 등을 사용하여 불안요소 없이 안전하게 행하도록 한다.

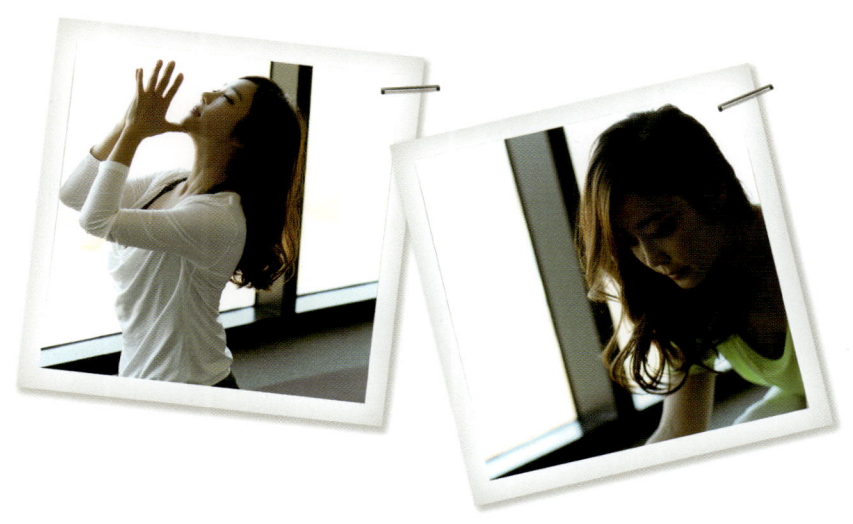

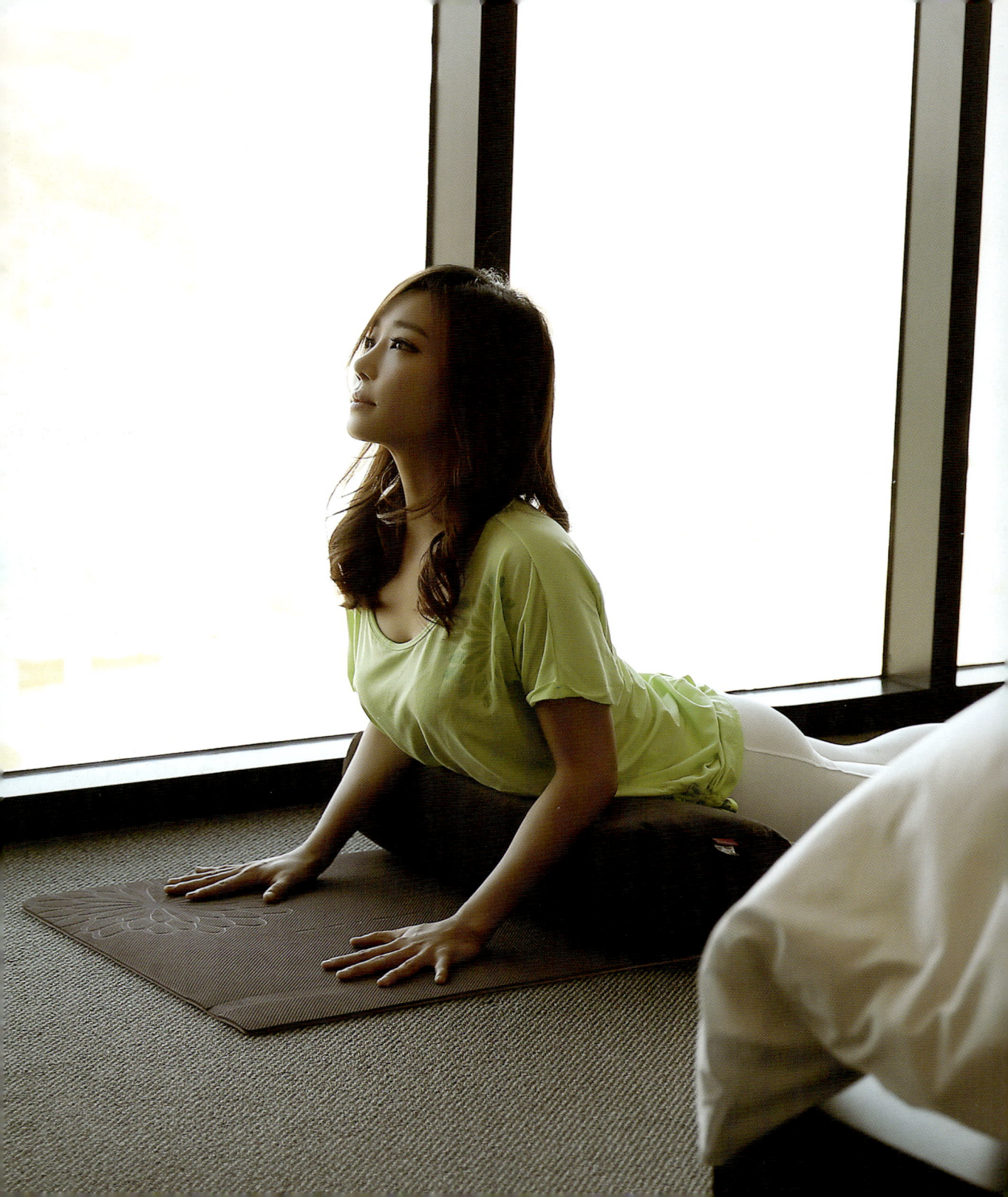

Nadia's
RESTART
YOGA
Solution

Part 2

Level I

쉽고 편안한
이지 요가 레슨

프로그램 소요시간 **30분~40분**

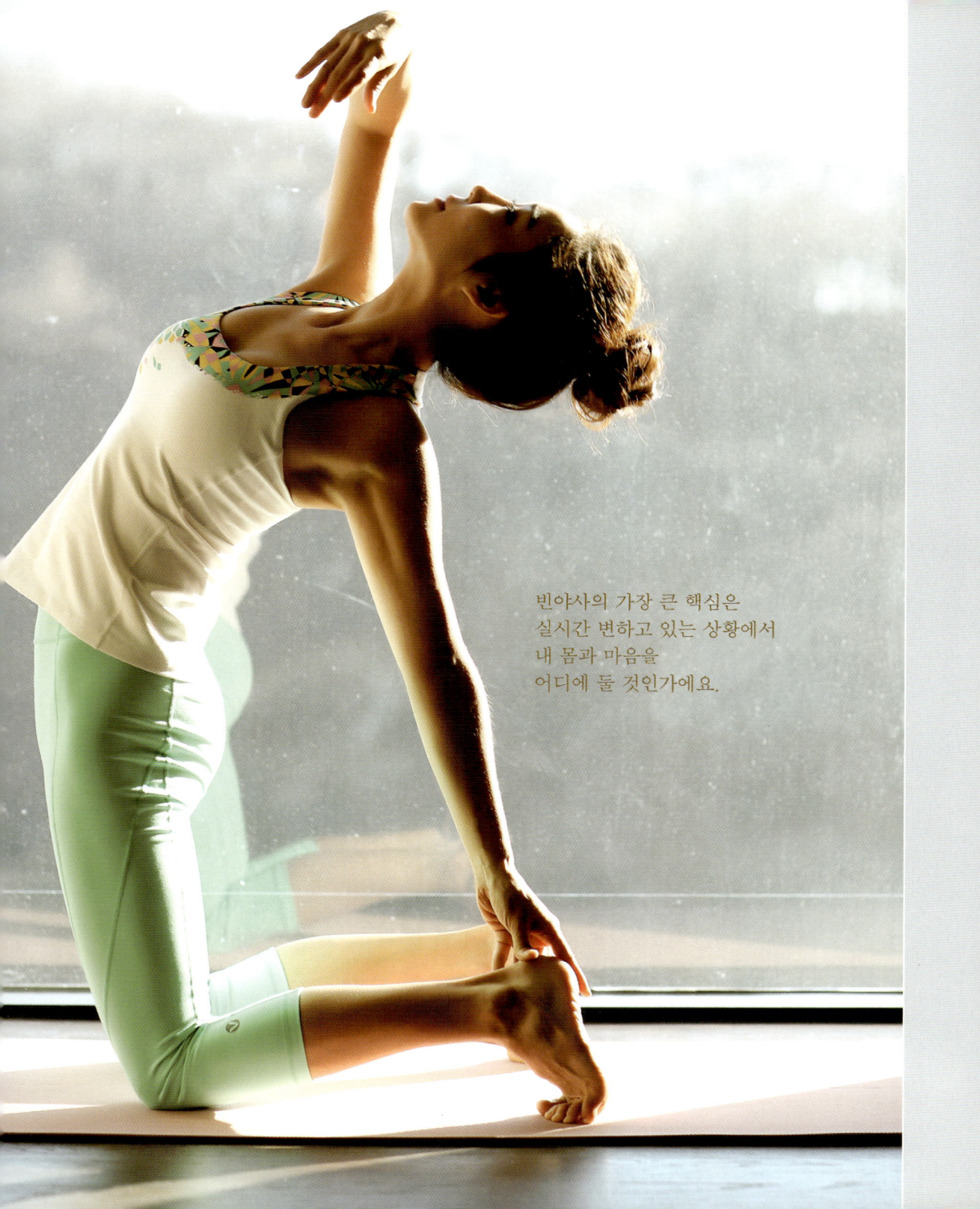

빈야사의 가장 큰 핵심은
실시간 변하고 있는 상황에서
내 몸과 마음을
어디에 둘 것인가에요.

호흡과 움직임의 결합,
'빈야사 요가 Vinyasa Yoga'란?

빈야사는 산스크리트어로 '흐르다', '연결하다'라는 의미로 해석된다. 'vi'는 '특별하게', 'nyasa'는 '배치하다'라는 뜻으로 빈야사 요가 Vinyasa Yoga는 호흡과 리듬에 따라 특별한 형태로 자세를 배치해 나가는 수련 과정이라고 할 수 있다.
보기에는 요가 자세가 계속 연결되는 과정으로만 평가될 수 있겠지만 실제 느끼기에는 그렇지 않다. 호흡과 자세의 결합은 외부세계와 내부세계를 결합시키고, 내부에서 작용하는 생명력을 행위로 연결시킨다. 즉, 프라나 Prana (태초부터 존재하는 생명의 근원 에너지)의 흐름을 온몸으로 체득하는 것, 분리된 몸과 마음의 조화와 균형을 이루는 것이 빈야사 시스템이다.

삶에 쉼표는 있지만 마침표는 생을 마감할 때 뿐 아니겠는가? 삶은 우리를 위해 멈추지 않는다. 빈야사 요가의 깊은 의미는 삶의 흐름 속에 잠겨있던 자신의 아름다움과 가치를 발견하는 것, 쉼 없이 변해가고 있는 세상을 수용하고 자각하는 훈련에 있다. 삶의 총체적 흐름을 주시하며 삶에 대응하는 지혜, 이것이 빈야사 요가가 만들어내는 신비하고도 놀라운 효과이다.
빈야사 요가를 할 때, 기본적으로는 마시는 숨에 한 동작, 내쉬는 숨에 한 동작, 이렇게 현재 실행한 자세를 다음 실행할 자세와 연결시킨다. 시퀀스 구성에 따라 중간 중간 정지된 자세들도 있다. 이때 자세는 멈춰 있지만 세포들은 활발히 활동한다. 연결되는 자세는 자연스럽고 부드럽지만 정지된 자세는 견고하고 강하다.

빈야사 요가를 통해 얻은 힘은 우리가 살면서 생명력에 위기가 올 때, 생명력이 위축될 때, 차분하고 안전하게 생명력의 균형을 찾아가는 원동력이 될 수 있을 것이다.

초보자를 위한 준비 프로그램
빈야사 시퀀스
Vinyasa sequence

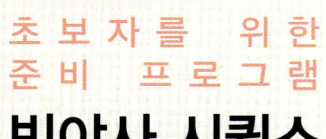

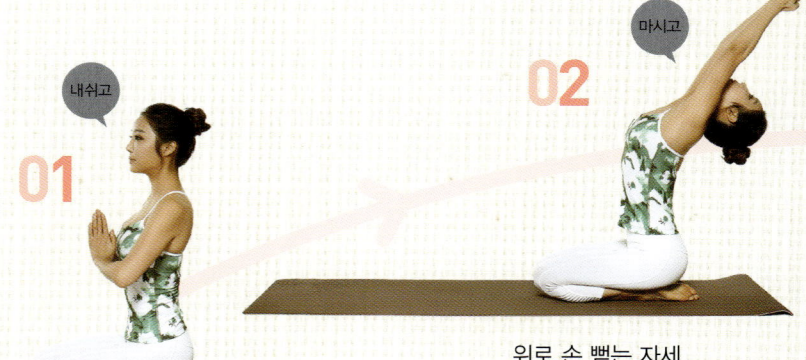

01 내쉬고
금강 자세
와즈라아사나 Vajrasana

02 마시고
위로 손 뻗는 자세
우르드바 하스타아사나 Urdha Hastasana

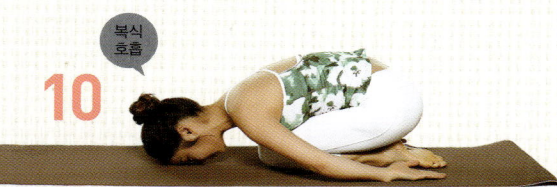

10 복식호흡
아기 자세
바라아사나 Balasana

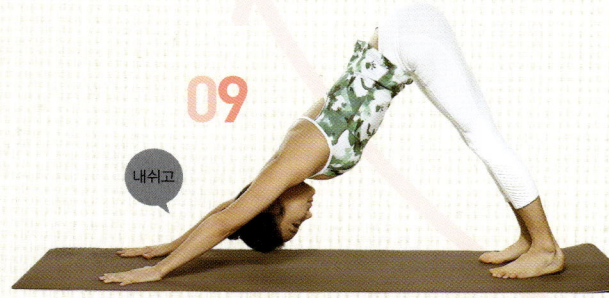

09 내쉬고
아래로 향한 견 자세
아도무카 스바나아사나 Adhomukha Svanasana

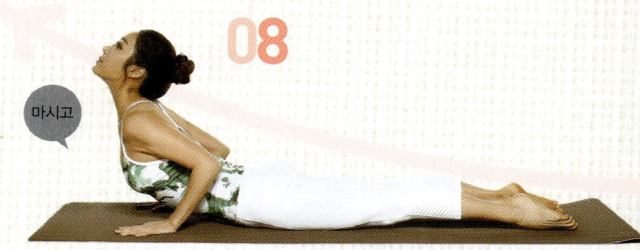

08 마시고
반 코브라 자세
아르다 부장가아사나 Ardha Bhujangasana

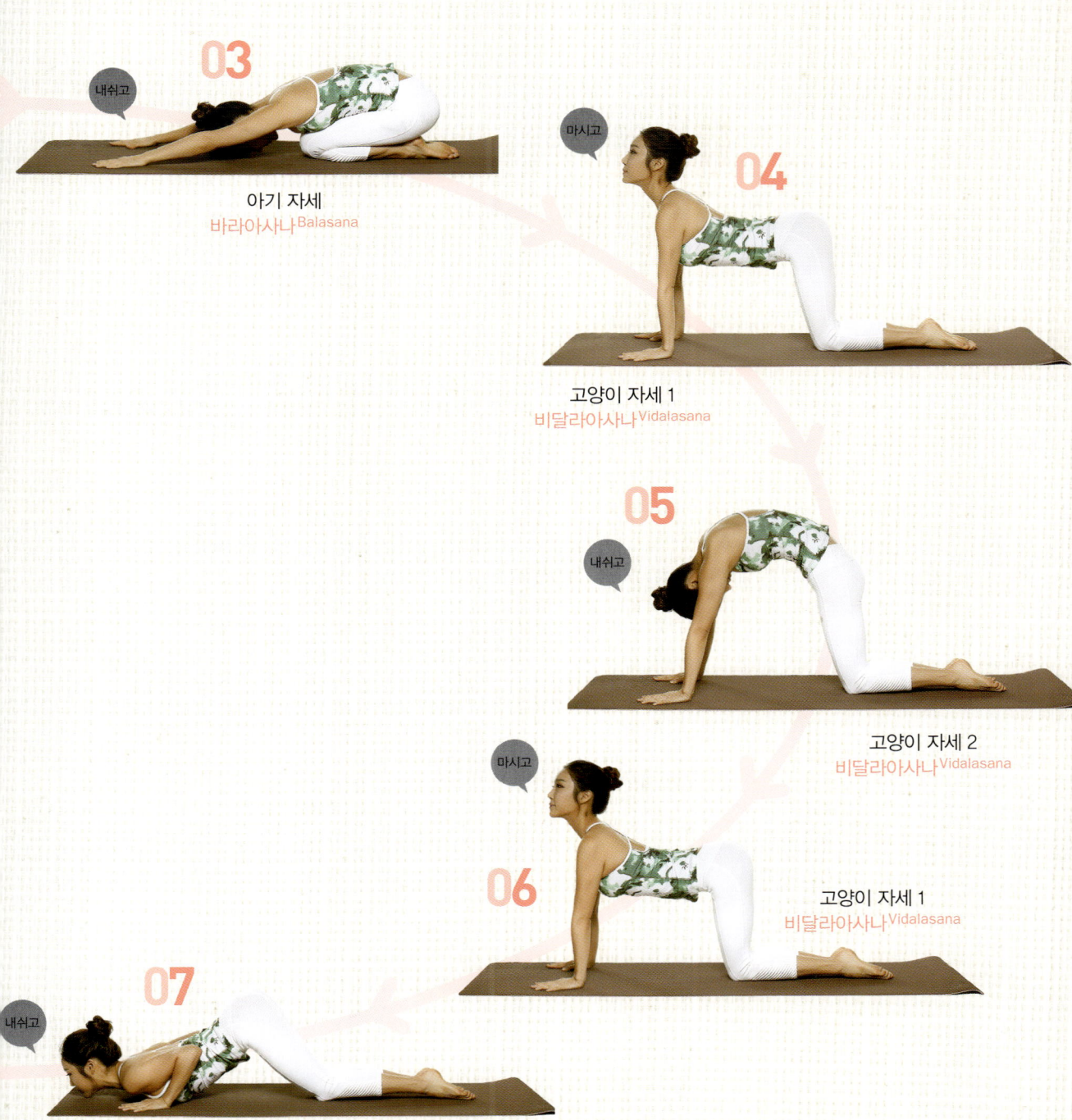

이지 요가
메인 프로그램
Main Exercise

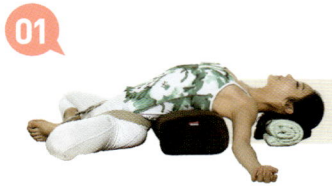

01 시체 자세(변형)
사바아사나 Savasana

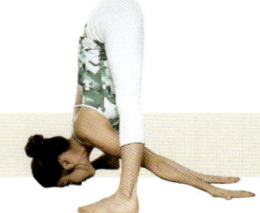

02 양다리 벌려 선 전굴 자세
프라사리타 파도타나아사나 Prasarita Padottanasana

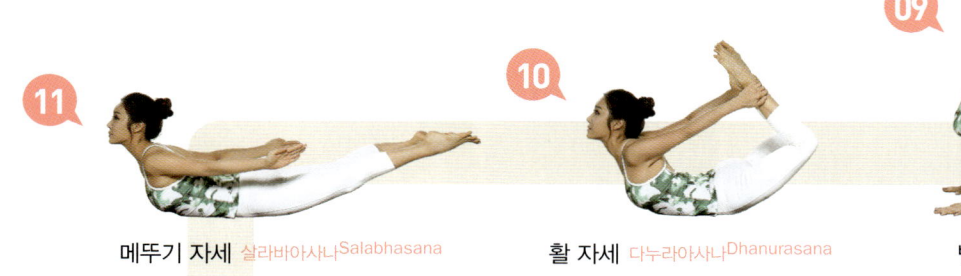

11 메뚜기 자세 살라바아사나 Salabhasana

10 활 자세 다누라아사나 Dhanurasana

09 뱀 자세 부장가아사나 Bhujangasana

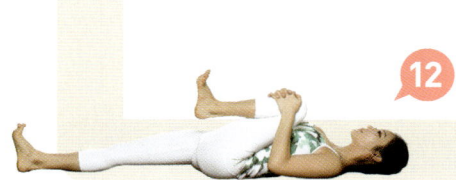

12 바람빼기 자세 파바나묵타아사나 Pavanamuktasana

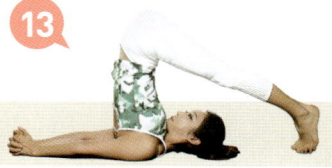

13 쟁기 자세 할라아사나 Halasana

54

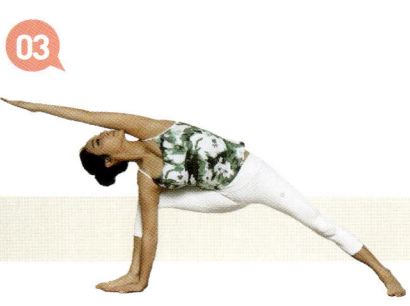

03 측면으로 늘린 삼각 자세
웃티타 파르스바코나아사나 Utthita Parsvakonasana

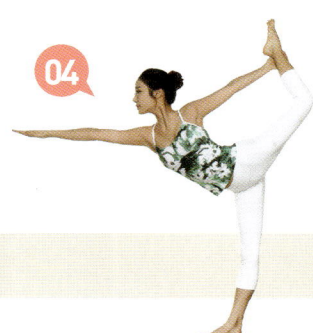

04 선 활 자세
단다야마나 다누라아사나 Dandayamana Dhanurasana

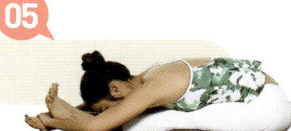

05 앉은 전굴 자세
파스치모타나아사나 Paschimottanasana

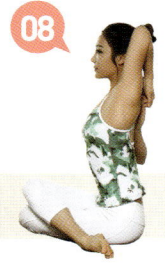

08 소머리 자세
고무카아사나 Gomukhasana

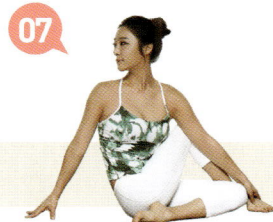

07 반 물고기 신 자세
아르다 마첸드라아사나 Ardha Matsyendrasana

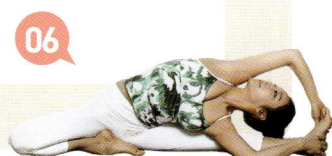

06 회전하여 머리 무릎 닿는 자세
파리브르타 자누 시르사아사나 Parivrtta Janu Sirsasana

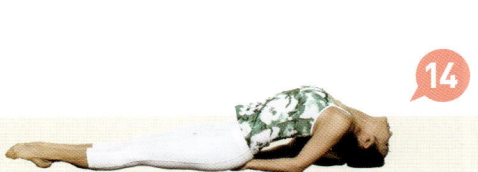

14 쉬운 물고기 자세
수카 마츠야아사나 Sukha Matsyasana

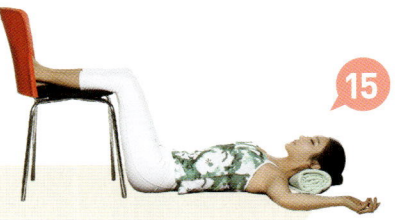

15 시체 자세(변형)
사바아사나 Savasana

Main 01

시체 자세(변형)

Corpse Pose(variation) | 사바아사나 Savasana

유지시간 5분~10분

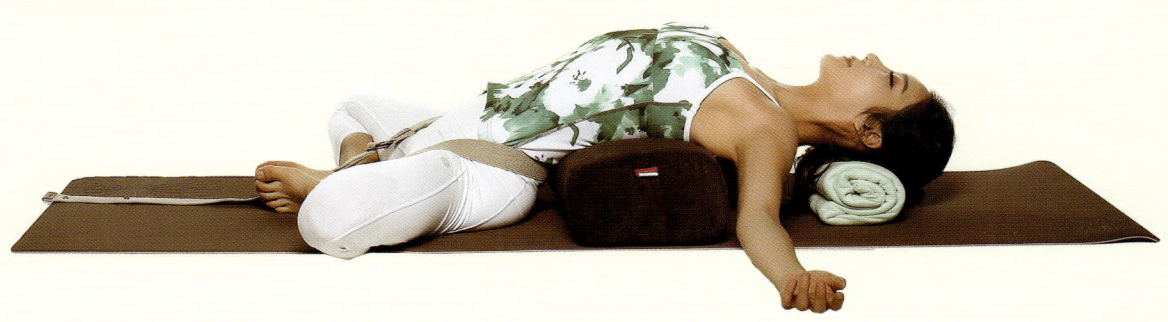

특별한 테크닉이 필요 없는 자세이므로 힘과 유연성이 부족해도 누구나 가능하다. 이 자세는 직립보행을 하는 인간에게 발생하는 여러 가지 문제들(척추와 어깨의 구조적 불균형과 통증, 심폐기능의 이상, 하체의 피로, 위장 하수, 관절염, 보행장애, 혈액순환 장애, 육체의 피로 등)을 해소시키는 데 많은 도움이 된다. 꼭 요가 수련이 아니더라도 아침 저녁으로 가볍게 실천하면 컨디션이 좋아질 수 있다. 볼스터가 없다면 베개나 쿠션을 사용하고 스트랩이 없다면 누운 나비 자세를 취한 뒤 그냥 실시해도 좋다. 수련 전에는 심신을 이완하고 수련을 준비하는 자세로, 수련 후에는 심신을 정리하고 에너지를 충전하는 자세로 매우 효과적이다.

실행방법

① 발바닥을 붙여서 나비 자세로 앉은 다음, 스트랩을 허리와 발등에 연결시켜서 묶는다.
② 엉덩이 뒤에는 블록이나 베개를 놓고, 머리가 놓여질 곳에는 머리를 받쳐줄 수 있는 수건이나 낮은 베개를 놓는다.
③ 양손으로 바닥을 짚고 천천히 눕는다.
④ 팔을 옆으로 뻗어서 손등이 바닥을 향하게 한다.
⑤ 몸과 마음의 위축감과 긴장감에서 해방된다는 느낌으로 자극, 반응, 감각을 주시하고 편안하게 호흡한다.
⑥ 일어날 때는 갑작스러운 행동을 자제하고 조심스럽게 천천히 상체를 일으키도록 한다.

Main 02 양다리 벌려 선 전굴 자세

Spread Leg Stretching Pose | 프라사리타 파도타나아사나 Prasarita Padottanasana

효과 상체의 혈액순환 촉진, 다리와 허리의 유연성과 근력 향상, 소화력 증진, 틀어진 골반 교정
유지시간 20초~30초

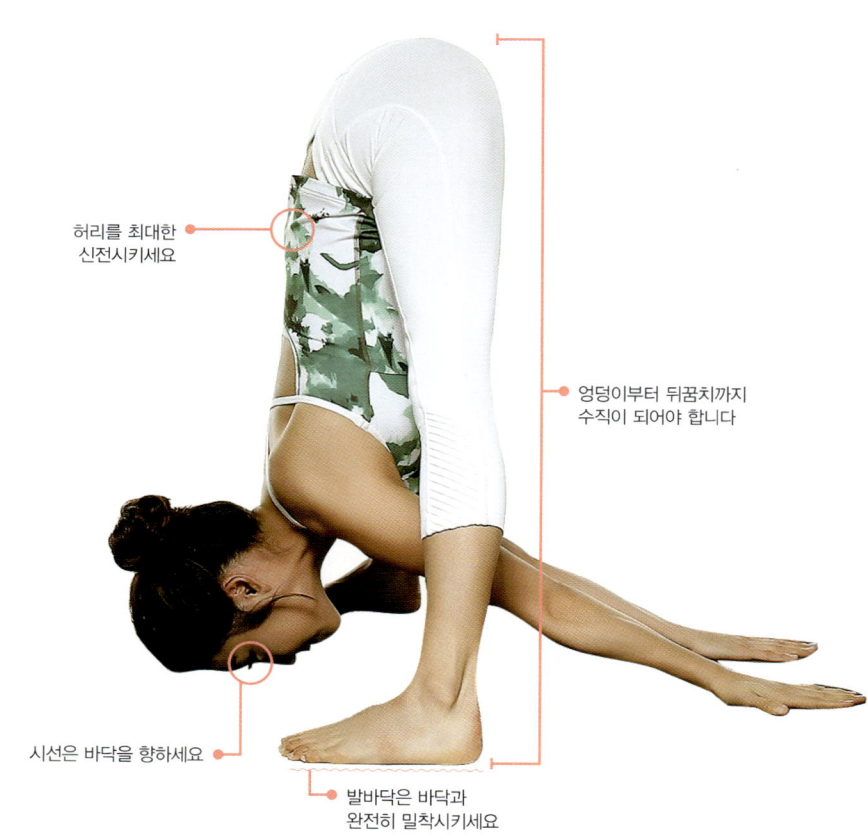

- 허리를 최대한 신전시키세요
- 엉덩이부터 뒤꿈치까지 수직이 되어야 합니다
- 시선은 바닥을 향하세요
- 발바닥은 바닥과 완전히 밀착시키세요

step 1   양발이 바르게 놓였는지 체크하면서 다리를 어깨너비 두 배 정도로 벌려 선다. 양손은 허리 위에 얹는다.

마시고

step 2   머리와 골반의 높이가 평행이 될 수 있도록 상체를 숙인다. 무게중심이 앞뒤로 쏠리지 않게 중심을 잘 잡는다. 이 단계에서는 등과 허리를 펴는 것이 가장 중요하다.

내쉬고

step 3   상체를 완전히 숙인다. 팔을 최대한 멀리 뻗어 양손의 손바닥을 바닥에 짚는다. 허리와 척추를 최대한 펴내면서 감각의 메시지에 마음을 기울인다.

복식호흡

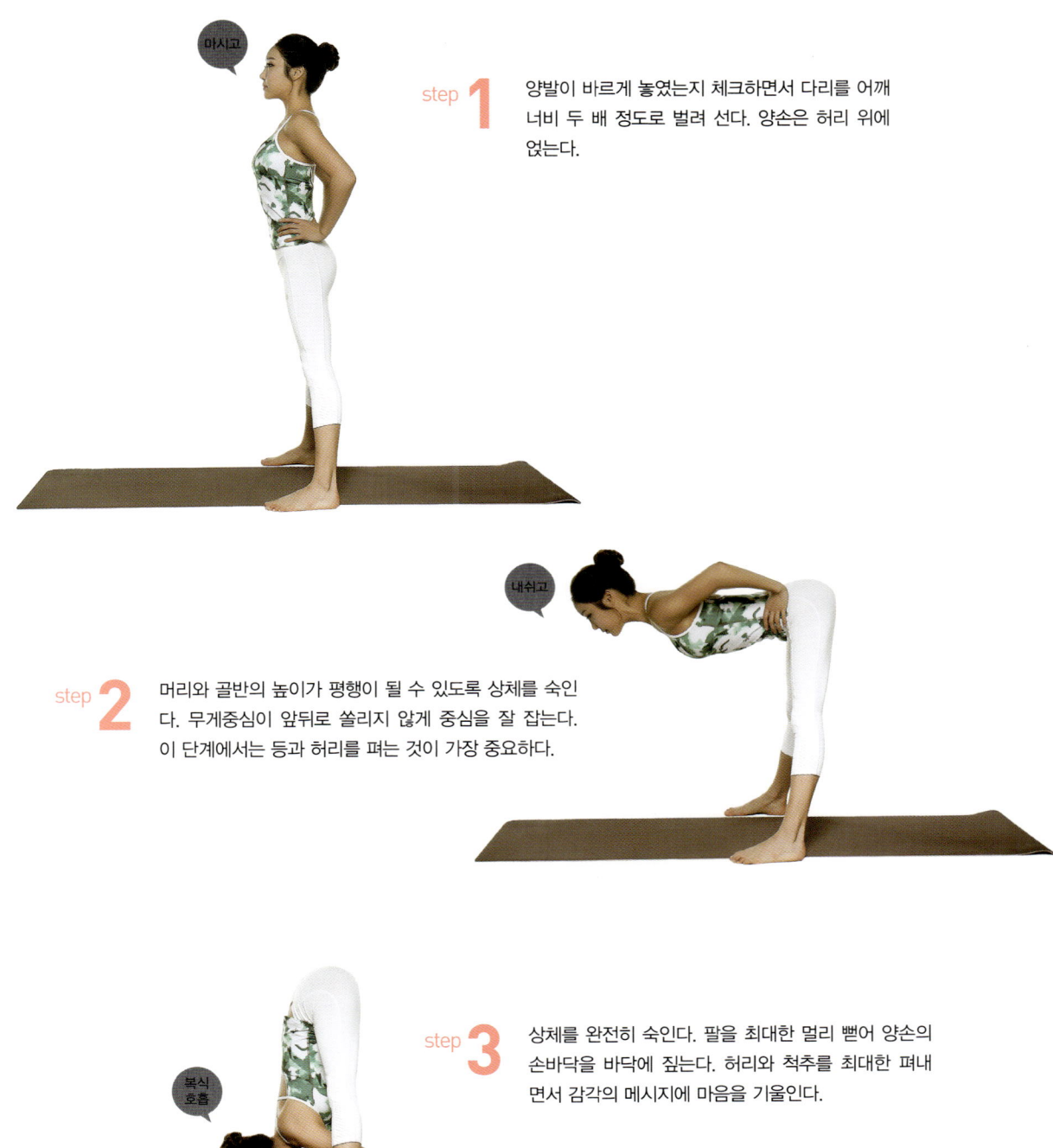

Coaching TIP
전문가와 함께하는
트레이닝

🚩 **보조자 Tip**

실행자가 팔을 뻗었을 때 실행자 손이 놓인 곳에 안정감 있게 선다. 다리는 어깨너비만큼 벌린다. 실행자가 자신의 발목을 잡게 인도한 다음, 양손을 실행자의 엉덩이에 댄다. 손으로 실행자의 엉덩이를 밀어내는 강도만큼 무릎을 서서히 뻗어낸다. 이때 실행자 손이 자신의 발목을 놓치지 않을 정도로 조절하면서 조심스럽게 보조한다.

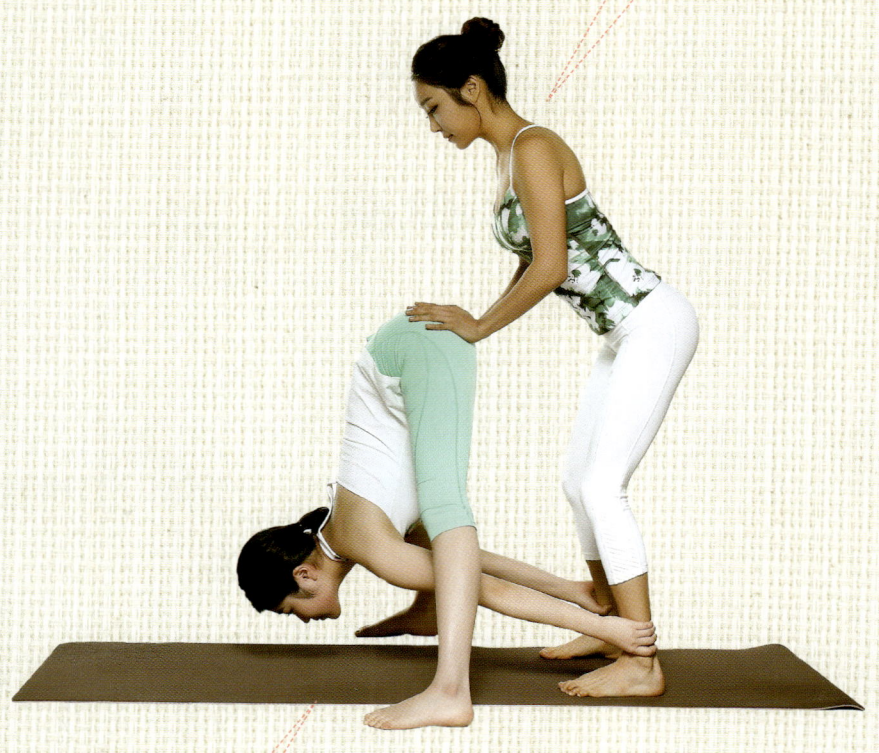

🚩 **실행자 Tip**

양손으로 보조자의 발목을 단단하게 잡는다. 보조자의 보조에 몸이 흔들리지 않도록 양발의 발바닥으로 바닥을 강하게 저항하며 하체의 축을 고정시킨다. 안정된 호흡의 리드에 따라 점차적으로 척추를 펴도록 노력한다.

Restart TIP

초보자를 위한
셀프 트레이닝

🚩 **실행법**

블록을 다리 뒤에 어깨너비만큼 둔다. 양손 손바닥을 블록 위에 놓는다. 블록이 없다면 바닥에 손을 짚어도 무관하다. 무릎이 안 펴지는 사람일 경우, 무릎을 구부린 상태로 진행한다. 하체를 고정시키고 자극이 오는 곳에 집중하며 척추를 최대한 연장시킨다. 깊고 안정된 호흡을 하면서 자세를 유지한다.

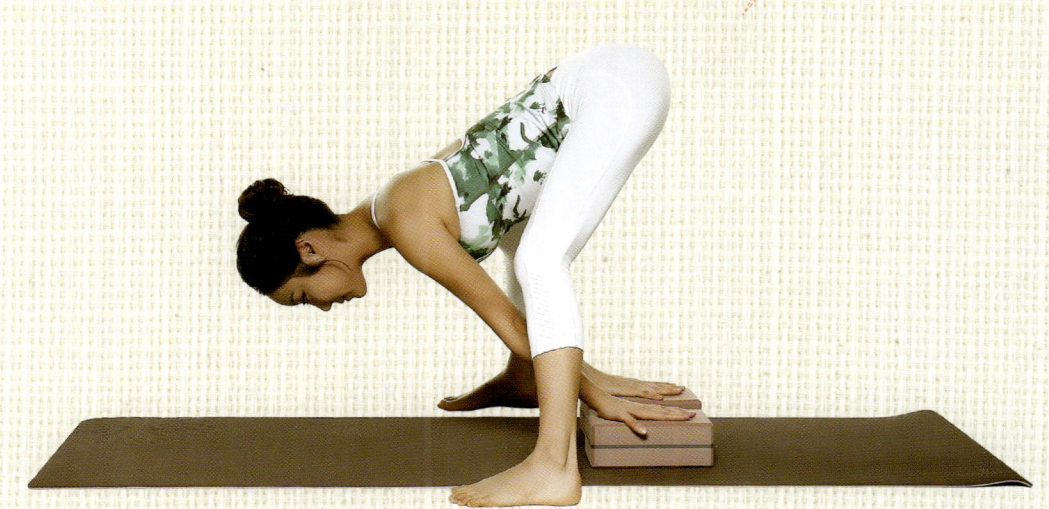

Main 03

측면으로 늘린 삼각 자세

Extended Side Angle Pose | 웃티타 파르스바코나아사나 ^{Utthita Parsvakonasana}

효과 허리/엉덩이/옆구리 지방 제거, 발목/무릎/골반 관절염 예방, 장 연동운동 촉진, 폐 강화, 활력과 정력 증가
유지시간 좌우 각각 20초~30초

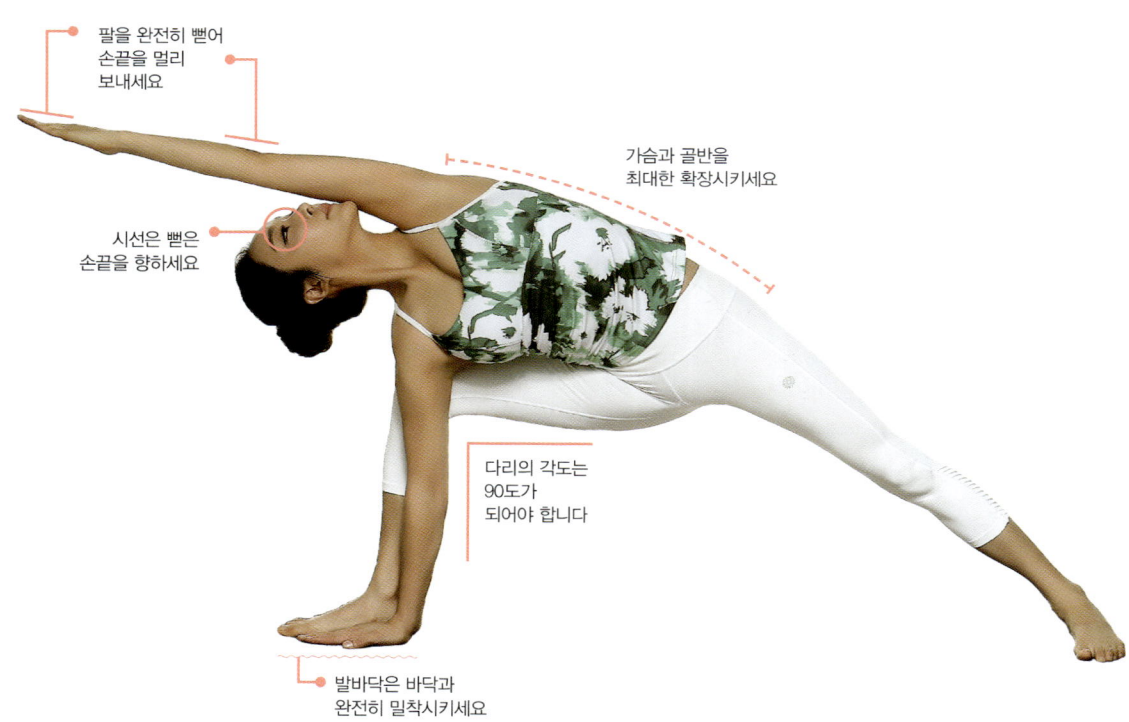

- 팔을 완전히 뻗어 손끝을 멀리 보내세요
- 시선은 뻗은 손끝을 향하세요
- 가슴과 골반을 최대한 확장시키세요
- 다리의 각도는 90도가 되어야 합니다
- 발바닥은 바닥과 완전히 밀착시키세요

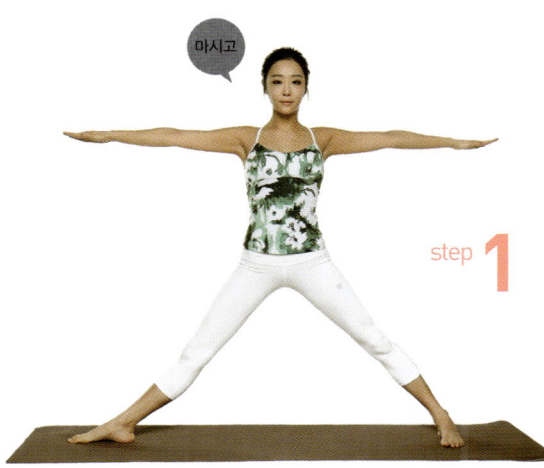

step 1   양쪽 다리를 어깨너비 두 배 이상 벌려 선다. 정확한 발의 너비는 두 팔을 옆으로 뻗었을 때 손목 아래 발목이 있는 상태다. 오른발은 밖으로 열고 왼발은 닫은 상태를 유지한다.

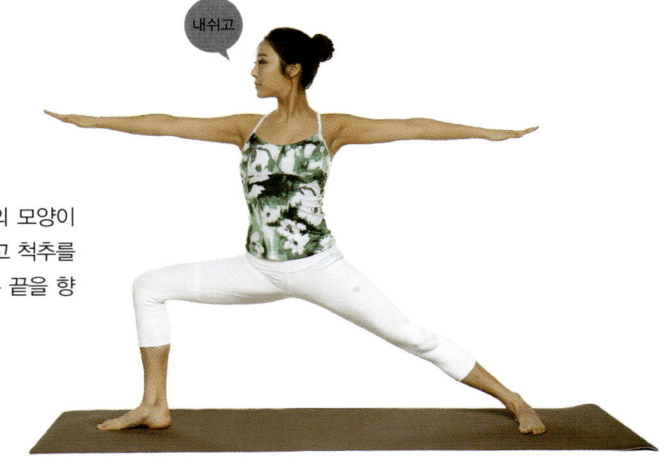

step 2   오른쪽 다리 무릎을 90도로 구부린다. 몸통의 모양이 변형되지 않도록 엉덩이와 복부에 힘을 가하고 척추를 편다. 고개를 오른쪽으로 돌려 시선이 오른손 끝을 향한다.

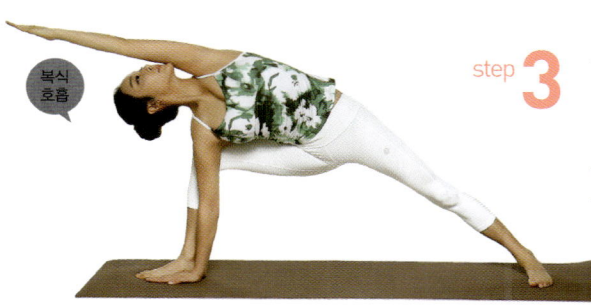

step 3   상체를 오른쪽으로 기울여 오른손을 오른발 안쪽 바닥에 댄다. 이때 오른쪽 어깨와 팔 뒷부분이 오른쪽 무릎 안쪽과 붙어있어야 한다. 왼팔을 위로 뻗고 시선은 왼손 끝을 향한다. 규칙적인 호흡 리듬에 따라 몸과 마음을 확장하고 자각한다.

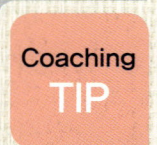

Coaching TIP

전문가와 함께하는
트레이닝

● 보조자 Tip

실행자의 구부린 다리 쪽 엉덩이가 뒤로 빠지지 않도록 한쪽 다리로 벽을 만들어준다. 다른 한쪽 다리는 실행자의 펴진 다리 앞쪽에 대고 다리에 힘을 가하여 실행자의 골반을 열어준다. 한 손은 실행자의 허벅지 안쪽을 잡아 바깥쪽으로 열어주고, 한 손은 실행자의 옆구리를 잡아 몸이 숙여지지 않게끔 하늘을 향해 회전시킨다.

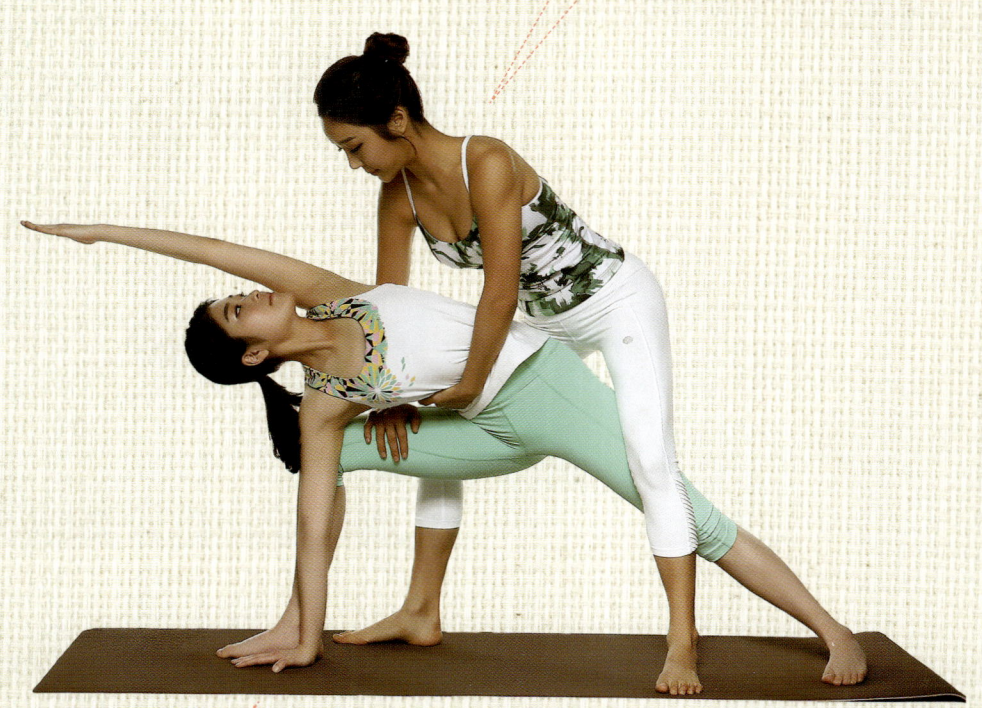

● 실행자 Tip

보조자가 양쪽 다리로 조이고 있기 때문에 몸이 흔들리지 않고 자세의 안전성을 유지할 수 있다. 보조자가 힘을 가하는 방향으로 자신의 몸이 기능할 수 있도록 노력한다. 호흡이 빨라질 수 있는 자세이니 호흡을 잘 조절해야 한다.

Restart TIP

초보자를 위한
셀프 트레이닝

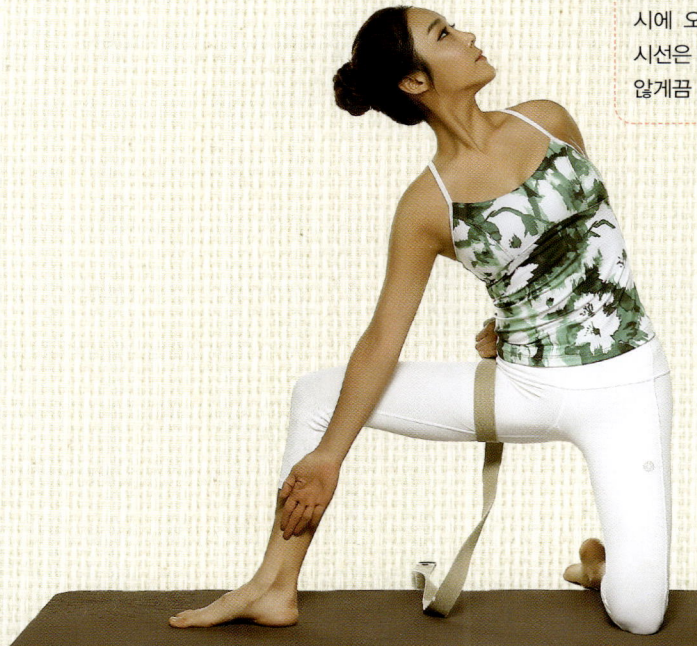

🚩 **실행법**

왼쪽 다리는 무릎을 바닥에 대고 오른쪽 다리는 구부려 발바닥을 바닥에 댄다. 왼쪽 골반과 무릎이 수직이 되어야 하고 오른쪽 무릎과 발목도 수직이 되어야 한다. 스트랩이 있다면 사진과 같이 스트랩을 사용하고 스트랩이 없다면 왼손 손등을 오른쪽 옆구리에 대고 실시한다. 오른팔을 오른쪽 다리 안쪽에 댄 다음, 왼쪽 어깨와 몸통을 여는 동시에 오른팔로 오른쪽 다리를 밀어낸다. 머리와 시선은 몸이 열리는 방향을 향하고 몸이 흔들리지 않게끔 주의한다.

Main 04

선 활 자세

Standing Bow Pulling Pose | 단다야마나 다누라아사나 Dandayamana Dhanurasana

효과 통제력/집중력 강화, 어깨와 등의 결림 해소, 좌우 균형 회복, 내장기관 기능 강화, 하체 단련
유지시간 좌우 각각 25초~35초

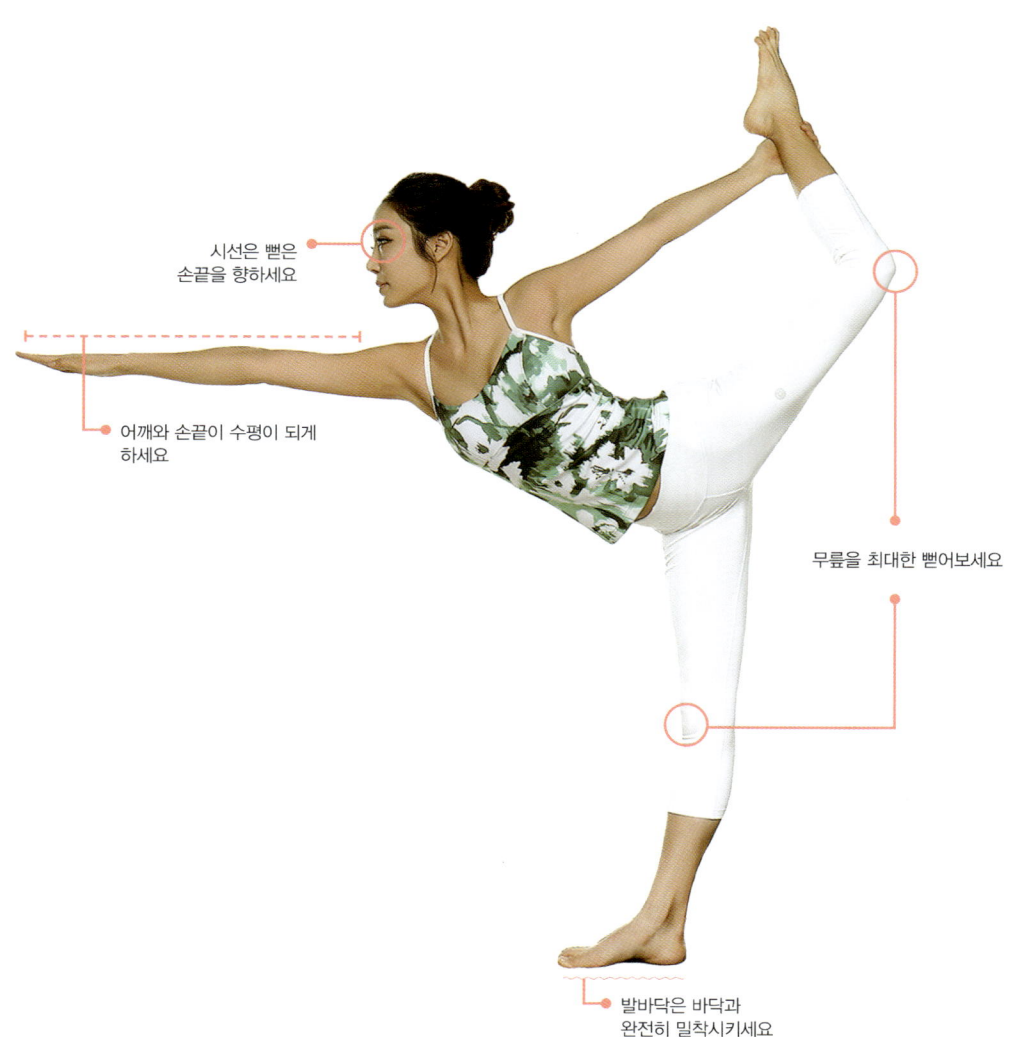

- 시선은 뻗은 손끝을 향하세요
- 어깨와 손끝이 수평이 되게 하세요
- 무릎을 최대한 뻗어보세요
- 발바닥은 바닥과 완전히 밀착시키세요

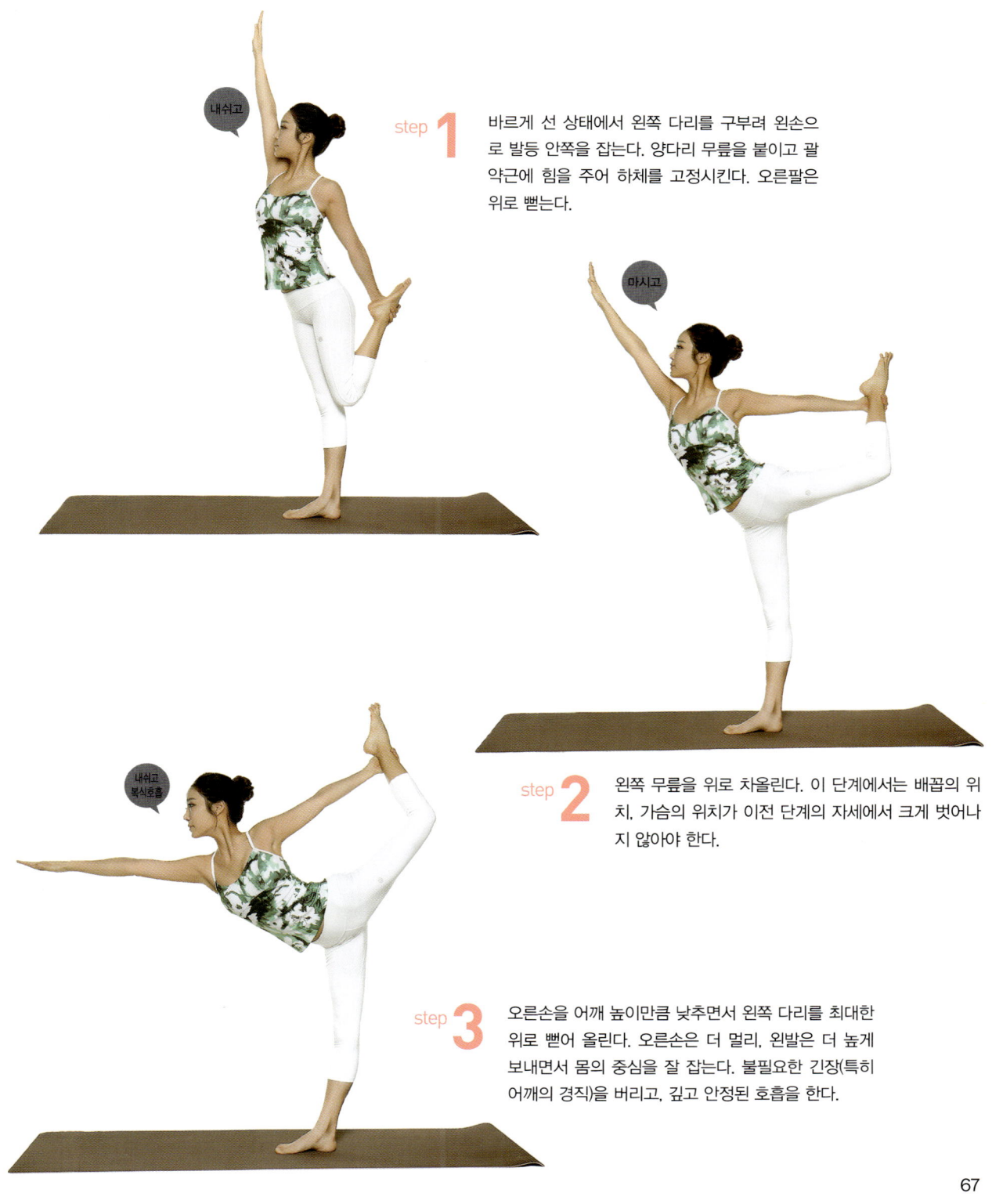

step **1** 바르게 선 상태에서 왼쪽 다리를 구부려 왼손으로 발등 안쪽을 잡는다. 양다리 무릎을 붙이고 괄약근에 힘을 주어 하체를 고정시킨다. 오른팔은 위로 뻗는다.

step **2** 왼쪽 무릎을 위로 차올린다. 이 단계에서는 배꼽의 위치, 가슴의 위치가 이전 단계의 자세에서 크게 벗어나지 않아야 한다.

step **3** 오른손을 어깨 높이만큼 낮추면서 왼쪽 다리를 최대한 위로 뻗어 올린다. 오른손은 더 멀리, 왼발은 더 높게 보내면서 몸의 중심을 잘 잡는다. 불필요한 긴장(특히 어깨의 경직)을 버리고, 깊고 안정된 호흡을 한다.

Coaching TIP
전문가와 함께하는 트레이닝

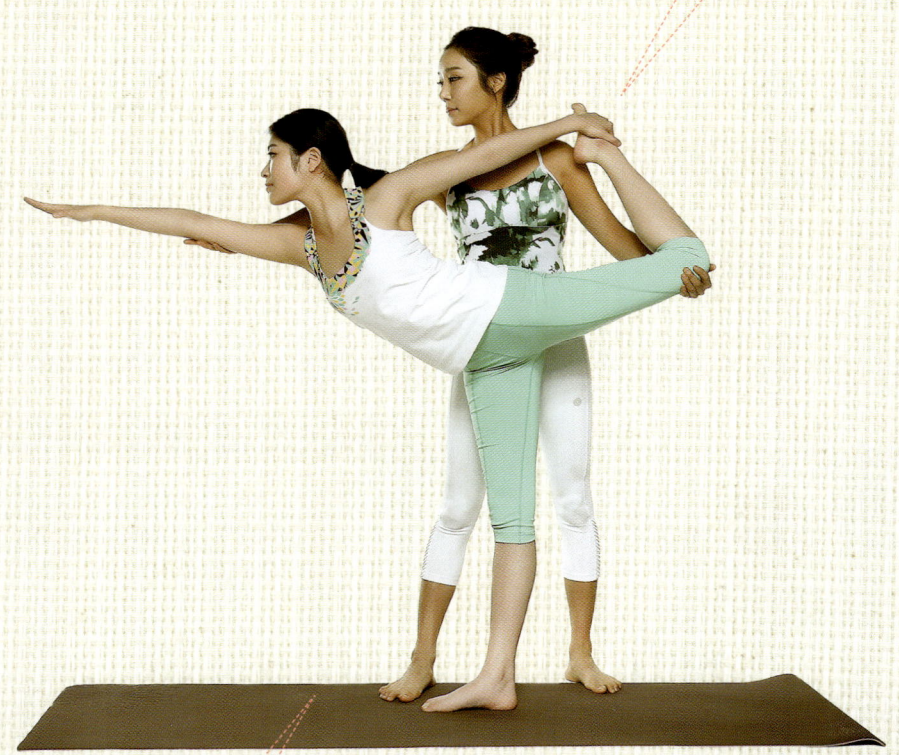

보조자 Tip

실행자가 들어 올리지 않은 다리 쪽으로 다가가 선다. 이 자세는 왼쪽 다리를 들어 올릴 시 오른쪽으로 무게중심이 쏠리게 된다. 그것을 막아주기 위해 실행자의 오른쪽 엉덩이 부위를 자신의 몸에 살짝 기대게 해주고 팔과 무릎을 잡아준다.

실행자 Tip

보조자의 보조에 따라 손은 더 앞으로 뻗어내고, 다리는 더 위로 뻗어 올린다. 딛고 있는 발은 바닥으로 뿌리박듯 발바닥 전체를 바닥에 밀착시킨다. 괄약근을 조이고 자세를 유지한다.

| Restart TIP | 초보자를 위한
셀프 트레이닝

🏷 **실행법**

들어 올리는 발등에 스트랩을 걸어 스트랩을 잡고 실시한다. 스트랩이 없다면 수건을 이용해도 좋다. 초보자는 이 자세에서 중심 잡기가 어려울 것이다. 호흡에 더욱 더 집중하면서 골반의 가동성보다 균형을 유지하는 것에 중점을 두도록 한다.

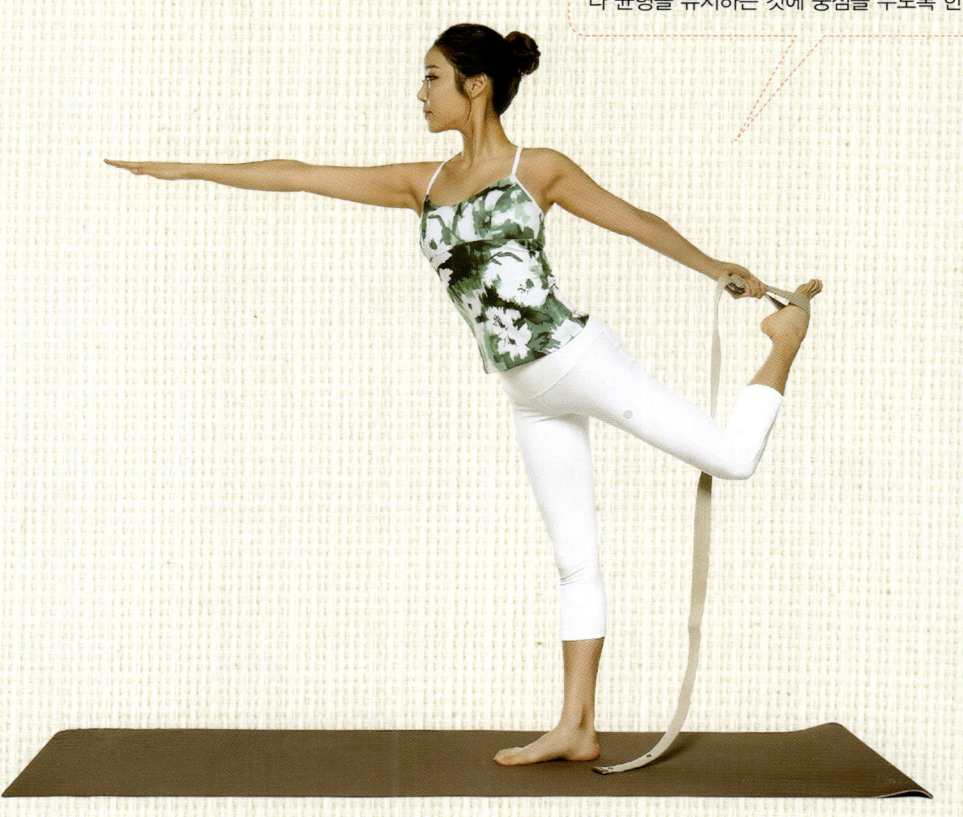

Main 05 앉은 전굴 자세
Sitting Forward Bend Pose | 파스치모타나아사나 Paschimottanasana

효과 **척추 활력 증가, 위장 하수/탈장 예방, 심장 마사지, 소화력 촉진, 성기능 장애 해소, 허리/다리 유연성 향상**
유지시간 30초~40초

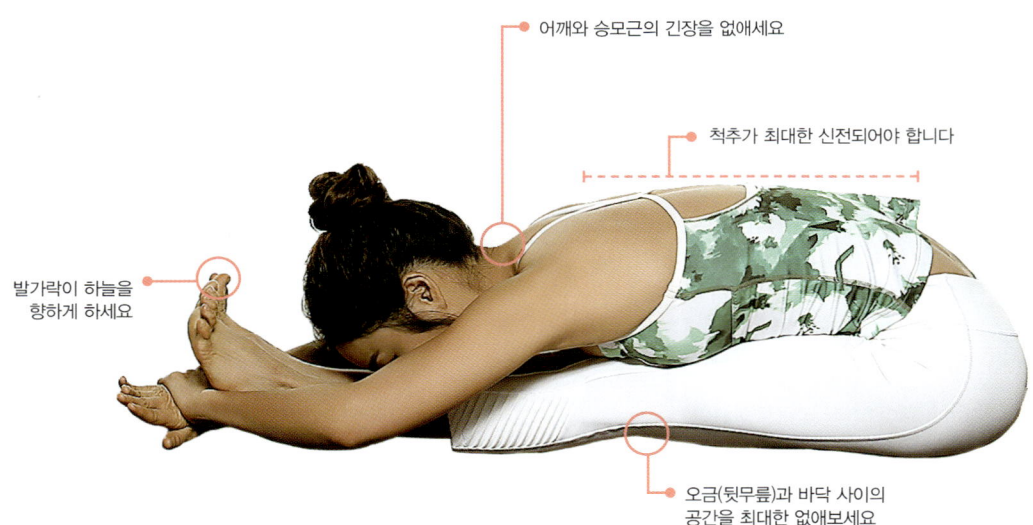

- 발가락이 하늘을 향하게 하세요
- 어깨와 승모근의 긴장을 없애세요
- 척추가 최대한 신전되어야 합니다
- 오금(뒷무릎)과 바닥 사이의 공간을 최대한 없애보세요

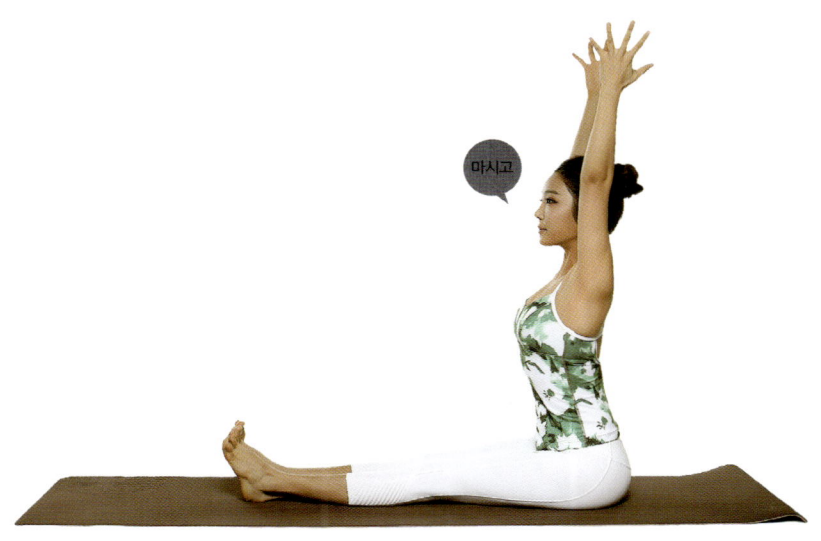

step 1   양다리를 곧게 뻗은 상태로 앉아 양팔을 위로 뻗어 올린다. 측면에서 봤을 때 몸의 각이 90도로 이루어질 수 있어야 한다. 척추가 쭉 펴질 수 있도록 하고 하체에 힘을 가하여 오금을 바닥으로 누른다.

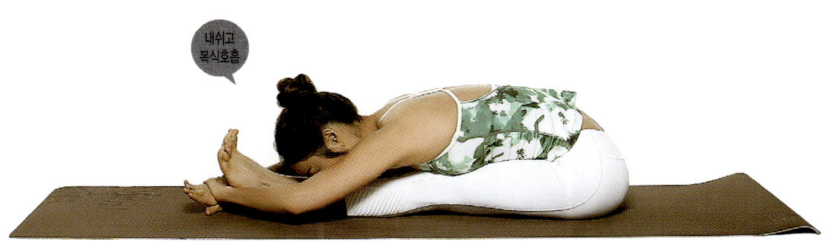

step 2   상체를 최대한 숙여 양손으로 발바닥을 감싸거나 아니면 한 손으로 반대쪽 손목을 잡는다. 고르고 깊은 호흡을 하면서 정수리를 발등으로 밀어낸다. 목과 어깨에 불필요한 경직이 없도록 주의한다.

Coaching TIP

전문가와 함께하는
트레이닝

● 보조자 Tip

실행자의 엉덩이 옆에 양발을 놓고 선다. 무릎을 안쪽으로 모아 실행자의 등에 대고 구부리게 되면 그 누르는 힘에 실행자의 등이 펴질 것이다. 양손으로 실행자의 어깨를 바르게 만들어준다. 실행자와 함께 호흡하면서 내쉬는 숨에 무릎을 조금씩 더 구부리며 조심스레 압력을 더해간다.

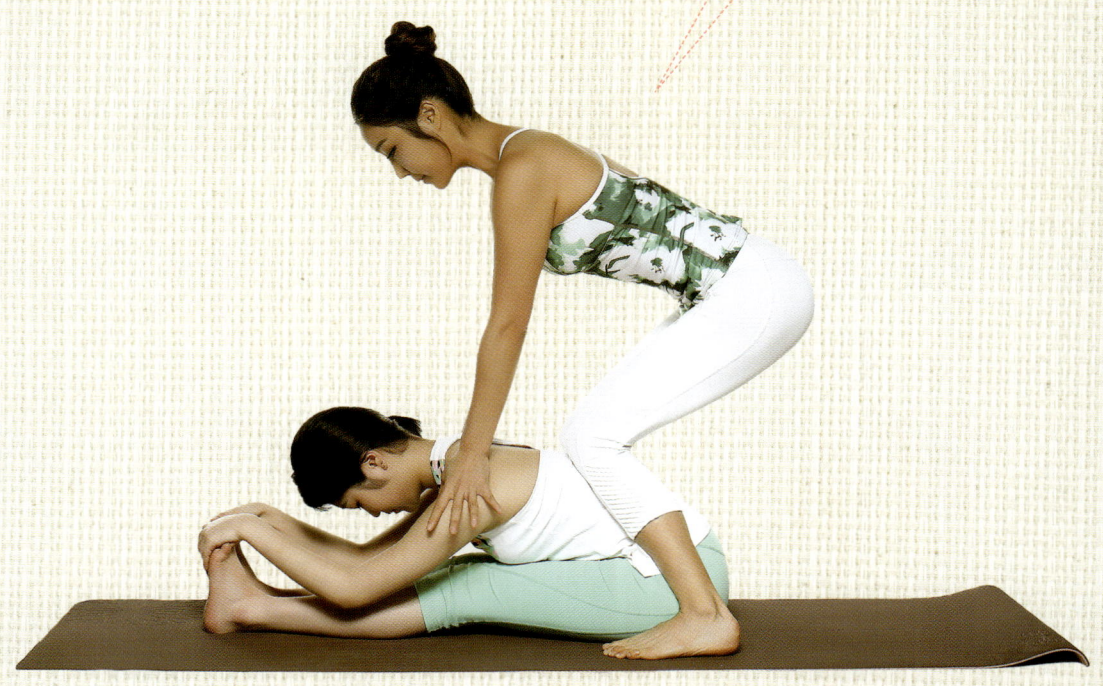

● 실행자 Tip

보조자의 무릎이 등을 누르는 힘에 의해 대퇴부 후면이 더 이완될 것이다. 그럴수록 오금을 바닥으로 누르고 깊은 호흡을 한다. 턱이 들리거나 숙여지지 않게 주의하고 점진적으로 자세를 완성해 나간다.

Restart TIP

초보자를 위한
셀프 트레이닝

🏷️ **실행법**

> 스트랩이나 수건을 발바닥에 걸고 마음의 부담과 육체에 무리가 없도록 실천한다. 무엇보다 중요한 것은 몸이 많이 접히는 것이 우선이 아니라는 것! 무릎과 척추가 펴진 상태를 유지하면서 신체의 바른 정렬과 감각에 집중한다.

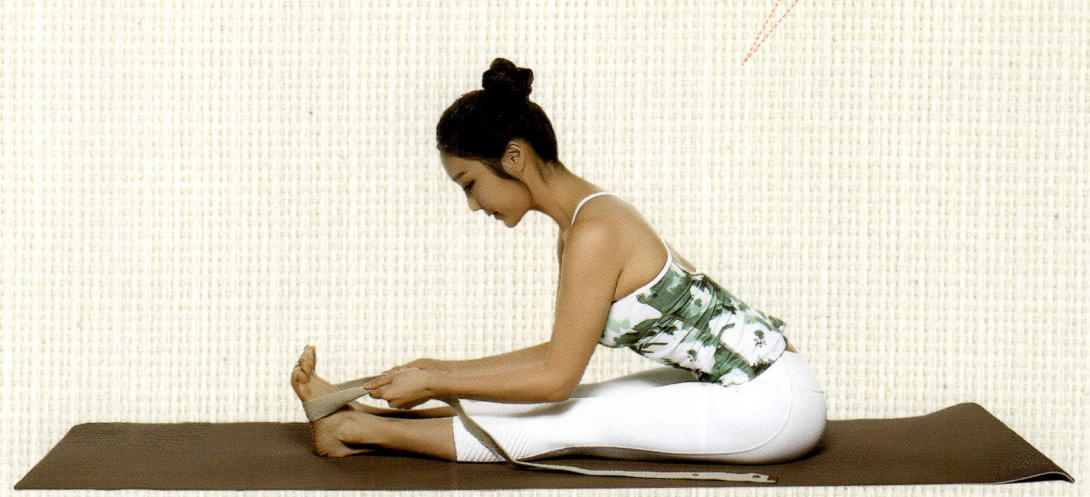

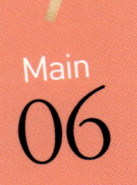

회전하여 머리 무릎 닿는 자세
Revolved Head to Knee Pose | 파리브르타 자누 시르사아사나 Parivrtta Janu Sirsasana

효과 신장기능 강화, 등/허리/골반 통증 경감, 무기력증 회복, 활력 증진, 척추측만증에 도움, 척추 유연성 증가
유지시간 좌우 각각 30초~40초

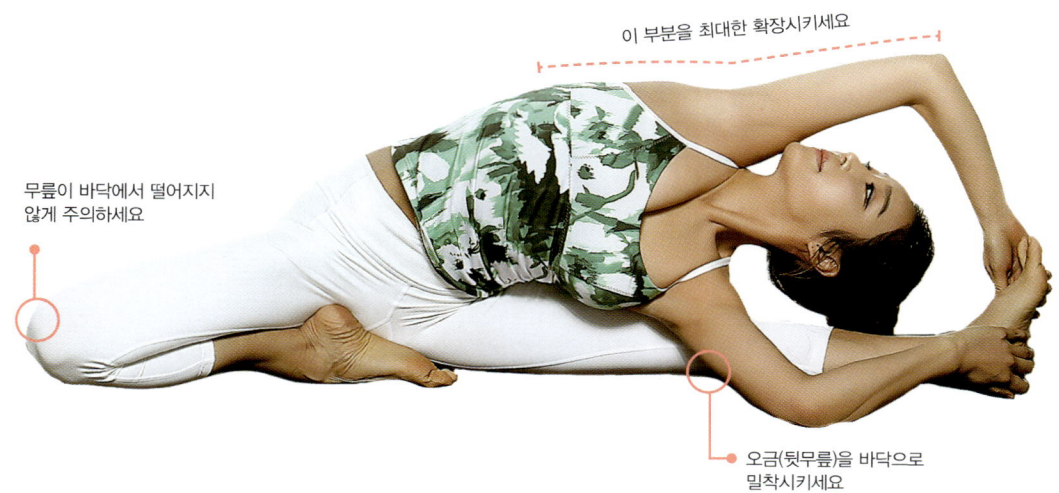

이 부분을 최대한 확장시키세요

무릎이 바닥에서 떨어지지 않게 주의하세요

오금(뒷무릎)을 바닥으로 밀착시키세요

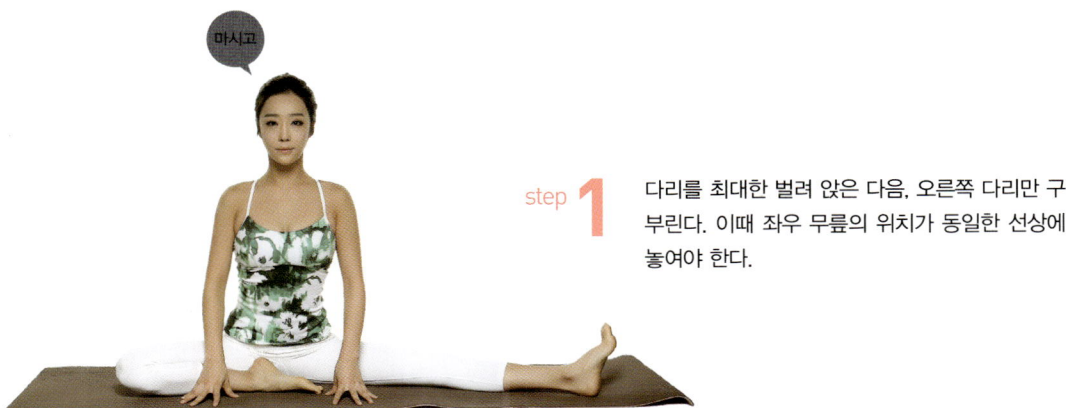

step 1 다리를 최대한 벌려 앉은 다음, 오른쪽 다리만 구부린다. 이때 좌우 무릎의 위치가 동일한 선상에 놓여야 한다.

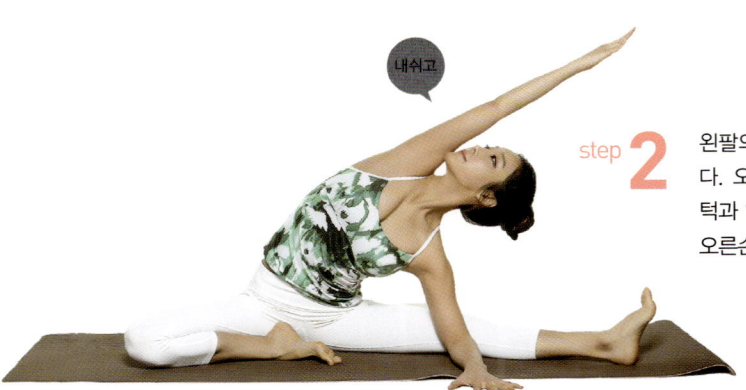

step 2 왼팔의 팔꿈치를 왼쪽 무릎 안쪽 바닥으로 내려놓는다. 오른팔을 위로 뻗어 올려 상체를 최대한 펼친다. 턱과 입술이 오른발에 가까워지게 턱을 당기고 시선은 오른손 끝을 향한다.

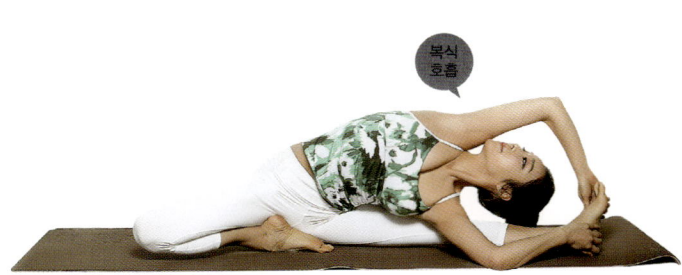

step 3 몸을 더 많이 기울여서 왼손으로 왼쪽 발바닥 안쪽 부분을 잡고, 오른손으로는 발바닥 바깥 부분을 잡는다. 호흡이 불편할 수 있는 동작이니 호흡이 빨라지지 않도록 주의하면서 몸을 최대한 회전시킨다. 가능하다면 머리와 무릎 부위가 닿게 한다.

Coaching TIP

전문가와 함께하는
트레이닝

● 보조자 Tip

오른쪽 무릎을 실행자의 오른쪽 골반 안쪽에 대고 바깥쪽 방향으로 살짝 누른다. 이것은 실행자의 골반이 따라 움직이지 않도록 기반을 고정시키기 위한 것이다. 왼쪽 다리는 실행자의 등을 마치 벽처럼 막아준다. 오른손으로 실행자의 옆구리를 잡아 몸을 회전시켜주고, 동시에 왼손으로 실행자의 팔을 잡고 부드럽게 밀어낸다.

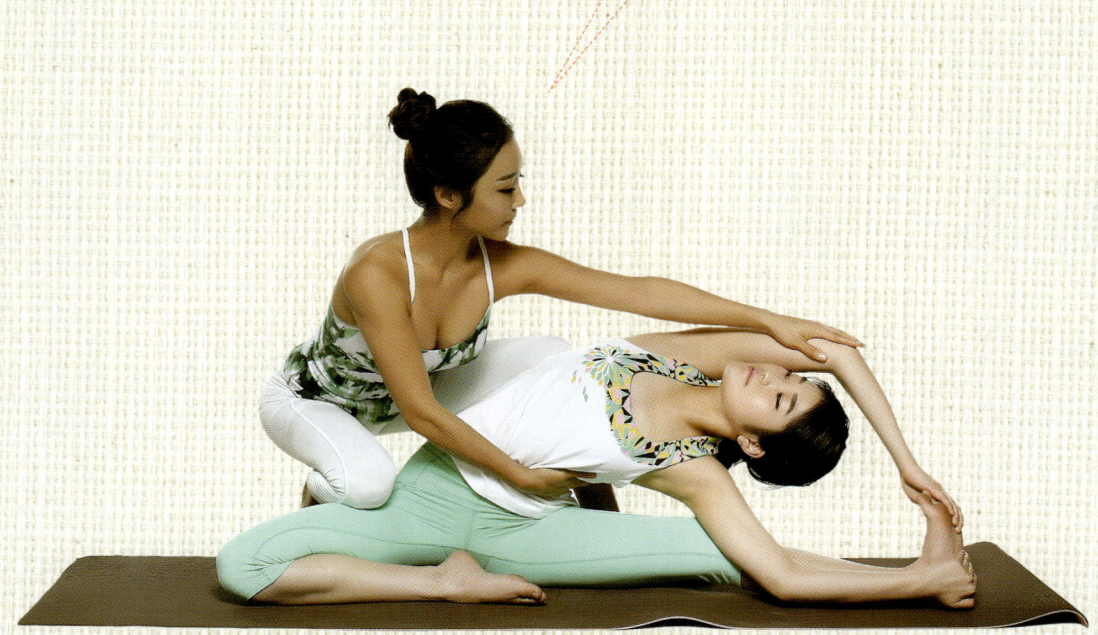

● 실행자 Tip

보조자가 위와 같은 방법으로 돕는 이유는 세 가지 기능(오른쪽 엉덩이를 바닥에 밀착, 척추의 신전, 몸의 회전)을 위해서다. 깊고 안정된 호흡과 함께 그 세 가지 기능들을 극대화시킨다.

Restart TIP

초보자를 위한
셀프 트레이닝

🚩 **실행법**

스트랩이나 수건을 왼쪽 발바닥에 걸고, 동작을 실시한다. 등이 펴진 상태, 어깨에 긴장감이 없는 상태로 실천해야 한다. 초보자가 기억해야 할 가장 큰 핵심은 가동성(관절의 가동범위) 이전에 안정성(기반의 구축)이 먼저 지켜져야 한다는 사실이다. 기반의 구축을 위해서는 바닥과 밀착되어 있는 몸의 부분들이 계속 바닥과 친밀한 관계를 맺어야 한다.

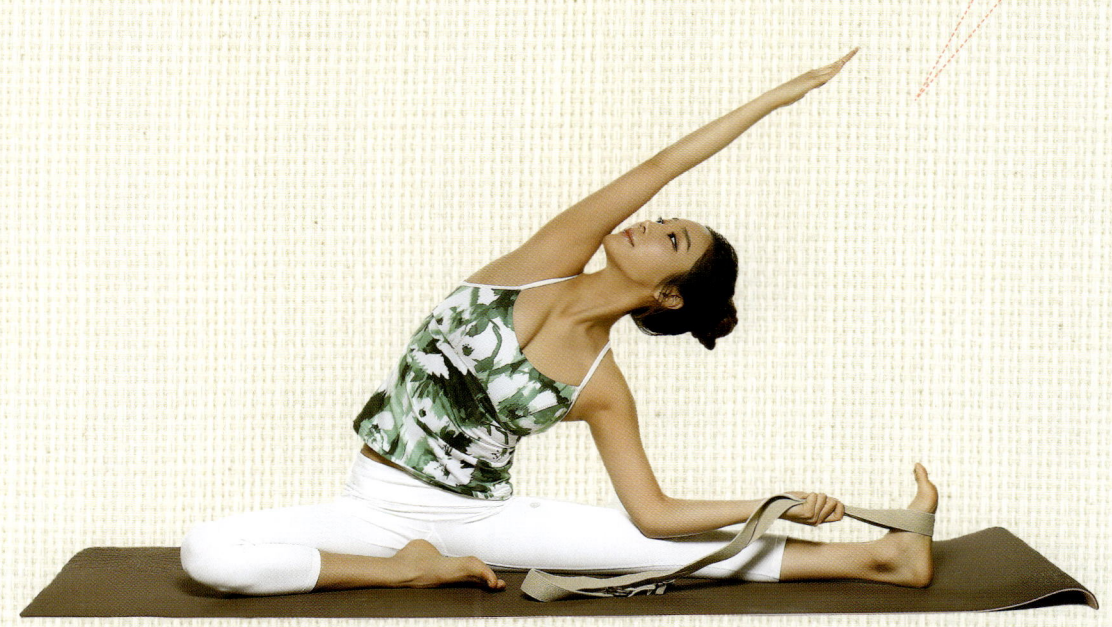

반 물고기 신 자세

God of the Half Fishes Pose | 아르다 마첸드라아사나 Ardha Matsyendrasana

효과 체내 독소 제거, 척추 탄력성 증가, 복부기관 강화, 림프액의 순환 촉진, 위장 운동, 척추와 골반 유연성 향상
유지시간 좌우 각각 30초~40초

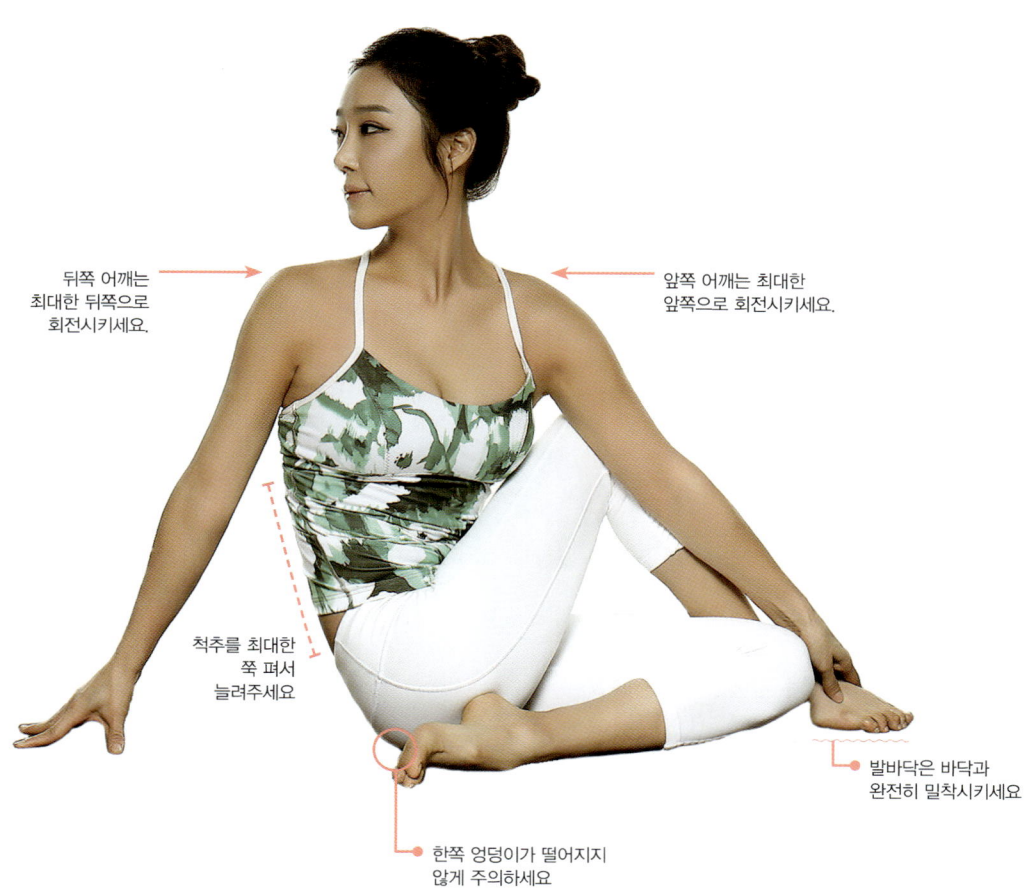

뒤쪽 어깨는 최대한 뒤쪽으로 회전시키세요.

앞쪽 어깨는 최대한 앞쪽으로 회전시키세요.

척추를 최대한 쭉 펴서 늘려주세요.

한쪽 엉덩이가 떨어지지 않게 주의하세요.

발바닥은 바닥과 완전히 밀착시키세요.

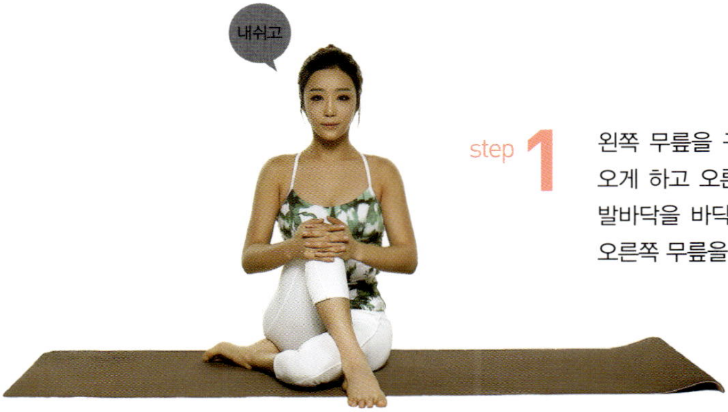

step 1   왼쪽 무릎을 구부려 뒤꿈치가 오른쪽 엉덩이에 오게 하고 오른쪽 다리는 왼쪽 다리와 교차시켜 발바닥을 바닥에 밀착시킨다. 양손 깍지를 끼워 오른쪽 무릎을 잡아 허리를 세운다.

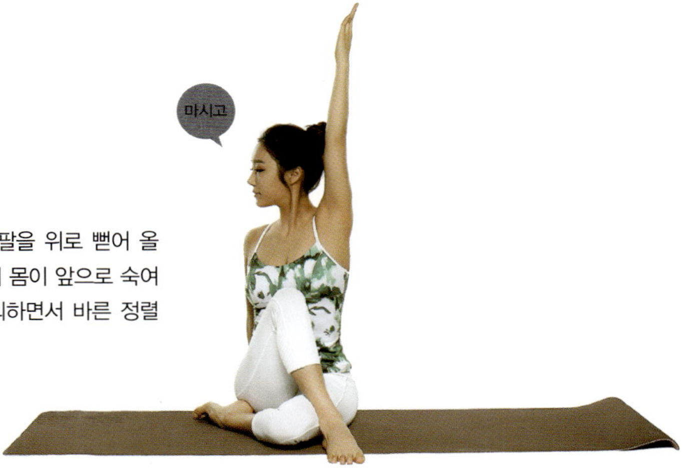

step 2   오른손을 엉덩이 뒤에 내려놓고 왼팔을 위로 뻗어 올려 몸을 회전시킬 준비를 한다. 이때 몸이 앞으로 숙여지거나 뒤로 눕게 되지 않도록 주의하면서 바른 정렬을 만든다.

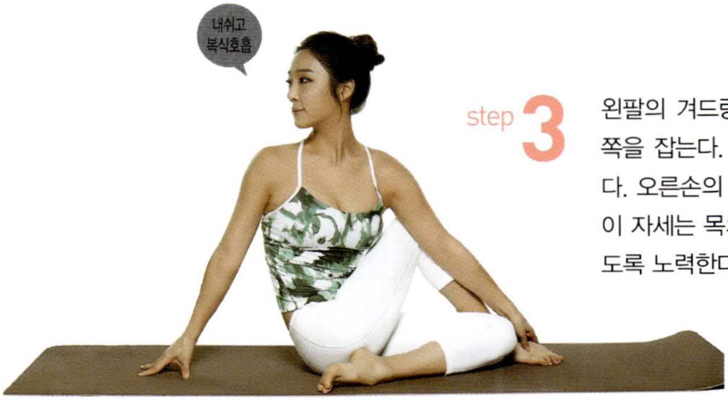

step 3   왼팔의 겨드랑이와 오른쪽 무릎을 교차시켜 오른발의 발바닥 안쪽을 잡는다. 발바닥이 안 잡힐 경우에는 왼쪽 무릎을 잡도록 한다. 오른손의 위치를 조절하면서 호흡과 함께 회전력을 더해간다. 이 자세는 목의 회전력도 중요하다. 턱이 오른쪽 어깨에 가까워지도록 노력한다.

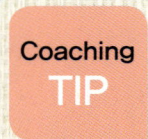

Coaching TIP

전문가와 함께하는
트레이닝

> **보조자 Tip**
>
> 실행자의 왼쪽 다리와 오른발을 고정시켜주기 위해 자신의 왼쪽 다리가 지지대 역할을 할 수 있어야 한다. 자신의 왼쪽 다리가 해야 할 역할은 실행자 오른쪽 골반, 무릎, 발이 열리지 않도록 막아주는 것이다. 왼손으로는 실행자의 왼쪽 견갑골부위를 밀어내고 오른손으로는 실행자의 오른쪽 어깨를 당겨준다.

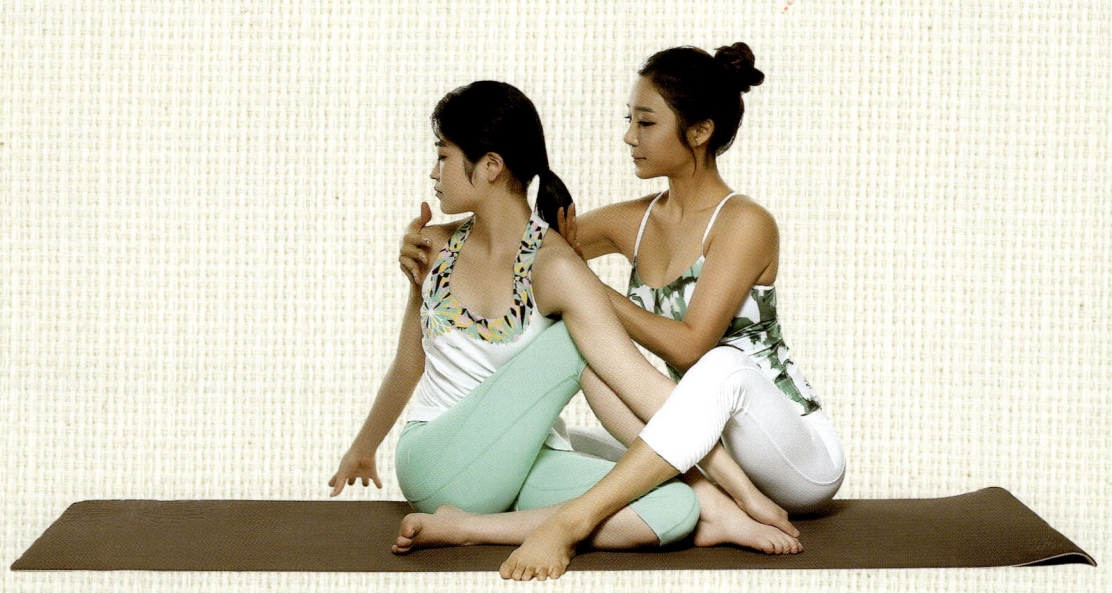

> **실행자 Tip**
>
> 보조자의 보조에 따라 몸을 회전한다. 숨을 마실 때는 가슴을 들어 올려 척추를 신장시키고 숨을 내쉴 때는 회전력을 증가시킨다. 이때 오른쪽 엉덩이와 오른발 발바닥(특히 엄지발가락 안쪽)이 바닥에서 떨어지지 않게끔 주의해야 한다.

Restart TIP

초보자를 위한
셀프 트레이닝

🔵 **실행법**

스트랩을 오른발 발바닥에 걸어 왼손으로 스트랩을 잡고 실시한다. 스트랩 없이 실시해도 좋다. 몸을 회전할 때는 세 가지 작업에 힘을 쏟아야 한다. 첫 번째 작업은 오른쪽 엉덩이와 오른발을 바닥에 밀착시키는 것. 두 번째 작업은 양쪽 엉덩이가 바닥을 누르는 힘으로 척추 아랫부분을 펴내는 것. 세 번째 작업은 척추, 어깨, 머리를 함께 회전하는 것이다.

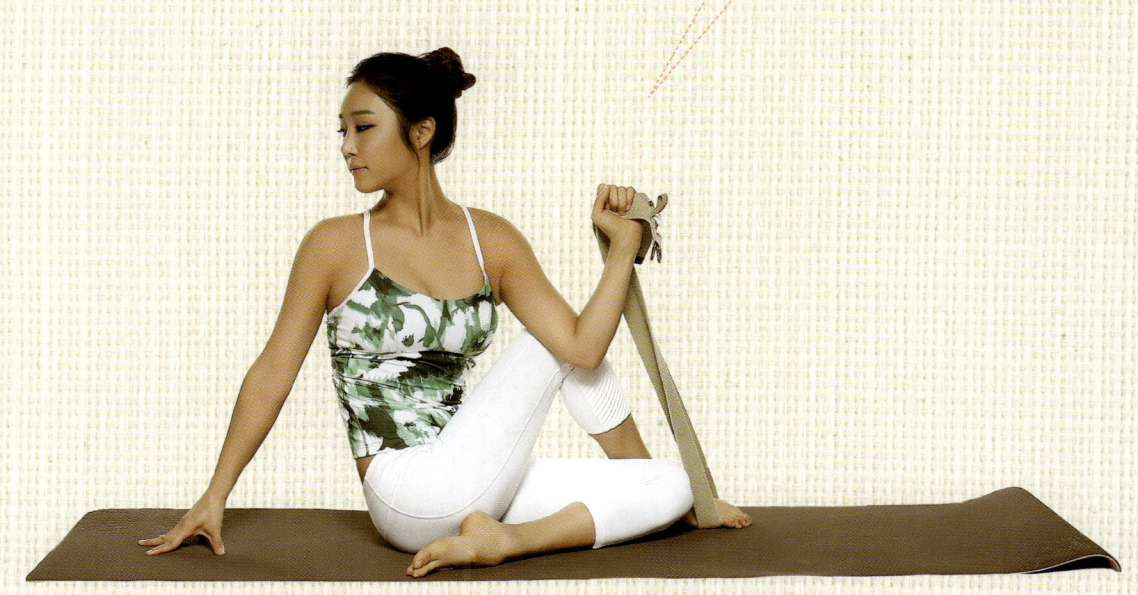

소머리 자세

Cow Facing Pose | 고무카아사나 Gomukhasana

효과 어깨/골반 유연성 향상 및 교정, 무릎/팔꿈치 관절 강화, 숙면에 도움, 굽은 어깨와 등 확장, 어깨 만성통증 감소
유지시간 좌우 각각 30초~40초

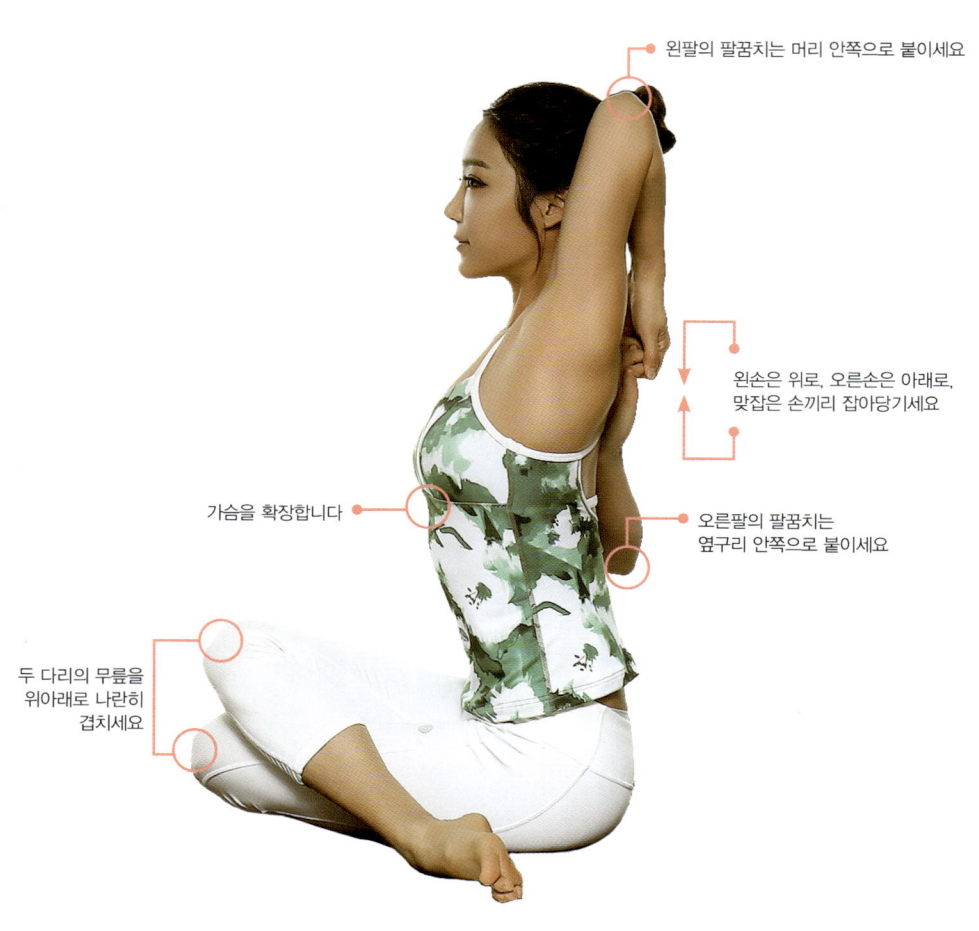

- 왼팔의 팔꿈치는 머리 안쪽으로 붙이세요
- 왼손은 위로, 오른손은 아래로, 맞잡은 손끼리 잡아당기세요
- 오른팔의 팔꿈치는 옆구리 안쪽으로 붙이세요
- 가슴을 확장합니다
- 두 다리의 무릎을 위아래로 나란히 겹치세요

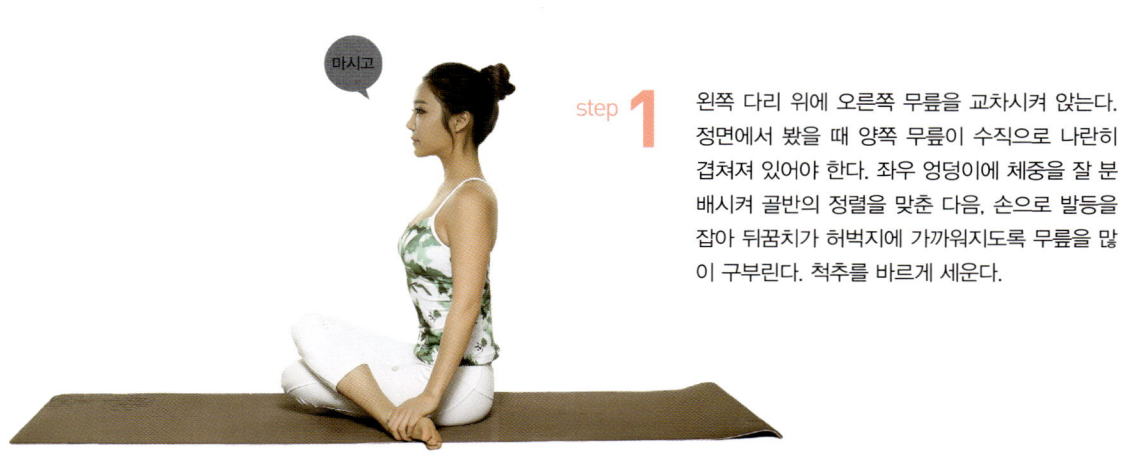

step 1 왼쪽 다리 위에 오른쪽 무릎을 교차시켜 앉는다. 정면에서 봤을 때 양쪽 무릎이 수직으로 나란히 겹쳐져 있어야 한다. 좌우 엉덩이에 체중을 잘 분배시켜 골반의 정렬을 맞춘 다음, 손으로 발등을 잡아 뒤꿈치가 허벅지에 가까워지도록 무릎을 많이 구부린다. 척추를 바르게 세운다.

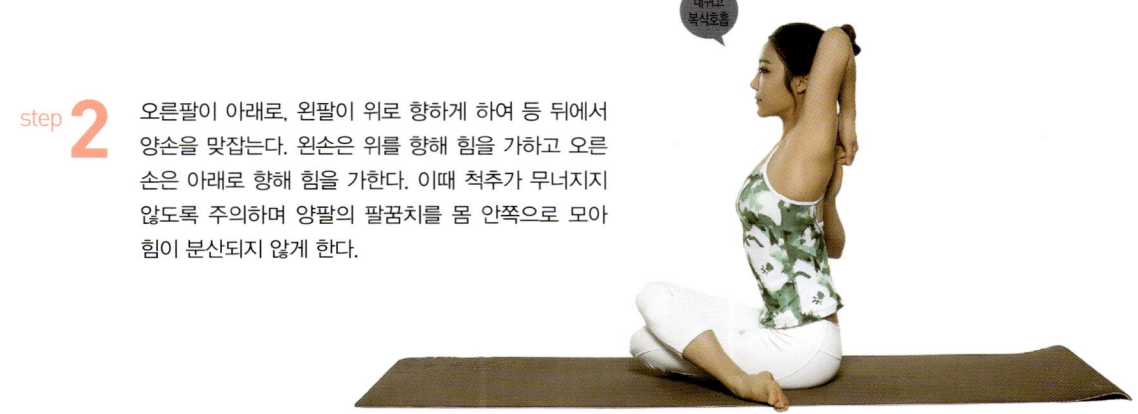

step 2 오른팔이 아래로, 왼팔이 위로 향하게 하여 등 뒤에서 양손을 맞잡는다. 왼손은 위를 향해 힘을 가하고 오른손은 아래로 향해 힘을 가한다. 이때 척추가 무너지지 않도록 주의하며 양팔의 팔꿈치를 몸 안쪽으로 모아 힘이 분산되지 않게 한다.

Coaching TIP

전문가와 함께하는
트레이닝

● 보조자 Tip

왼팔에 스트랩을 걸고 깍지 낀 손으로 실행자의 오른팔 팔꿈치를 잡는다. 실행자의 오른손이 보조자의 왼팔을 잡고 실행자의 왼손은 스트랩을 잡을 수 있게 도와준다. 왼팔의 팔꿈치로 실행자의 오른쪽 견갑골 부위를 밀어내면서 양손에 힘을 가해 실행자의 오른팔을 당긴다. 이때 누르고 당기는 힘의 정도가 비슷해야 한다.

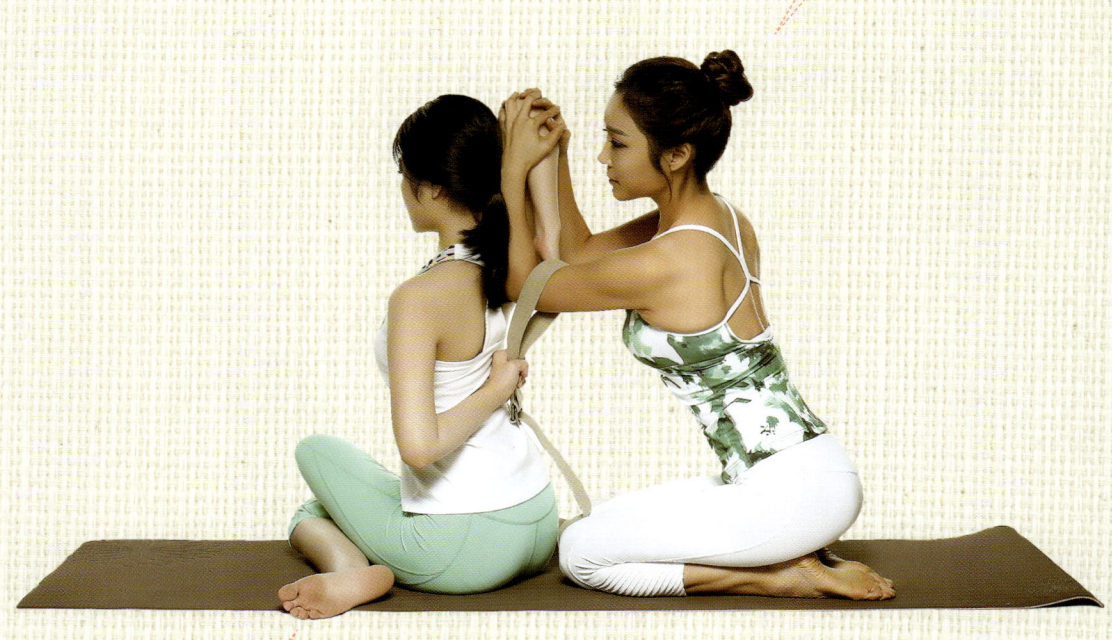

● 실행자 Tip

보조자의 보조에 몸의 정렬이 잘 맞춰진 상태일 것이다. 어깨의 시원함, 또는 고통도 느껴질 것이다. 그 자극을 신호로 받아들이고 귀를 기울여보라. 몸은 거짓말하지 않는다. 규칙적인 호흡을 하면서 어깨의 자극을 달랜다.

Restart TIP

초보자를 위한
셀프 트레이닝

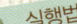
실행법

스트랩이나 수건을 잡고 하면 편하게 할 수 있다. 계속되는 훈련 과정을 통해 스트랩을 잡은 양손이 점점 가까워질 수 있도록 매일매일 노력한다. 만약 골반이 유연하지 못해서 앉은 자세가 불편하다면 편하게 앉아서 실시해도 괜찮다. 대신 등이 굽어지거나 좌우 어깨의 높이가 달라지지 않게 주의한다.

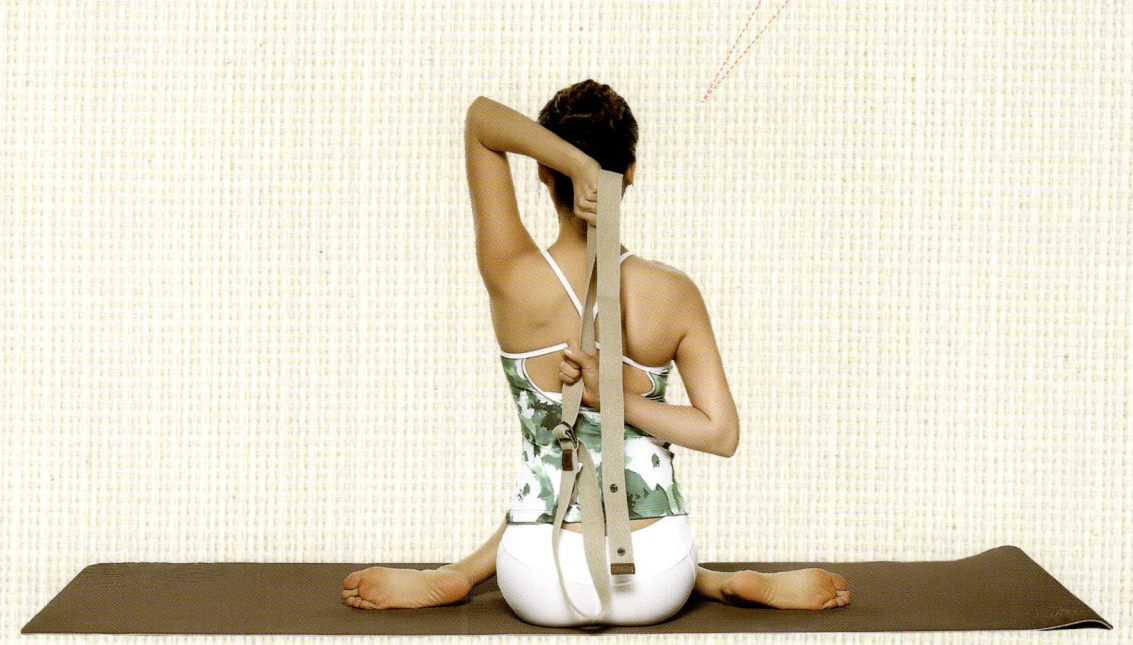

Main 09 뱀 자세

Cobra Pose | 부장가아사나 Bhujangasana

효과 좌골 신경통/등과 가슴의 통증/생리통 완화, 척추의 탄력성과 활력 증가, 허리 디스크 진행단계와 재활단계에 도움, 등과 허리의 군살 제거

유지시간 40초~50초

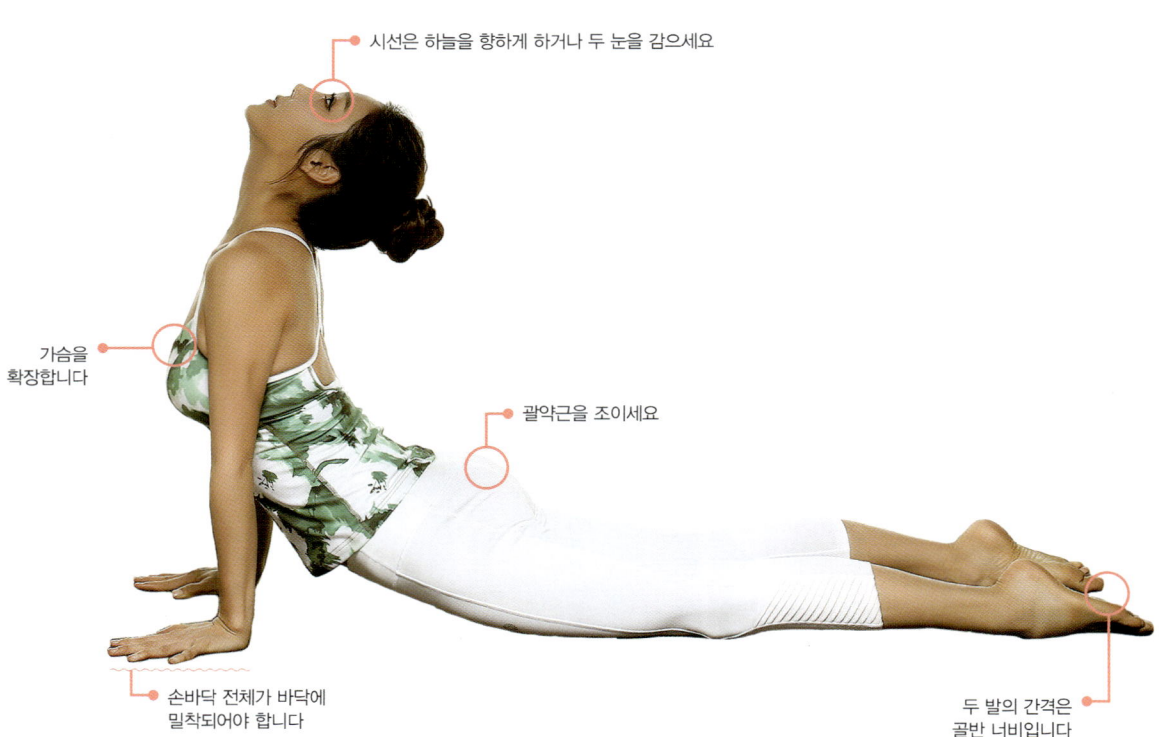

- 시선은 하늘을 향하게 하거나 두 눈을 감으세요
- 가슴을 확장합니다
- 괄약근을 조이세요
- 손바닥 전체가 바닥에 밀착되어야 합니다
- 두 발의 간격은 골반 너비입니다

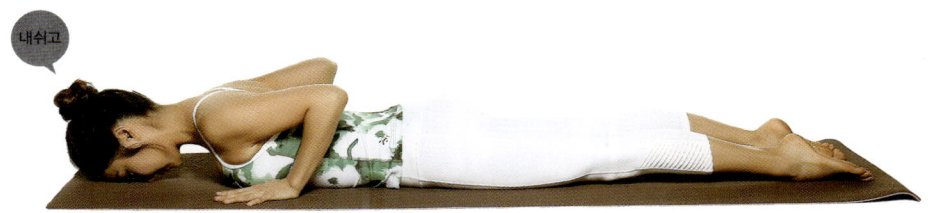

step 1   매트에 배를 대고 바르게 엎드린다. 양손을 가슴 옆 바닥에 짚고 턱을 당겨 이마를 바닥에 댄다. 허리가 유연하지 못하거나 평소 통증이 심한 사람은 다리를 골반 너비만큼 벌리고 다음 단계를 준비한다.

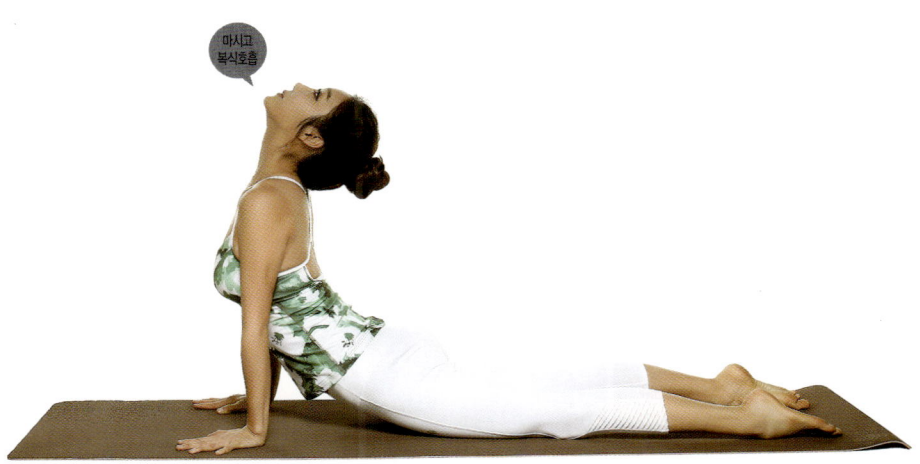

step 2   손바닥이 바닥을 누르는 힘으로 팔을 편다. 고개를 최대한 들어 올려 이마부터 발가락 끝까지 몸 앞부분 전체가 강하게 늘어남을 자각한다. 요추 부위에 통증이 있다면 허리를 누르는 힘보다 늘리는 힘으로 버틴다. 등과 가슴을 활짝 열고 눈을 감은 상태에서 호흡에 집중한다.

Coaching TIP
전문가와 함께하는
트레이닝

● 보조자 Tip

실행자의 팔을 잡고 상체를 일으켜 실행자의 엉덩이 위에 앉는다. 양쪽 무릎은 실행자의 겨드랑이 부위를 받쳐주고 손으로 실행자의 팔을 당겨 어깨를 열어준다. 이 보조는 매우 중요하다. 허리 통증에 대한 두려움 때문에 뱀 자세를 멀리하는 사람들에게 유익한 방법이다.

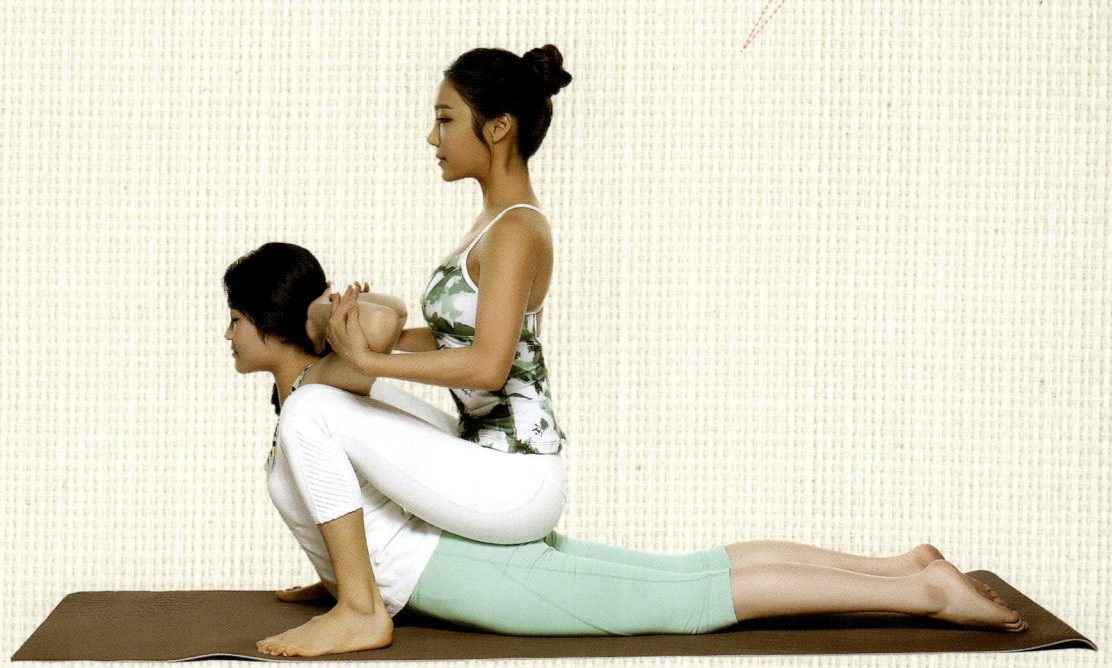

● 실행자 Tip

보조자에게 모든 것을 맡기면 안 된다. 하체를 단단하게 고정시켜 뒤꿈치가 안쪽, 또는 바깥쪽으로 움직이지 않도록 괄약근에 힘을 준다. 자세를 유지하는 동안 깊고 안정된 호흡이 요추 부위를 점점 편안하게 할 것이다.

| Restart TIP | 초보자를 위한
셀프 트레이닝 |
|---|---|

> 🚩 **실행법**
>
> 척추의 유연성과 힘이 부족한 사람은 배 아래 블록이나 베개 등을 대고 하면 심신에 무리 없이 할 수 있다. 후굴력을 필요로 하는 자세를 할 때는 '꺾는다'는 마음보다 '늘린다'는 마음으로 진보해나가야 한다. 일상에서 우리의 두 팔과 두 다리는 앞으로만 움직이기 때문에 전면 근육들이 많이 짧아져 있다. 이 자세는 그 근육들을 늘려줌으로써 밸런스를 맞출 수 있는 자세다.

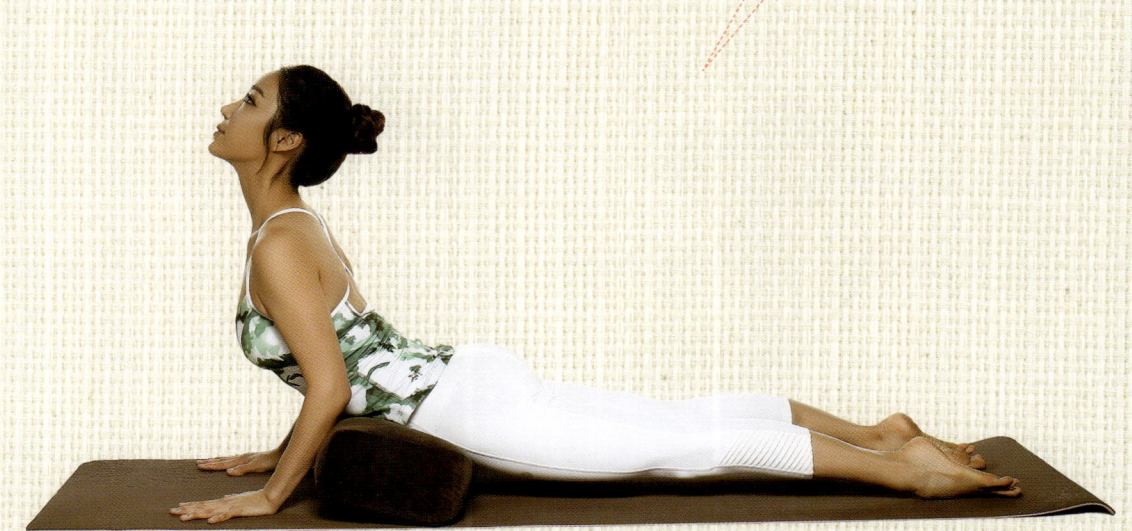

Main 10

활 자세
Bow Pose | 다누라아사나 Dhanurasana

효과 집중력/인내력 향상, 척추 노화 예방, 복부와 허리의 탄력성 증가, 체내 산소 흡수율 증대, 위장/심장 마사지, 굽은 등/내전된 어깨 확장

유지시간 20초~30초

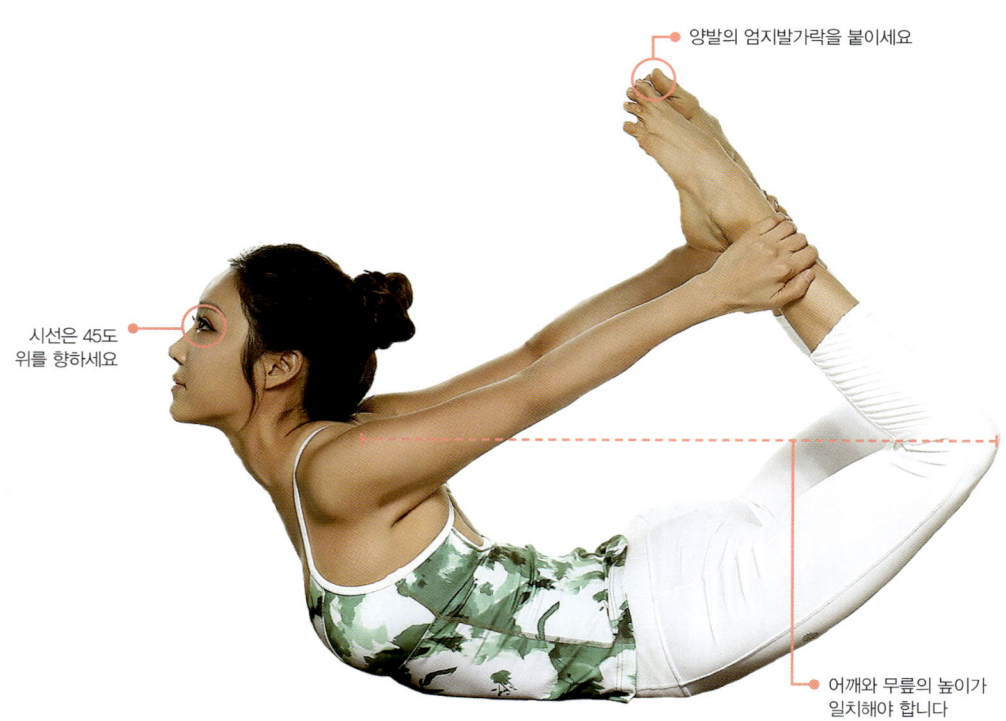

- 양발의 엄지발가락을 붙이세요
- 시선은 45도 위를 향하세요
- 어깨와 무릎의 높이가 일치해야 합니다

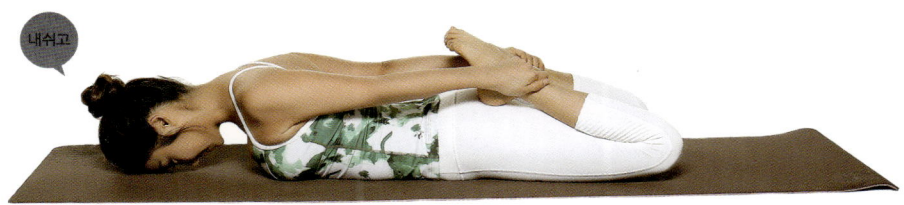

step 1   매트에 배를 대고 바르게 엎드린다. 다리를 골반 너비 만큼 벌린 다음, 양손으로 발목이나 발등을 잡는다. 양발의 엄지발가락을 붙이고 턱을 당겨 이마를 바닥에 댄다. 괄약근을 조이고 다음 단계를 준비한다.

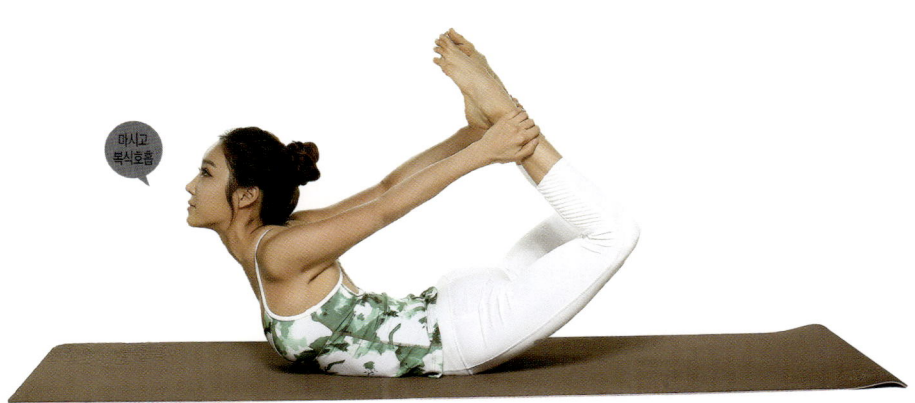

step 2   무릎과 턱을 동시에 들어 올린다. 골반이 펴지지 않은 상태에서 무릎만 뻗어내려고 하면 무릎에 통증이 있을 것이다. 배꼽을 중심으로 상체와 하체가 분리되는 느낌을 가져야만 골반이 확장된다. 어깨의 높이와 무릎의 높이를 동일하게 맞추고 몸이 흔들리지 않게 주의하면서 호흡에 집중한다.

Coaching TIP

전문가와 함께하는
트레이닝

보조자 Tip

실행자의 발바닥 위에 엉덩이를 대고 앉는다. 양손으로 실행자의 손목을 잡고 상체를 일으킨다. 이때 실행자가 보조자의 손목을 잡게 한다. 상체가 뒤로 눕지 않게 척추를 바르게 세워서 보조한다.

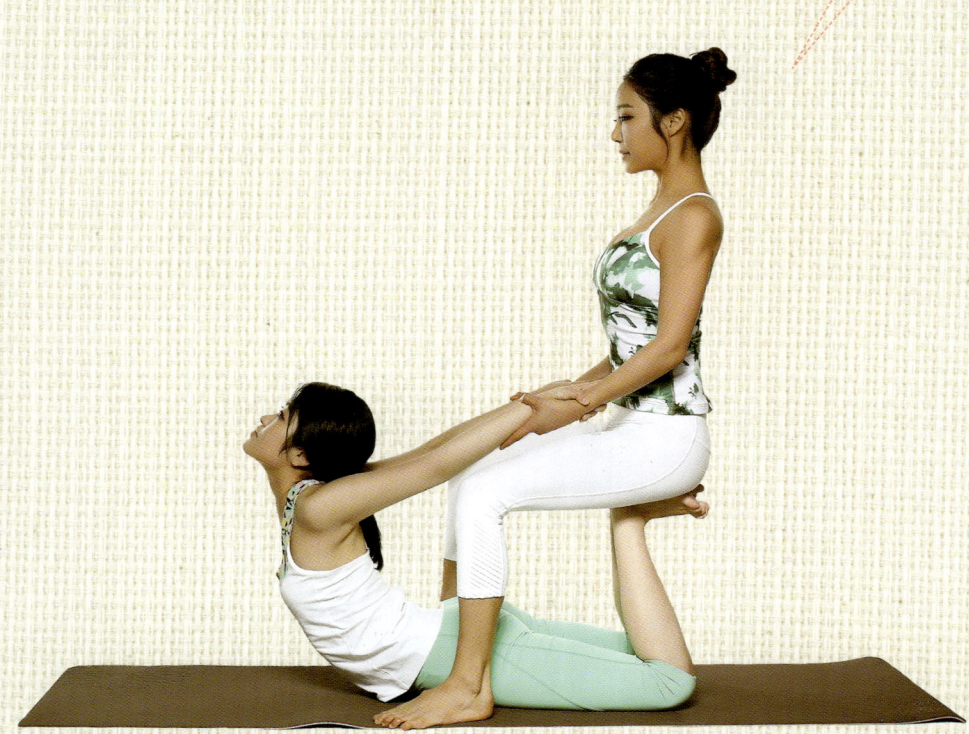

실행자 Tip

발바닥이 보조자의 엉덩이와 안전하게 밀착된 상태를 유지해야 한다. 턱을 들어 시선은 위를 향하고 스스로 상체를 들어 올리려는 노력을 한다. 그러기 위해서는 허리의 근력과 지구력이 필요하다. 에너지가 척추 중심부로 흐르고 있음을 자각하면서 호흡한다.

Restart TIP

초보자를 위한
셀프 트레이닝

🚩 실행법

스트랩이나 수건을 발등에 걸어서 양손으로 적절한 위치를 잡는다. 만약 이 자세가 불안정하다면 발목을 꺾어서 스트랩을 발목에 걸고 실시한다. 다리를 무조건 차올리기만 하면 몸이 오뚝이처럼 아래위로 흔들릴 것이다. 완성 자세로 가는 과정에서는 좌우 어깨와 골반의 밸런스가 갖추어졌는지 체크하면서 조절해나간다. 자세가 완성되면 호흡이 빨라지지 않게 호흡을 조절한다.

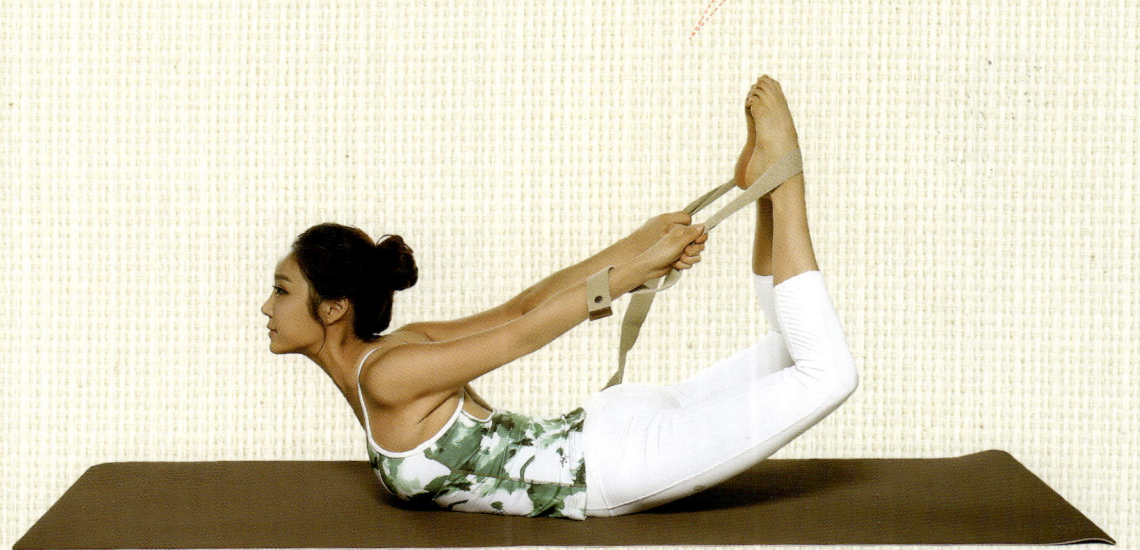

Main 11

메뚜기 자세
Locust Pose | 살라바아사나 Salabhasana

효과 소화력 촉진, 방광/전립선 기능 증진, 척추 강화, 허리 디스크에 도움, 천골/골반 통증 제거, 전신근력 강화
유지시간 20초~30초

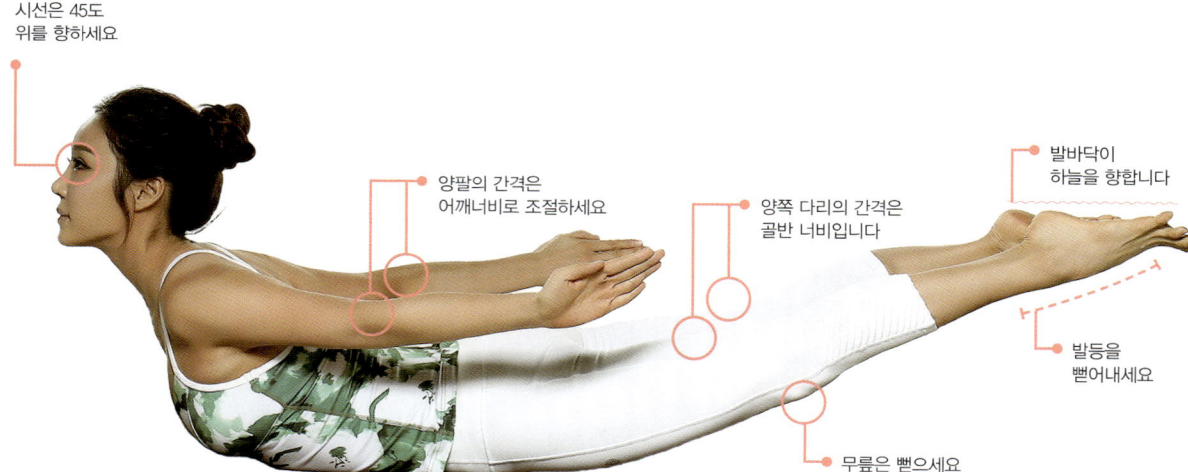

시선은 45도 위를 향하세요

양팔의 간격은 어깨너비로 조절하세요

양쪽 다리의 간격은 골반 너비입니다

발바닥이 하늘을 향합니다

발등을 뻗어내세요

무릎은 뻗으세요

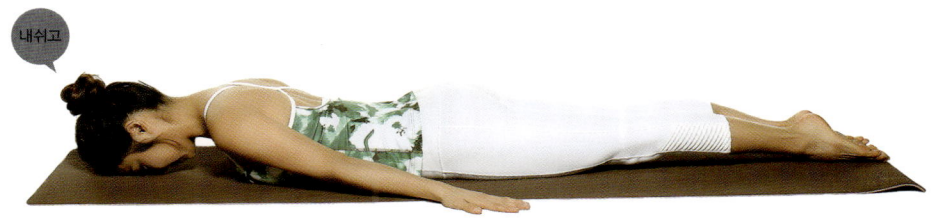

step 1 배를 대고 매트에 바르게 엎드린다. 정수리부터 양발의 엄지발가락 사이 지점까지 일직선이 되었는지 감각으로 체크한다. 턱을 당겨 이마를 바닥에 댄다. 양팔을 뻗어 손바닥으로 바닥을 지그시 누른다.

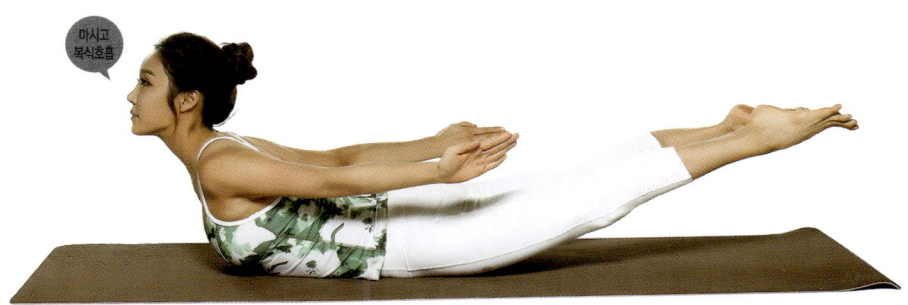

step 2 상체와 하체를 동시에 들어 올린다. 양손은 어깨너비 이상 벌어지지 않게끔 어깨와 팔의 힘으로 그 간격을 조절해야 한다. 손등이 서로 마주보게 하고, 괄약근을 강하게 조여 바닥과 밀착된 부위를 단단하게 고정시킨다. 이때 무릎이 구부러지거나 벌어지지 않도록 주의한다.

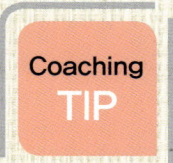

전문가와 함께하는 트레이닝

보조자 Tip
양발을 실행자의 무릎 바깥쪽에 두어 실행자의 다리가 더 이상 벌어지지 못하게 막아준다. 양손을 교차하여 실행자의 손목 윗부분을 잡는다. 실행자의 어깨와 손이 수평상태를 유지할 수 있게끔 도와주면서 상체를 일으켜준다.

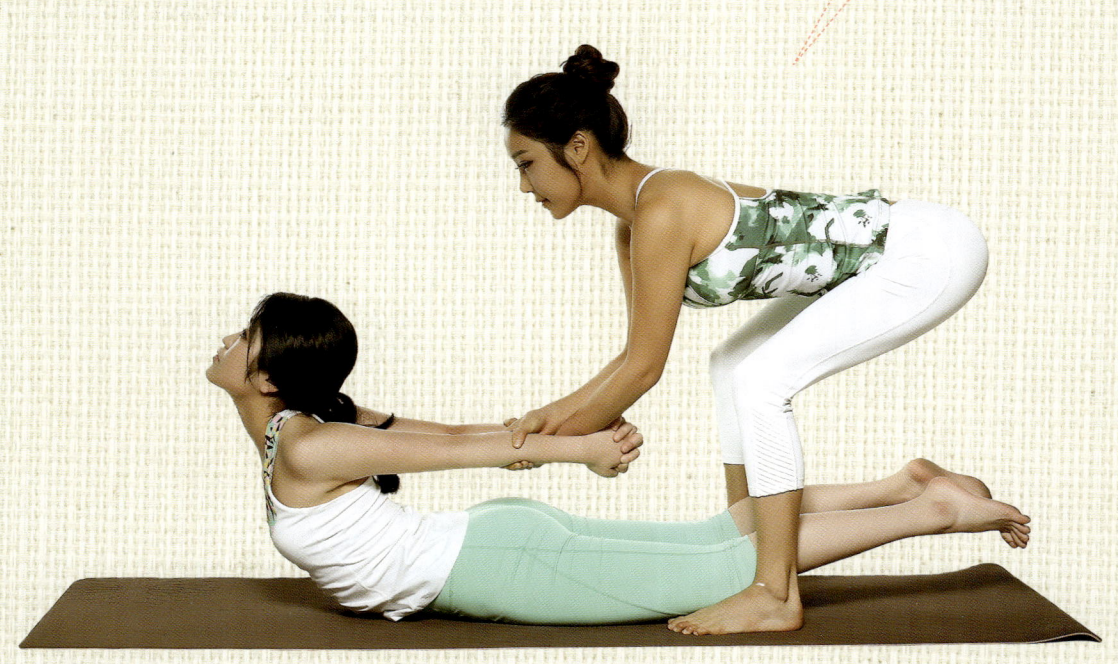

실행자 Tip
보조자가 당겨주는 힘 때문에 하체보다 상체가 더 많이 올라갈 것이다. 스스로의 힘으로 하체를 최대한 위로 차올리는 노력을 한다. 턱을 들어 시선은 위를 향하고 호흡에 집중한다.

Restart TIP

초보자를 위한
셀프 트레이닝

> **실행법**
>
> 스트랩을 무릎 바로 윗부분에 매고 실시한다. 스트랩이 없다면 그냥 실시해도 무관하다. 엉덩이 뒤에서 양손 깍지를 끼고 팔을 최대한 펴낸다. 어깨가 뻣뻣한 사람은 팔이 잘 안 펴질 것이다. 초보자는 자세의 성취를 위해 요가를 해서는 안 된다. 현재의 상태를 관찰하고 자각하는 것을 목적으로 해야만 짧은 시간이라도 의미 있는 시간이 될 것이다.

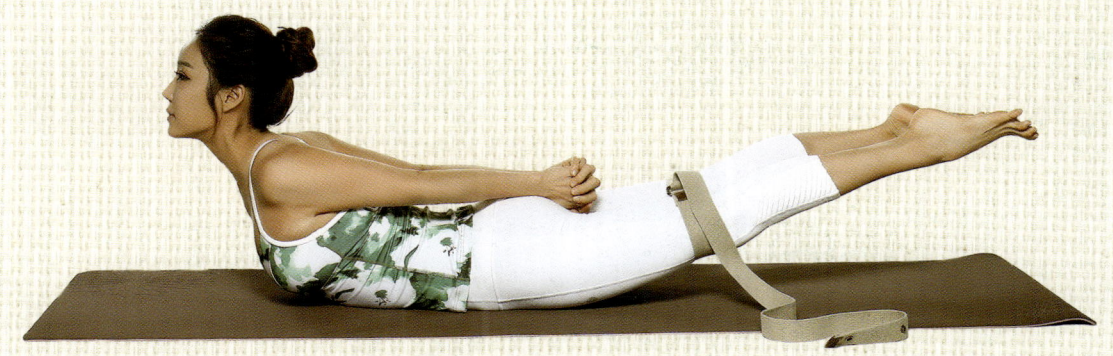

Main 12

바람빼기 자세
Wind Removing Pose | 파바나묵타아사나 Pavanamuktasana

효과 체내가스 배출, 요통/좌골신경통 통증 완화, 골반 유연성 향상 및 교정, 하체의 독소와 피로 제거
유지시간 좌우 각각 30초~40초

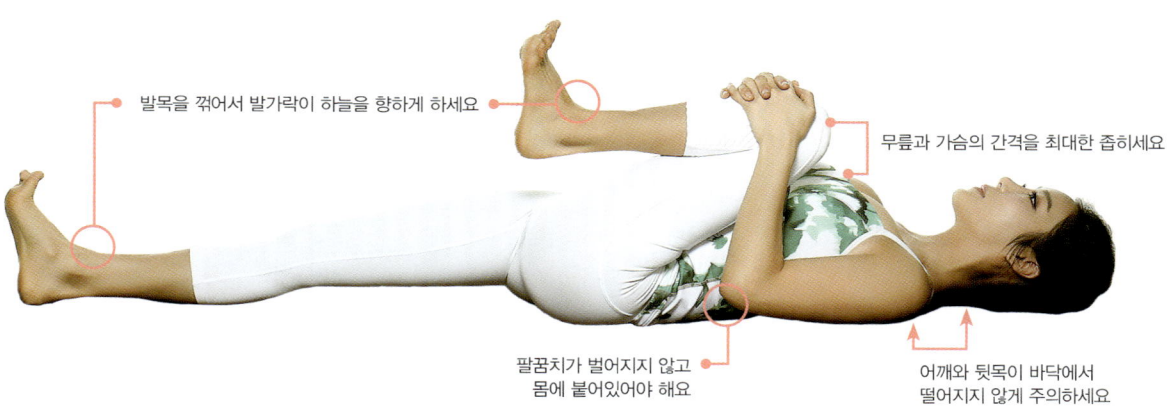

- 발목을 꺾어서 발가락이 하늘을 향하게 하세요
- 무릎과 가슴의 간격을 최대한 좁히세요
- 팔꿈치가 벌어지지 않고 몸에 붙어있어야 해요
- 어깨와 뒷목이 바닥에서 떨어지지 않게 주의하세요

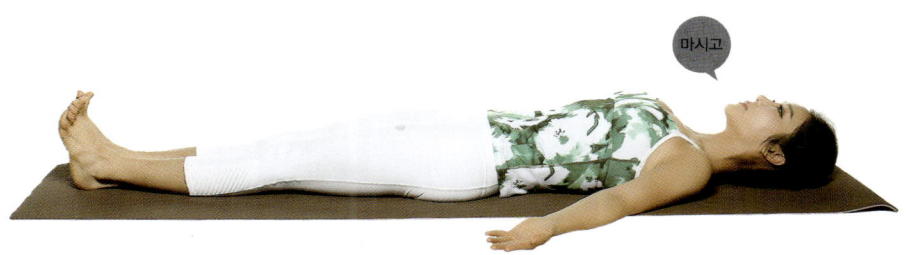

step 1 매트에 등을 대고 바르게 눕는다. 양쪽 다리를 가지런히 모아 발가락이 몸통 방향을 향하게 한다. 정수리부터 양발의 엄지발가락 사이가 수직이 되었는지 눈으로 확인한 뒤, 다시 바른 정렬을 갖춘다.

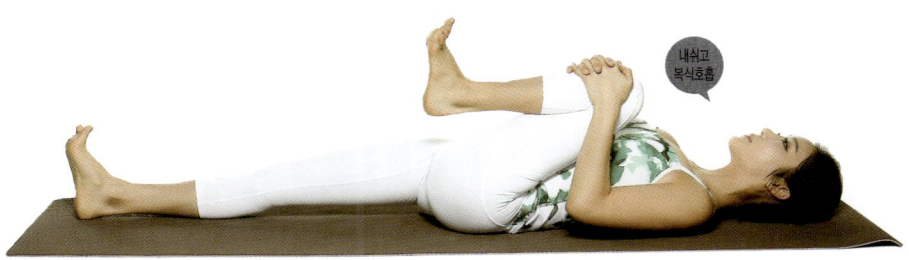

step 2 한쪽 무릎을 구부린 다음, 깍지 끼운 양손으로 무릎 아랫부분을 잡고 가슴을 향해 잡아당긴다. 이때 턱이 들리거나 펴진 다리의 무릎이 구부러지지 않도록 주의한다. 내쉬는 숨에 무릎을 조금씩 더 잡아당기면서 호흡에 집중한다.

| Coaching TIP | 전문가와 함께하는
트레이닝 |

● 보조자 Tip

실행자의 구부린 다리 쪽 발바닥을 보조자의 배 위에 댄다. 그 다음, 실행자의 무게중심이 한쪽으로 쏠리지 않게 하기 위해 보조자의 발과 다리로 막아주어 실행자의 골반 위치를 고정시킨다. 한 손은 구부린 다리의 무릎을 누르고 한 손은 펴진 다리의 무릎을 누른다.

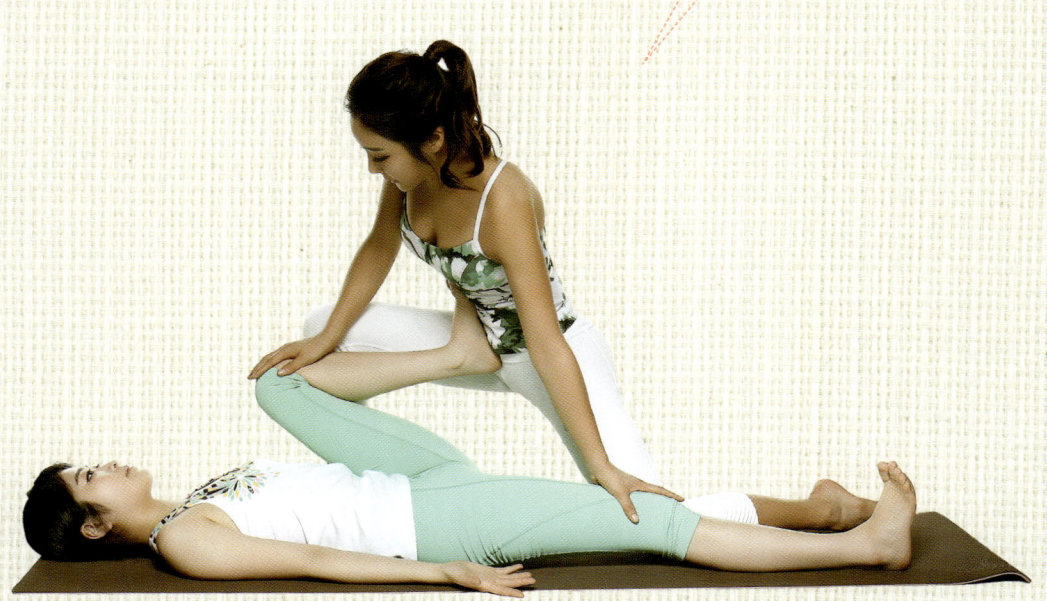

● 실행자 Tip

턱이 올라가지 않도록 목과 어깨의 긴장과 경직을 없앤다. 펴진 다리의 발가락은 하늘을 향하게 하여 발바닥으로 벽을 밀어낸다는 느낌을 가져야 한다. 골반의 이완에 의식을 가져가 호흡과 의식이 결합되게 한다.

Restart TIP

초보자를 위한
셀프 트레이닝

> **실행법**
>
> 골반이 유연하지 못하거나 무릎관절이 약한 사람은 허벅지 뒤를 잡고 실시하면 무리 없이 할 수 있다. 관절의 가동범위는 천천히 늘려 나가도록 하고 호흡에 더 집중한다. 깊고 안정된 호흡이 근육세포의 활성화를 돕기 때문에 호흡이 자세를 리드한다고 생각하는 것이 중요하다. 등이 말리고 턱이 들리지 않도록 주의하자.

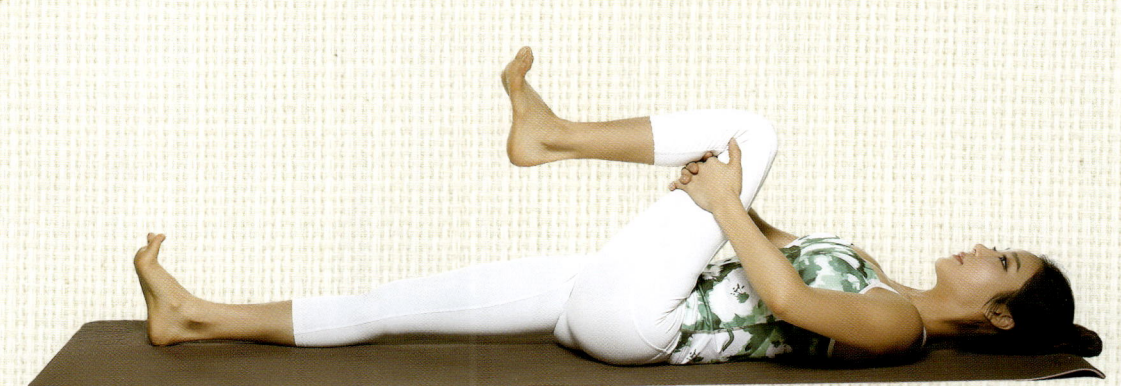

Main 13

쟁기 자세
Plough Pose | 할라아사나 Halasana

효과 뇌하수체 호르몬 조절, 등과 어깨의 담 예방/결림 해소, 위장 내 가스 제거, 고혈압 치료, 목/어깨/허리 유연성 향상

유지시간 35초~45초

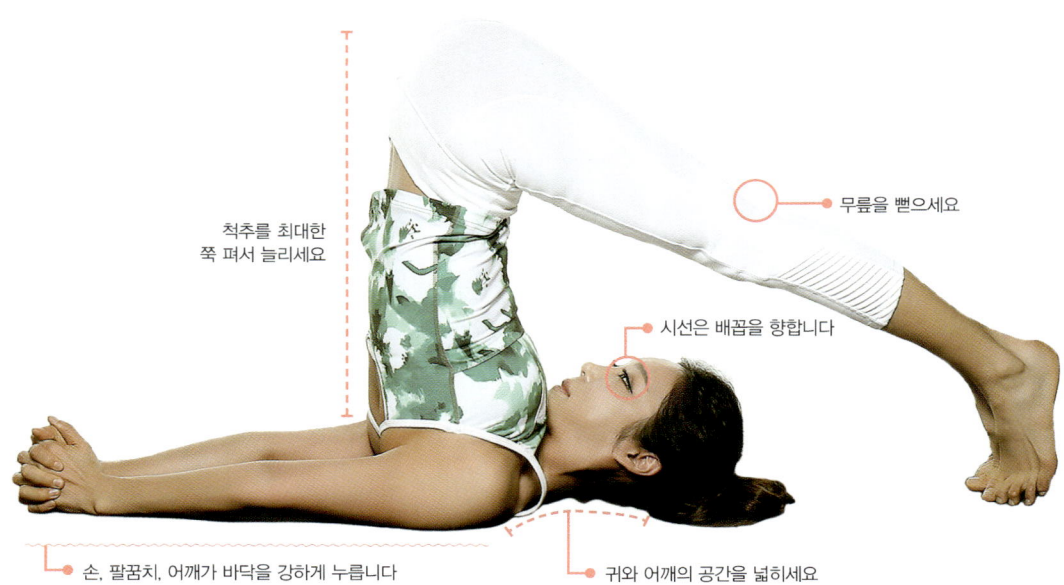

- 척추를 최대한 쭉 펴서 늘리세요
- 무릎을 펴세요
- 시선은 배꼽을 향합니다
- 손, 팔꿈치, 어깨가 바닥을 강하게 누릅니다
- 귀와 어깨의 공간을 넓히세요

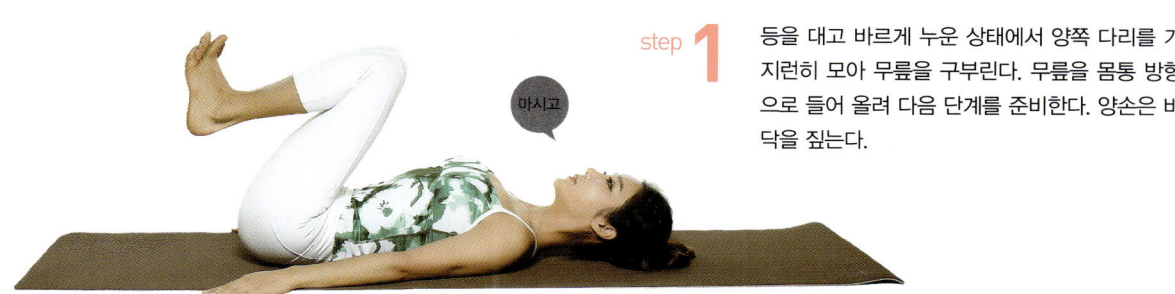

step 1 등을 대고 바르게 누운 상태에서 양쪽 다리를 가지런히 모아 무릎을 구부린다. 무릎을 몸통 방향으로 들어 올려 다음 단계를 준비한다. 양손은 바닥을 짚는다.

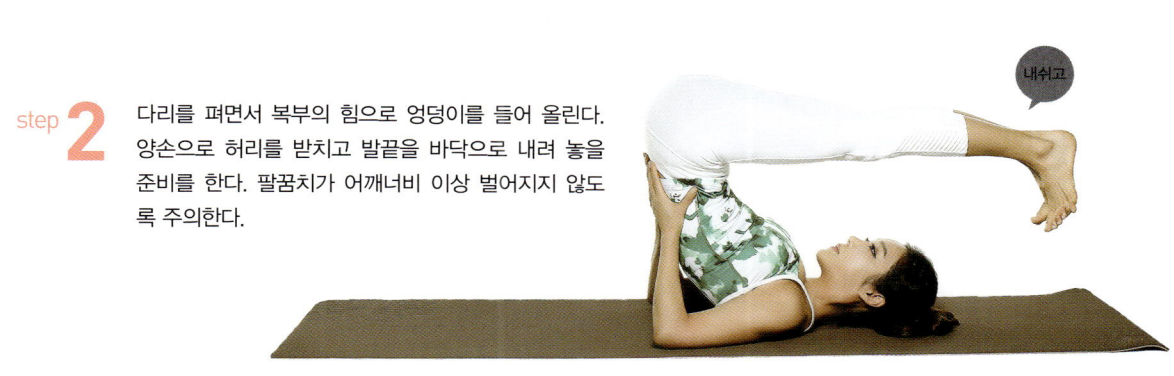

step 2 다리를 펴면서 복부의 힘으로 엉덩이를 들어 올린다. 양손으로 허리를 받치고 발끝을 바닥으로 내려 놓을 준비를 한다. 팔꿈치가 어깨너비 이상 벌어지지 않도록 주의한다.

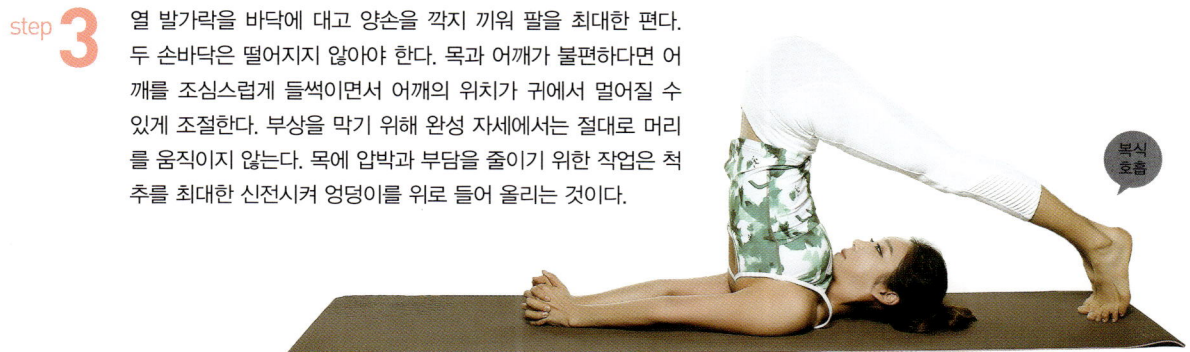

step 3 열 발가락을 바닥에 대고 양손을 깍지 끼워 팔을 최대한 편다. 두 손바닥은 떨어지지 않아야 한다. 목과 어깨가 불편하다면 어깨를 조심스럽게 들썩이면서 어깨의 위치가 귀에서 멀어질 수 있게 조절한다. 부상을 막기 위해 완성 자세에서는 절대로 머리를 움직이지 않는다. 목에 압박과 부담을 줄이기 위한 작업은 척추를 최대한 신전시켜 엉덩이를 위로 들어 올리는 것이다.

| Coaching TIP | 전문가와 함께하는 **트레이닝** |

● 보조자 Tip

이 자세는 완성된 자세의 보조가 아니다. 대부분의 사람들이 이 자세를 두려워 하기 때문에 그런 사람을 안전하게 이끄는 방법이자 실행자의 두려움을 떨쳐 버리기 위한 단계다. 실행자의 팔에 스트랩을 매고 실시하면 어깨와 팔이 조금 더 안전한 지지대가 된다. 보조자의 양쪽 다리로 실행자의 발을 조여 몸통을 고정시켜 준 다음, 골반을 잡아 위로 살짝 들어준다.

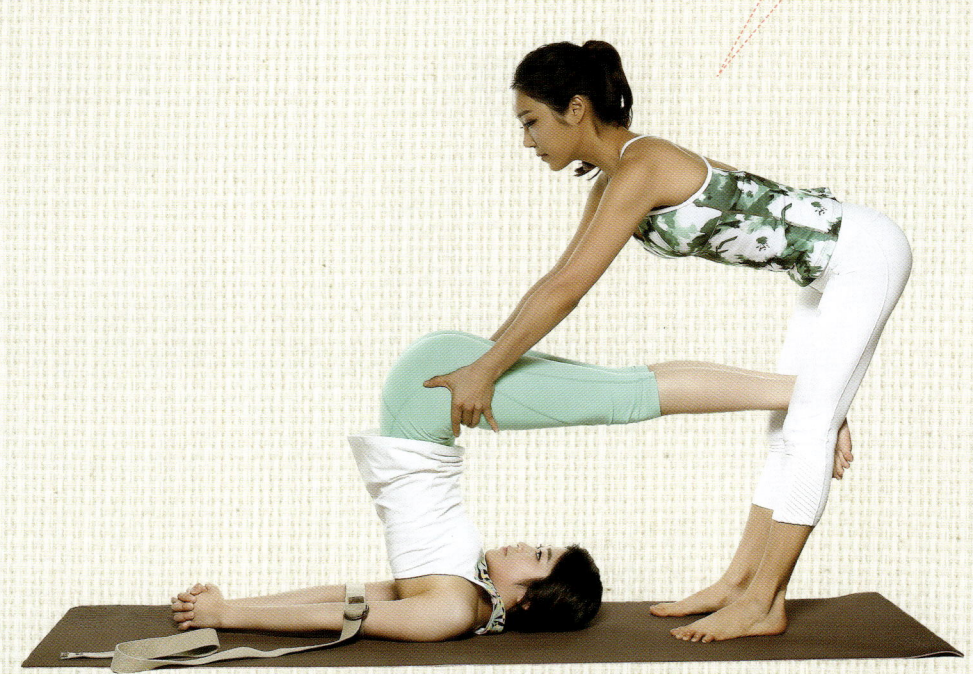

● 실행자 Tip

어깨, 팔, 손으로 바닥을 강하게 누른다. 시선은 배꼽을 향하고 호흡을 조절하면서 몸과 마음을 견고하게 만든다. 이 자세를 반복적으로 훈련하면, 점차적으로 발끝을 바닥으로 낮추면서 자연스럽게 완성 자세가 이루어질 것이다.

Restart TIP 초보자를 위한
셀프 트레이닝

> 🏷 **실행법**
> 팔꿈치에 스트랩을 매고 양손으로 허리를 받친다. 블록은 자세를 실시하는 첫 준비단계부터 미리 위치를 조절하여 세팅해야 한다. 팔꿈치가 바닥에서 떨어지지 않도록 손의 위치를 잘 조절하고 호흡에 집중한다.

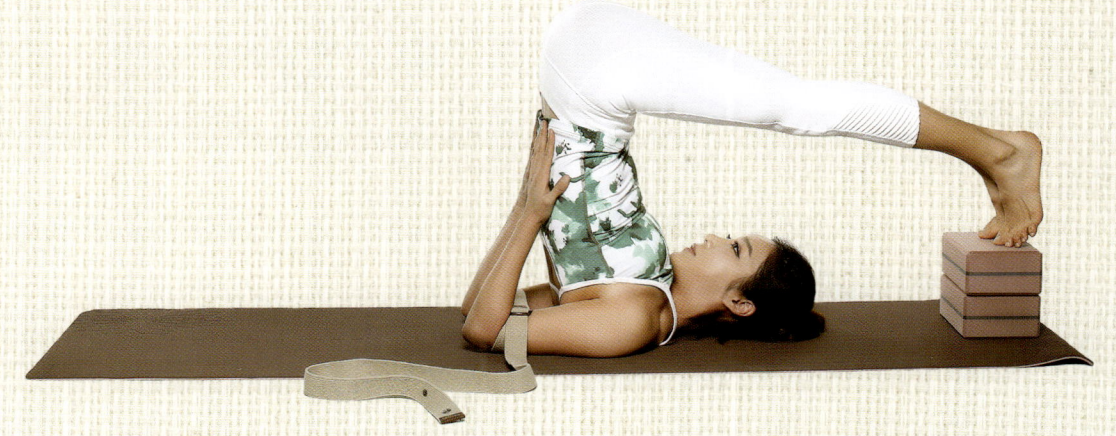

Main 14

쉬운 물고기 자세

Easy Fish Pose | 수카 마츠야아사나 Sukha Matsyasana

효과 폐와 심장 단련, 기관지 염증과 질환 치료, 갑상선 호르몬 조절, 우울증/치매 예방, 목 긴장 완화, 두통/감기 예방
유지시간 30초~40초

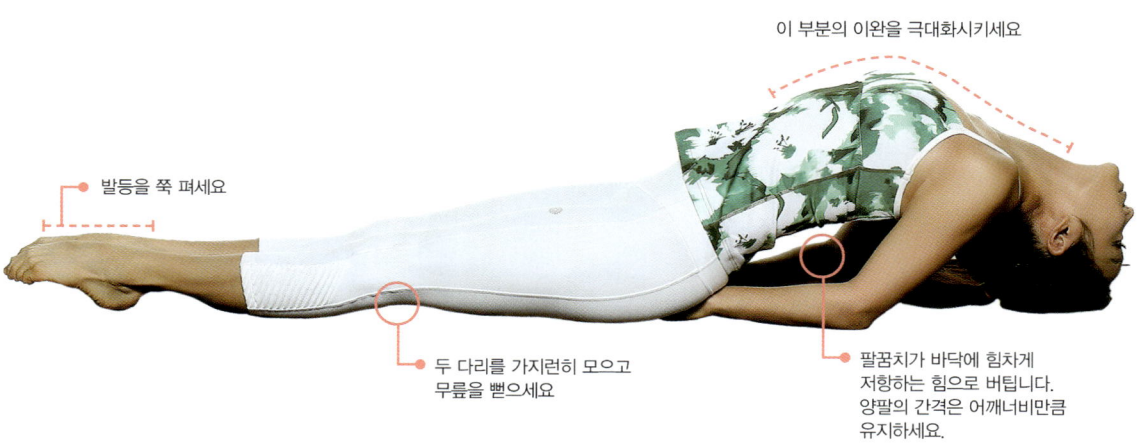

이 부분의 이완을 극대화시키세요

발등을 쭉 펴세요

두 다리를 가지런히 모으고 무릎을 뻗으세요

팔꿈치가 바닥에 힘차게 저항하는 힘으로 버팁니다. 양팔의 간격은 어깨너비만큼 유지하세요.

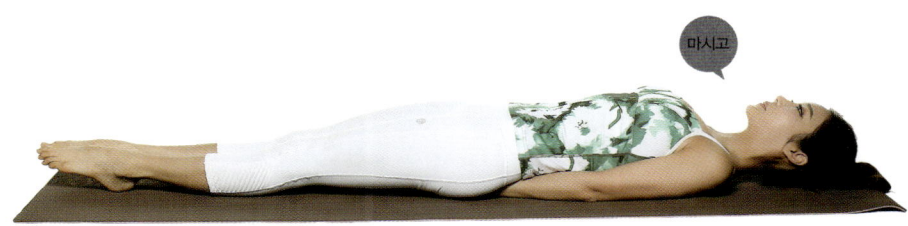

step 1   다리를 가지런히 모아 바르게 누운 상태에서 엉덩이 아래 양손을 끼워 넣는다. 가능하면 팔을 뻗고 양손의 엄지손가락끼리 붙인다.

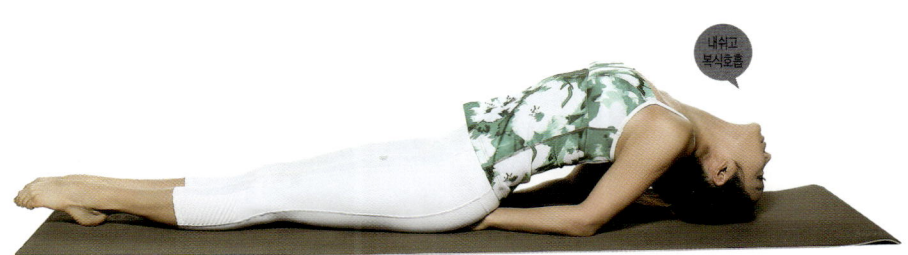

step 2   팔꿈치가 바닥을 누르는 힘으로 가슴을 높이 들어 올린다. 동시에 머리를 최대한 뒤로 젖혀 정수리를 바닥에 댄다. 팔꿈치가 벌어지지 않도록 주의하면서 폐에 신선한 공기를 가득 채워 온몸으로 흡수시킨다. 기관지 통로가 확장된 상태에서 호흡을 하게 되면 기관지를 청소하는 효과를 갖는다.

Coaching TIP
전문가와 함께하는
트레이닝

● 보조자 Tip

실행자의 등을 잡고 실행자의 가슴이 높이 올라갈 수 있도록 도와준다. 이때 너무 위로만 들어 올리면 실행자의 머리가 바닥에서 떨어질 것이다. 자세를 낮추어 당겨주는 힘과 들어 올리는 힘이 하나의 힘으로 작용될 수 있게 보조한다. 스트랩을 이용해서 아래 사진과 같이 응용해도 좋다.

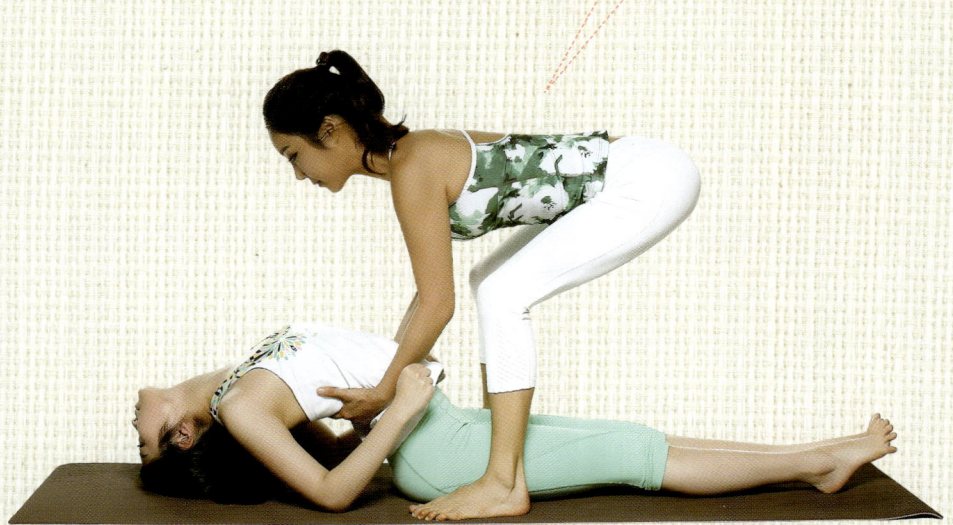

● 실행자 Tip

이 자세에서는 머리에 체중이 실리면 목이 불편하고 아프다. 머리에 가해지는 중력을 팔꿈치가 바닥을 밀어내는 힘으로 저항한다. 그럼 가슴이 활짝 열릴 것이다. 가슴이 펼쳐진 상태에서 호흡을 하면 육체의 긴장도 마음의 답답함도 점점 사라지게 된다.

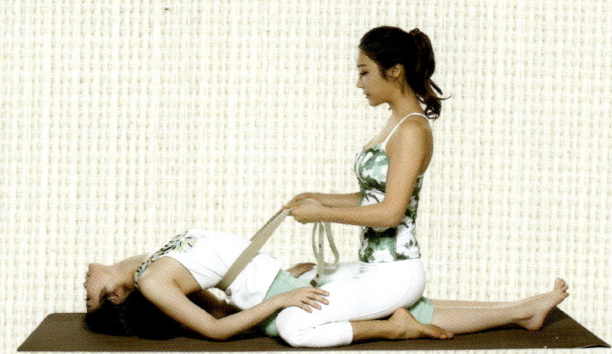

Restart TIP

초보자를 위한 셀프 트레이닝

🏷 **실행법**

이 자세는 앉아서 시작한다. 눕기 전에 미리 블록의 위치를 조절해서 적당한 위치에 놓는다. 블록의 위치는 누웠을 때 등 아래 있어야 한다. 블록이 없다면 두꺼운 쿠션이나 베개 2개를 겹쳐서 사용해도 좋다. 바닥에 손을 짚고 조심스레 누워 상체의 힘을 완전히 뺀다. 특히 머리와 어깨에 긴장이 조금도 남아있지 않도록 한다. 손등이 바닥을 향하게 하고 편안하게 호흡한다.

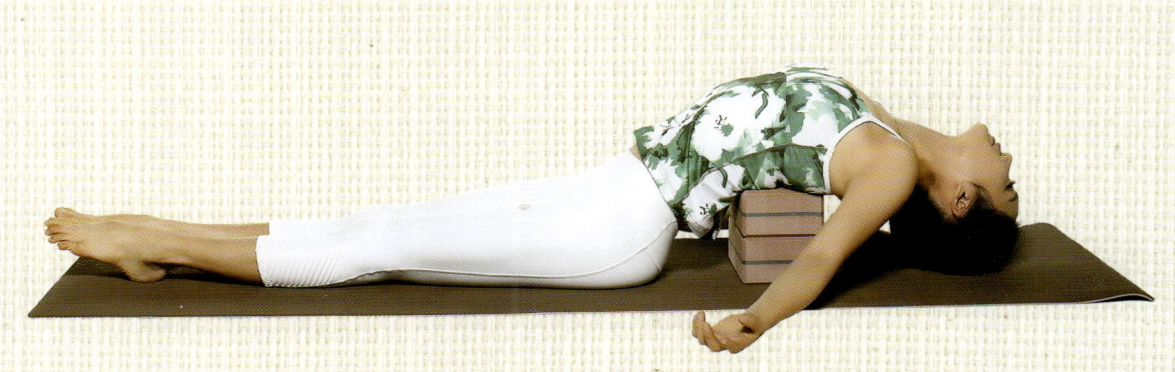

시체 자세(변형)

Main 15

Corpse Pose(variation) | 사바아사나 Savasana

유지시간 5분~10분

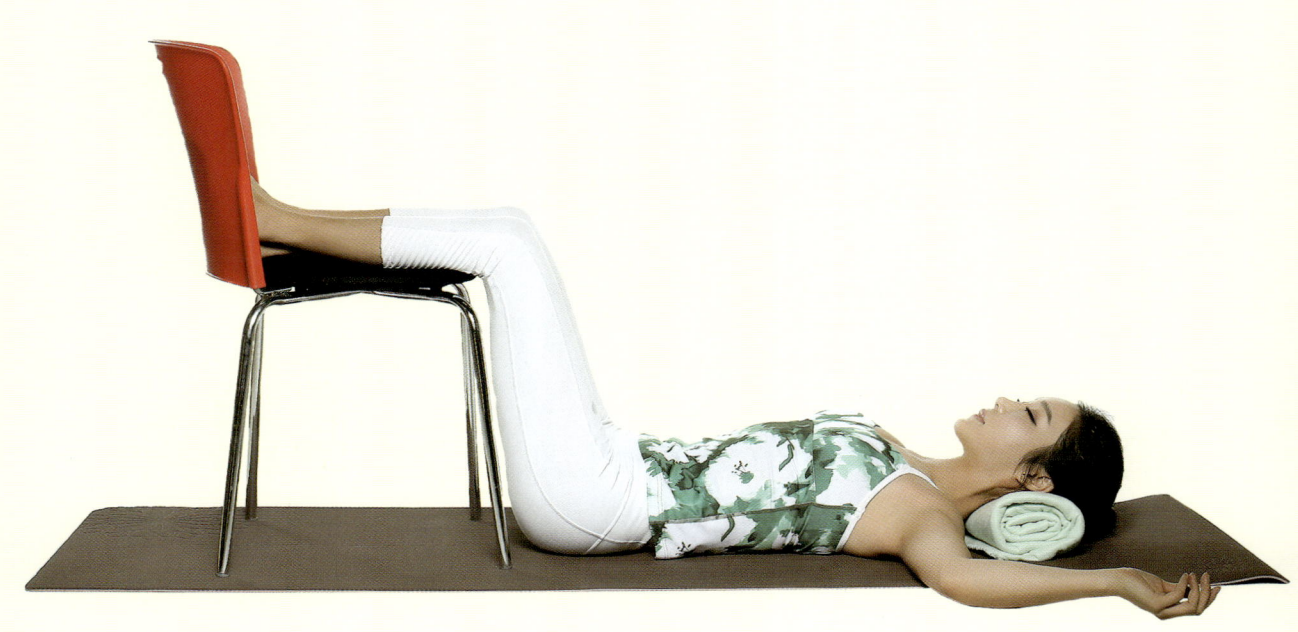

서 있거나 앉아있는 시간이 많은 인간은 구조적으로 심신의 피로가 많다. 이 자세는 우리가 항상 서 있는 구조와 반대로 행함으로써 심장의 활동을 용이하게 하고 서 있을 때 쉬지 않고 작용하는 근육의 피로를 완화시킨다. 또한 모든 요가 수련의 마지막 단계는 반드시 깊은 이완(시체 자세, 시체 자세 변형)으로 연결되어야 한다. 수련 과정에서 느낀 감각과 감정들이 이 자세를 취할 때 내면으로 흡수되고 퍼져나가 새로운 형태의 에너지를 창조하기 때문이다. 모든 이완 자세의 1단계는 심신의 긴장을 버리고 호흡에 집중하는 것이다. 2단계는 외부의 감각으로부터 내부의 감각이 깨어나도록 고요한 의식 속에 편안하게 머무르는 것이다. 3단계는 균형과 조화의 새로운 감각을 내면 깊은 곳에서 일깨우는 것이다.

실행방법

의자가 없다면 기본 시체 자세를 실시해도 비슷한 효과를 얻을 수 있다.

① 누운 자세에서 몸이 가장 편안한 상태를 만든다.
② 목이 불편하면 수건이나 베개를 이용해서 목 아래에 받친다. 이때, 너무 높지 않게 받쳐야 한다. 그 외 불편한 부위가 있다면 바닥에서 살짝 들어 올렸다가 다시 바닥에 놓도록 한다.
③ 손등은 바닥을 향하게 하고, 몸 전체에 체중이 골고루 실렸는지 감각으로 체크한다.
④ 눈을 감은 뒤 안정되고 편안한 호흡을 하면서 내 몸의 모든 긴장이 사라지게 한다.
⑤ 고요함 속에서 에너지의 순환을 감지하고 내부의 모든 갈등으로부터 자유로워짐을 자각한다.

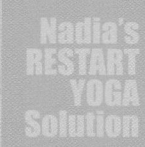

Part 3

Level II

강하고 활기찬
파워 요가 레슨

프로그램 소요시간 **40분~50분**

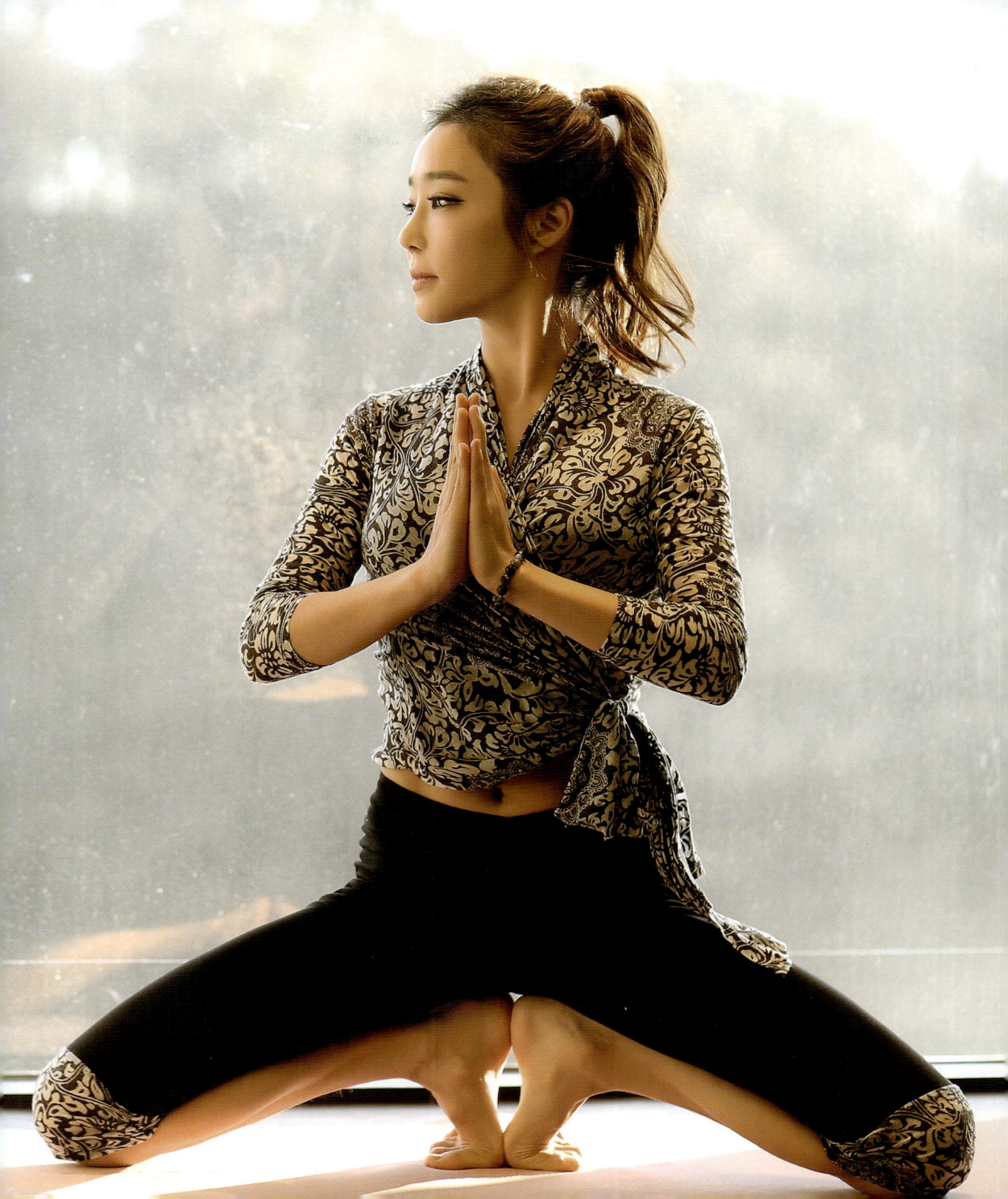

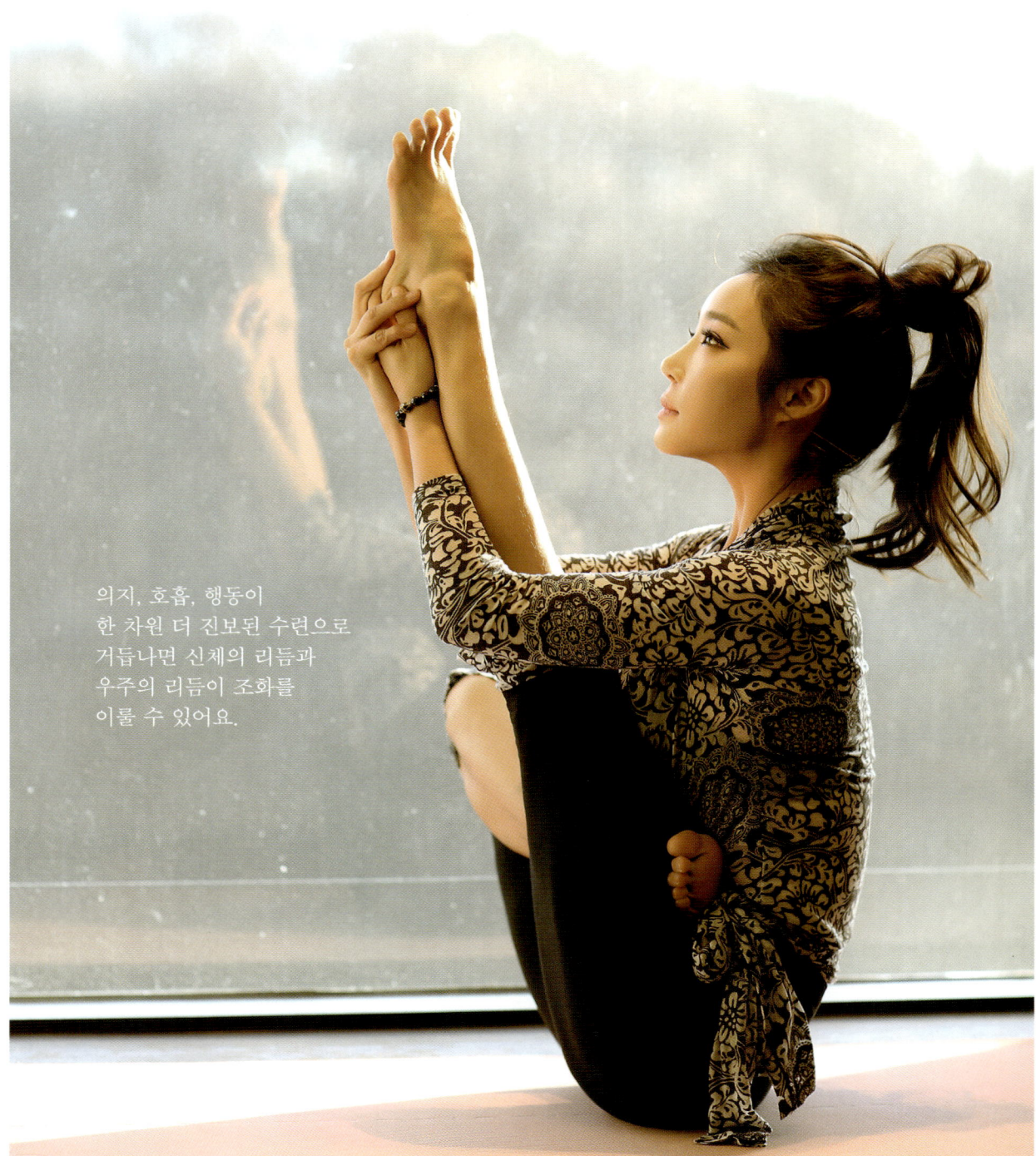

의지, 호흡, 행동이
한 차원 더 진보된 수련으로
거듭나면 신체의 리듬과
우주의 리듬이 조화를
이룰 수 있어요.

빈야사의 초석,
'태양 경배 Surya Namaskara'란?

태양 경배 자세는 요가 아사나의 초석이자 빈야사Vinyasa의 기본이 된다. 태양 경배 자세는 'Surya Namaskara, 수리야 나마스카라'라고 부르는데, 산스크리트어로 'Surya'는 '태양', 'Namaskara'는 '경배하다'라는 뜻이다.

고대부터 전해져 내려온 태양 경배 자세는 일출 시 신성하고 거룩한 태양빛을 향해 경건하고 숙연한 자세로 태양신을 숭배하는 의식이었으나, 현대에 와서는 해가 뜰 때와 상관없이 육체의 활기참, 마음의 고요함, 호흡의 안정됨을 만들기 위한 수련 체계로 발달되었다.

태양 경배 자세를 할 때는 되도록 햇살이 비치는 곳을 향하여 실행하도록 한다. 만약 환경이나 여건이 어렵다면 태양 에너지를 받아들인다는 상상을 하면서 실시한다.

연속되는 자세들은 인간의 골격구조상 불균형을 일으키는 주범과 좋지 않은 습관 때문에 발생된 골격의 변위를 교정하도록 구성되었다. 매우 짧은 시간에 단순한 동작들을 실행하면서도 전신 운동, 심폐 운동, 소화 운동의 3가지 큰 효과를 볼 수 있는 장점을 가진 체계이다. 평소 시간이 없는 사람들이라면 태양 경배 자세를 반복적으로 실천하는 것만으로도 요가의 효과를 충분히 누릴 수 있다.

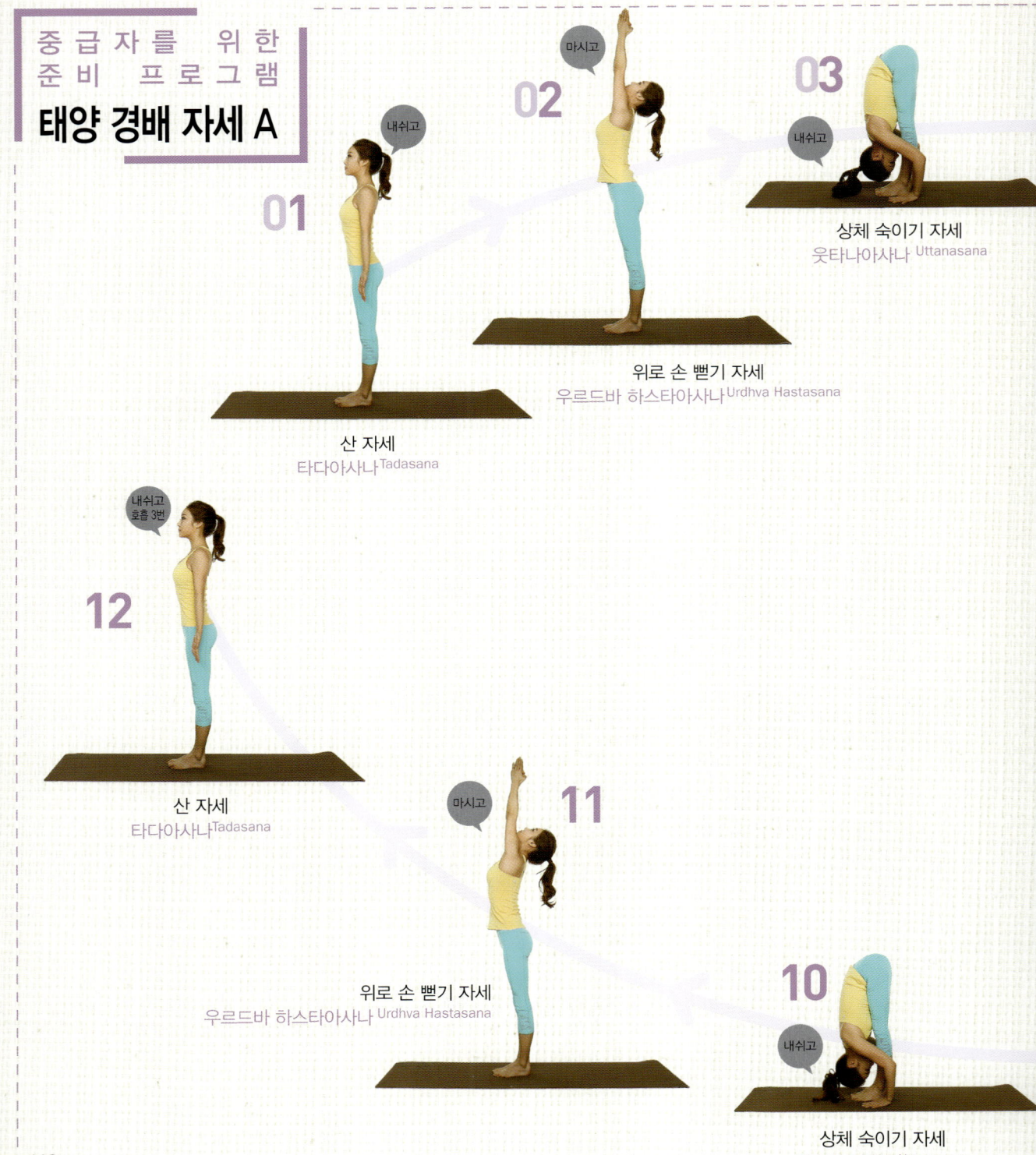

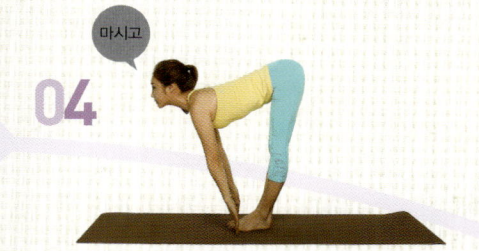

04 마시고

반 상체 숙이기 자세
아르다 웃타나아사나 Ardha Uttanasana

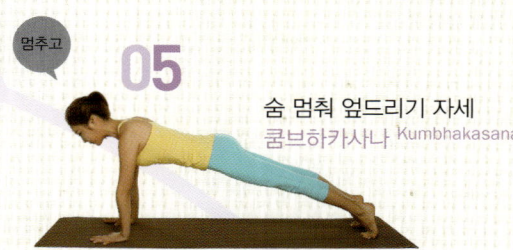

05 멈추고

숨 멈춰 엎드리기 자세
쿰브하카사나 Kumbhakasana

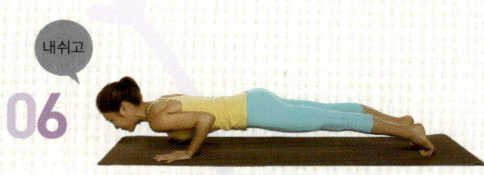

06 내쉬고

팔 굽혀 엎드리기 자세
차투랑가 단다아사나 Chaturanga Dandasana

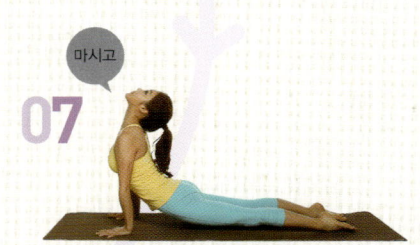

07 마시고

위로 향한 견 자세
우르드바 무카 스바나아사나 Urdhva Mukha Svanasana

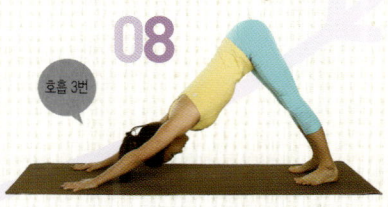

08 호흡 3번

아래로 향한 견 자세
아도무카 스바나아사나 Adhomukha Svanasana

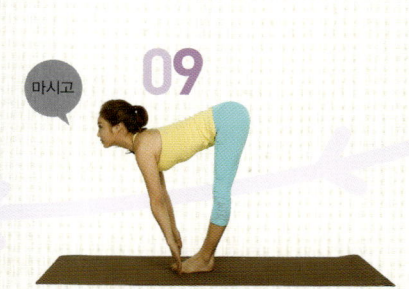

09 마시고

반 상체 숙이기 자세
아르다 웃타나아사나 Ardha Uttanasana

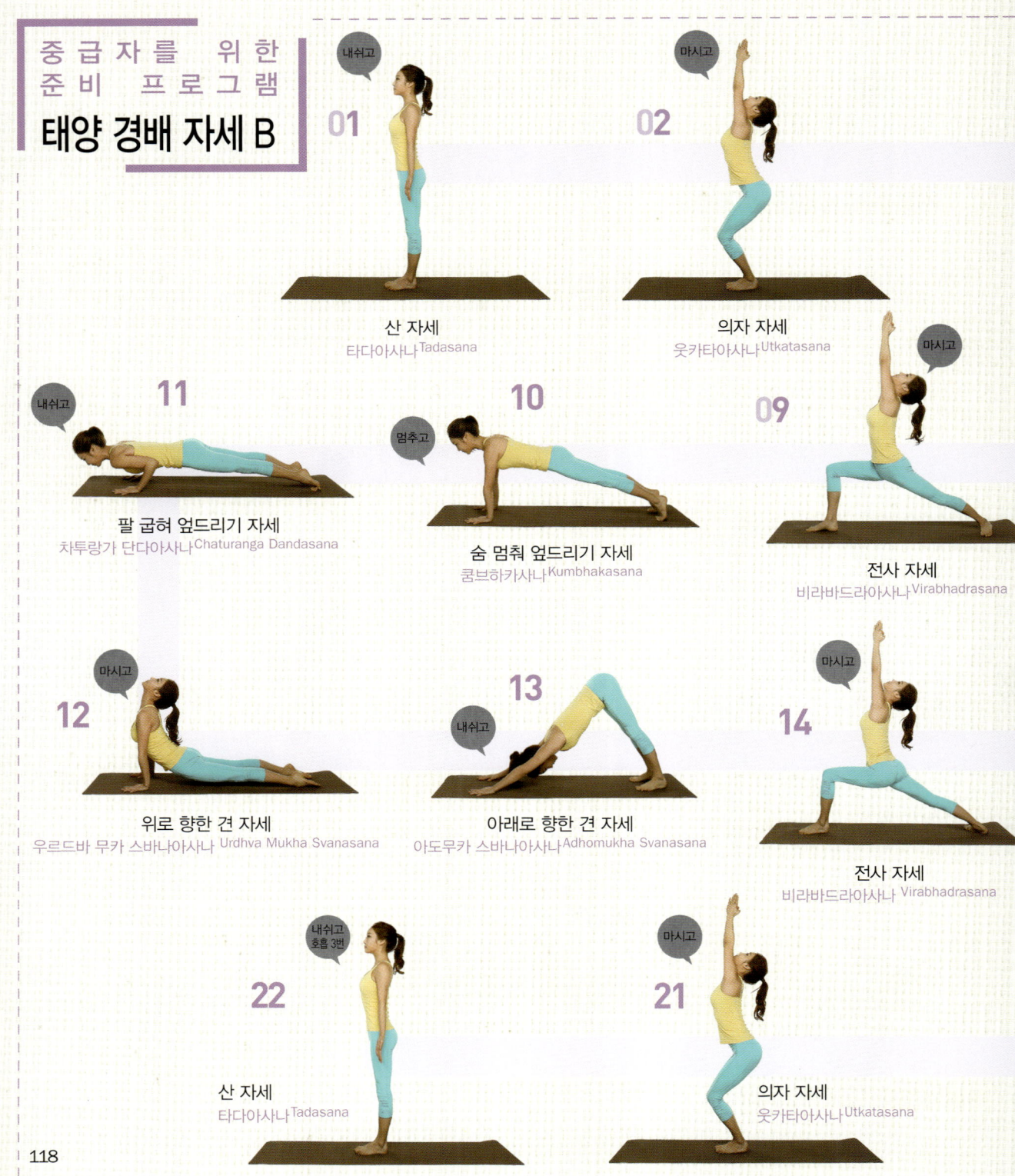

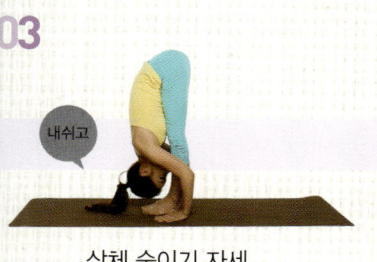

03 내쉬고

상체 숙이기 자세
웃타나아사나 Uttanasana

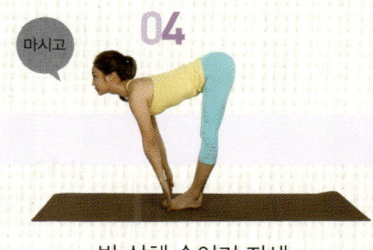

04 마시고

반 상체 숙이기 자세
아르다 웃타나아사나 Ardha Uttanasana

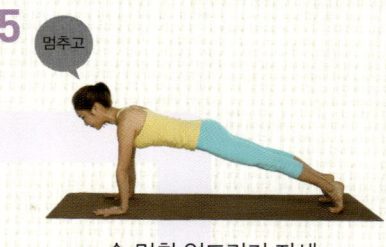

05 멈추고

숨 멈춰 엎드리기 자세
쿰브하카사나 Kumbhakasana

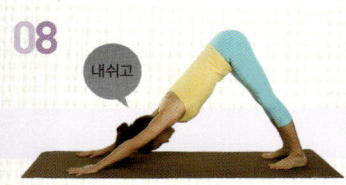

08 내쉬고

아래로 향한 견 자세
아도무카 스바나아사나 Adhomukha Svanasana

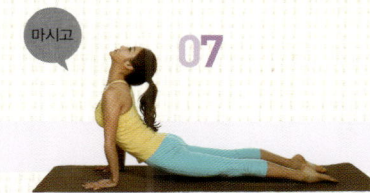

07 마시고

위로 향한 견 자세
우르드바 무카 스바나아사나 Urdhva Mukha Svanasana

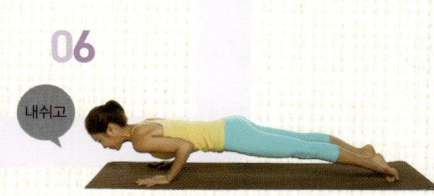

06 내쉬고

팔 굽혀 엎드리기 자세
차투랑가 단다아사나 Chaturanga Dandasana

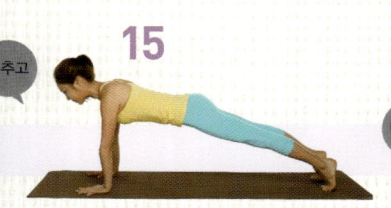

15 추고

숨 멈춰 엎드리기 자세
쿰브하카사나 Kumbhakasana

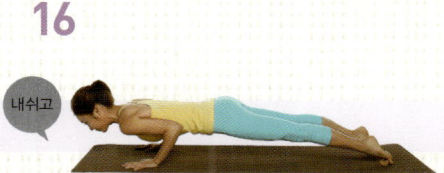

16 내쉬고

팔 굽혀 엎드리기 자세
차투랑가 단다아사나 Chaturanga Dandasana

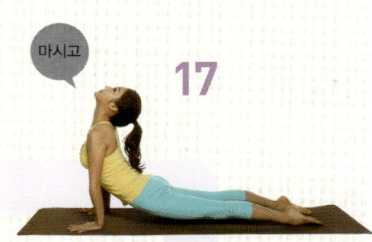

17 마시고

위로 향한 견 자세
우르드바 무카 스바나아사나 Urdhva Mukha Svanasana

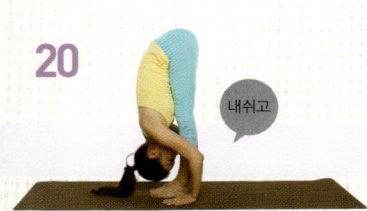

20 내쉬고

상체 숙이기 자세
웃타나아사나 Uttanasana

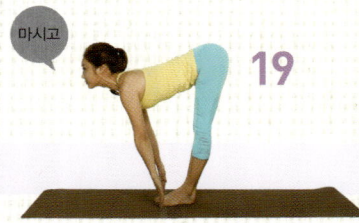

19 마시고

반 상체 숙이기 자세
아르다 웃타나아사나 Ardha Uttanasana

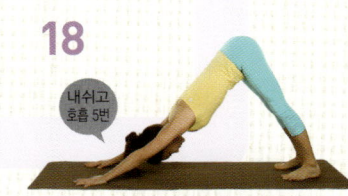

18 내쉬고 호흡 5번

아래로 향한 견 자세
아도무카 스바나아사나 Adhomukha Svanasana

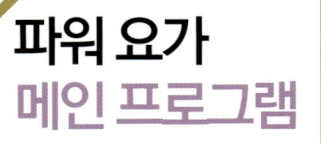

파워 요가
메인 프로그램
Main Exercise

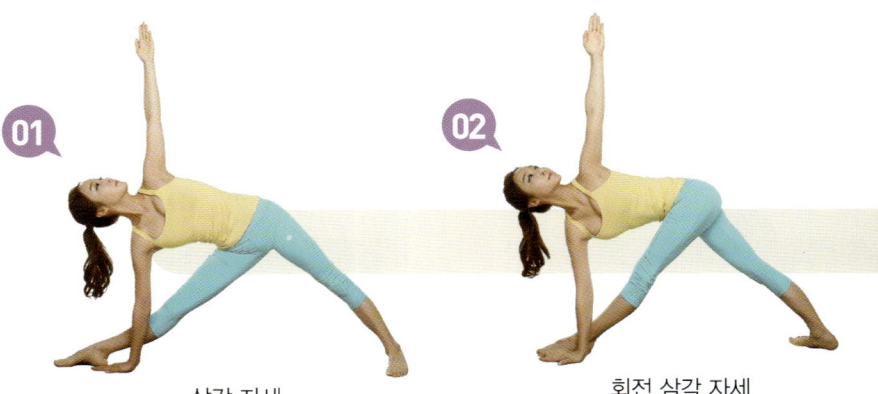

01 삼각 자세
트리코나아사나 Trikonasana

02 회전 삼각 자세
파리브르타 트리코나아사나 Parivrtta Trikonasana

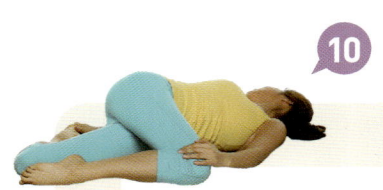

10 누워서 비틀기 자세(변형)
숩타 파리브르타아사나 Supta Parivrttasana

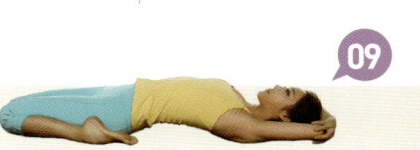

09 누운 영웅 자세
숩타 바즈라아사나 Supta Vajrasana

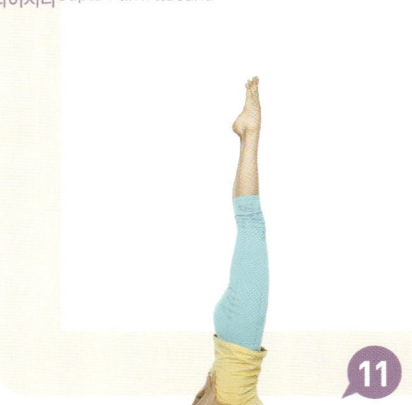

11 어깨로 서기 자세
사람바 사르반가아사나 Salamba Sarvangasana

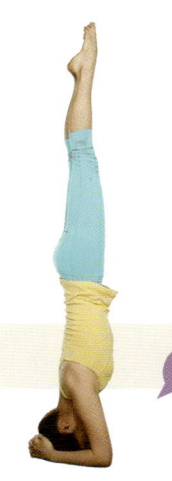

12 머리로 서기 자세
사람바 시르사아사나 Salamaba Shirshasana

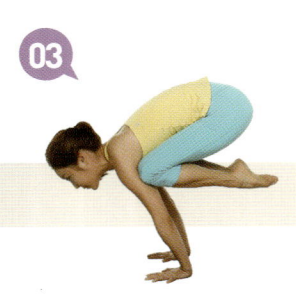

두루미 자세 바카아사나 Bakasana

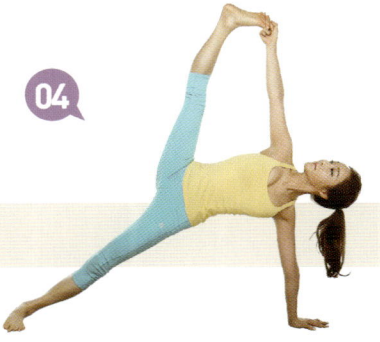

현인의 자세 바시스타아사나 Vasisthasana

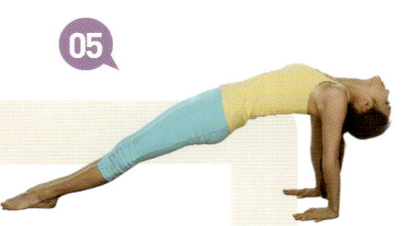

상체 젖히기 자세
프르보타나아사나 Purvottanasana

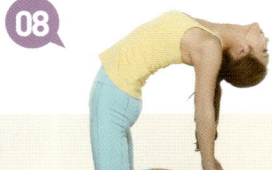

낙타 자세
우스트라아사나 Ustrasana

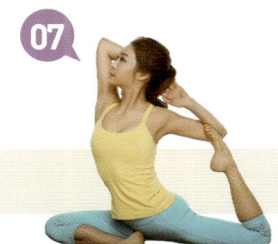

비둘기 자세
에카 파다 카포타아사나 Eka Pada Kapotasana

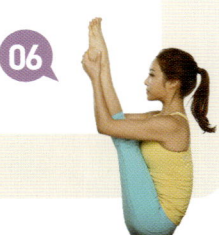

보트 자세(변형) 나바아사나 Navasana

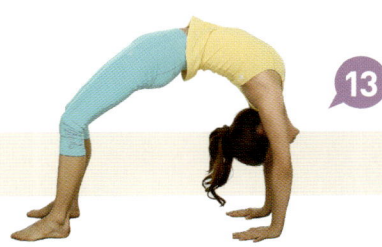

위로 향한 활 자세
우르드바 다누라아사나 Urdhava Dhanurasana

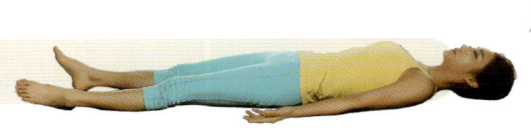

시체 자세 사바아사나 Savasana

Main 01 삼각 자세

Triangle Pose | 트리코나아사나 Trikonasana

효과 좌골 신경통/무릎 관절염 예방 및 치료, 목/하체 강화, 다리/골반의 유연성 향상, 신체 전신의 균형과 조화
유지시간 좌우 각각 30초~40초

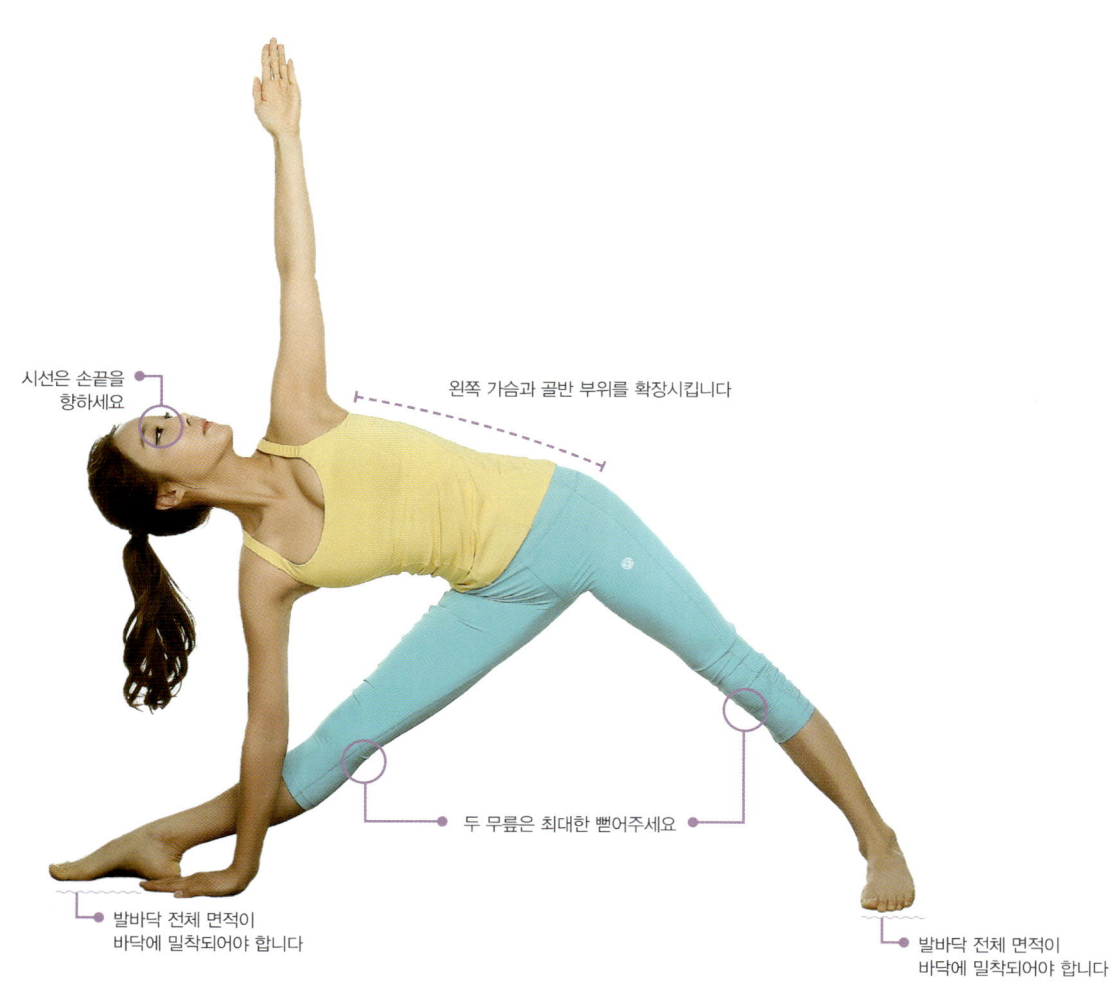

시선은 손끝을 향하세요

왼쪽 가슴과 골반 부위를 확장시킵니다

두 무릎은 최대한 뻗어주세요

발바닥 전체 면적이 바닥에 밀착되어야 합니다

발바닥 전체 면적이 바닥에 밀착되어야 합니다

step 1 양발을 어깨너비 두 배 이상 벌려 선다. 팔을 옆으로 뻗었을 때 손목 아래 발목이 있어야 한다. 오른발을 열고 왼발을 닫는다.

step 2 몸을 오른쪽으로 기울이면서 오른손의 손끝을 멀리 밀어낸다. 이때 전후의 움직임(앞뒤로 치우침)이 일어나지 않도록 주의한다.

step 3 오른손을 오른쪽 다리 안쪽에 짚고 왼손은 하늘을 향해 뻗는다. 시선은 왼손 끝을 향한다. 오른쪽 엉덩이가 뒤로 빠지지 않도록 골반의 유연성과 힘 작용에 집중한다. 양발의 발바닥 전체에 체중이 고르게 분배되었는지 감각으로 체크하면서 기반을 더 단단하게 한다.

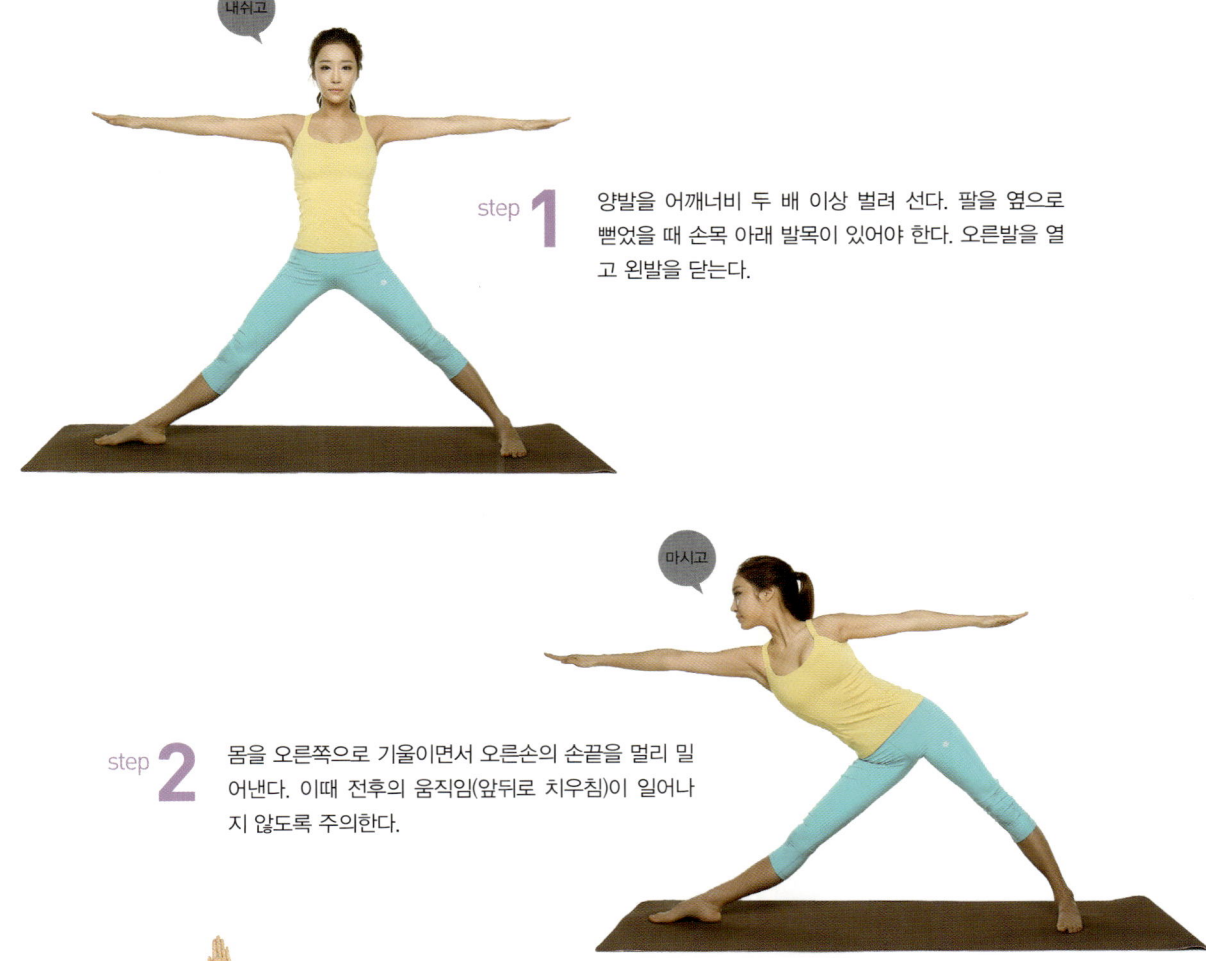

| Coaching TIP | 전문가와 함께하는
트레이닝 |
|---|---|

🔸 **보조자 Tip**

실행자 뒤로 다가서서 보조자의 왼쪽 허벅지를 실행자의 오른쪽 엉덩이에 살며시 댄다. 왼손은 실행자의 왼쪽 골반에, 오른손은 실행자의 왼쪽 어깨에 댄다. 이제 보조자의 허벅지로 실행자의 엉덩이를 밀어내면서 동시에 골반과 어깨를 열어준다. 보조자의 힘이 잘못 분산되면 실행자가 중심을 잃을 수 있으니 다리로 밀어내는 힘과 손으로 열어주는 힘을 잘 조절해야 한다.

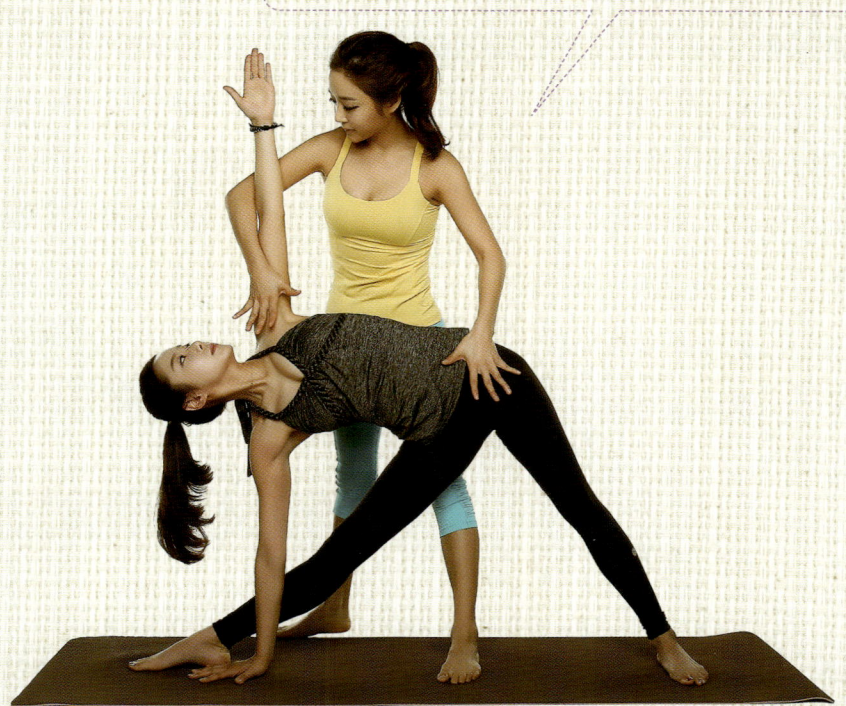

🔸 **실행자 Tip**

마치 뒤에 벽이 있는 것과 같을 것이다. 오른쪽 옆구리를 끌어올리면서 흉곽이 더 활짝 펼쳐지게 한다. 자세를 취하는 동안 괄약근의 힘과 하체의 힘은 계속 유지해야 한다. 보조자와 함께 호흡하면서 몸의 반응을 구체적으로 살핀다.

Restart TIP

초보자를 위한
셀프 트레이닝

🔸 **실행법**

블록을 오른쪽 다리 앞에 두고 오른손을 블록 위에 짚는다. 상체를 측면으로 기울이기조차 어려운 사람이라면 오른쪽 무릎을 구부려서 실시한다. 초보자는 무게중심이 앞으로 쏠릴 텐데, 중심을 유지하기 위해서는 왼손 끝을 최대한 위로 뻗어 배꼽이 바닥 방향으로 가지 않고 정면을 향하도록 노력해야 한다. 이 자세에서는 목이 불편해도 목을 단련시키기 위해 시선은 왼손 끝을 향한다.

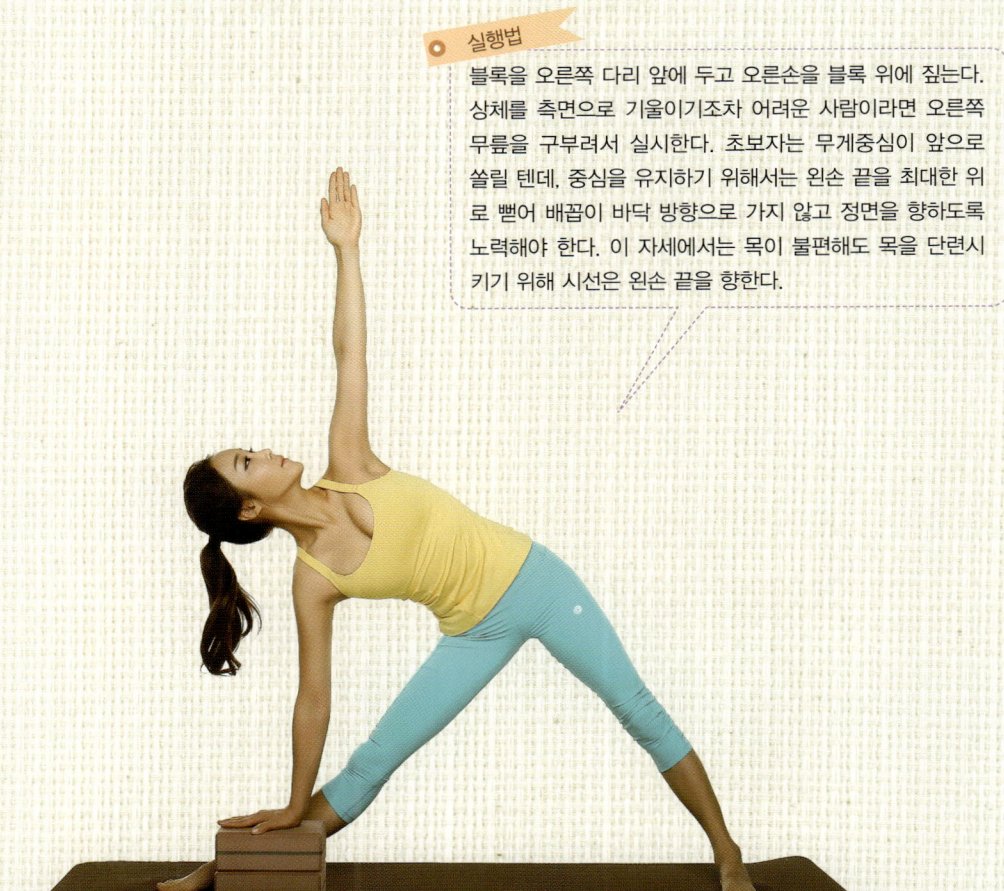

Main 02 회전 삼각 자세

Revolved Triangle Pose | 파리브르타 트리코나아사나 Parivrtta Trikonasana

효과 하체/골반/허리/복부/어깨/등/목 단련, 위장 질환 해소, 엉덩이 탄력성 증가
유지시간 좌우 각각 30초~40초

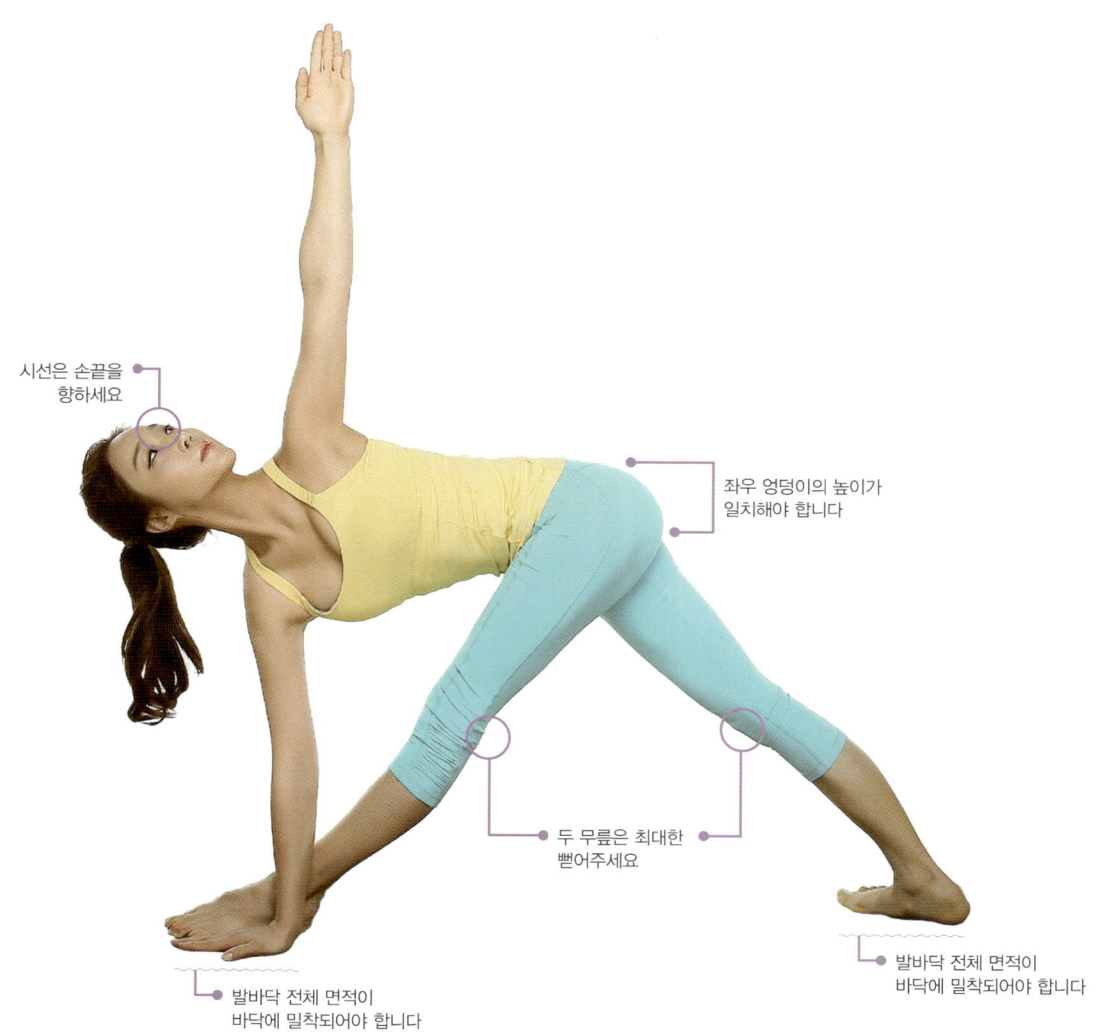

- 시선은 손끝을 향하세요
- 좌우 엉덩이의 높이가 일치해야 합니다
- 두 무릎은 최대한 뻗어주세요
- 발바닥 전체 면적이 바닥에 밀착되어야 합니다
- 발바닥 전체 면적이 바닥에 밀착되어야 합니다

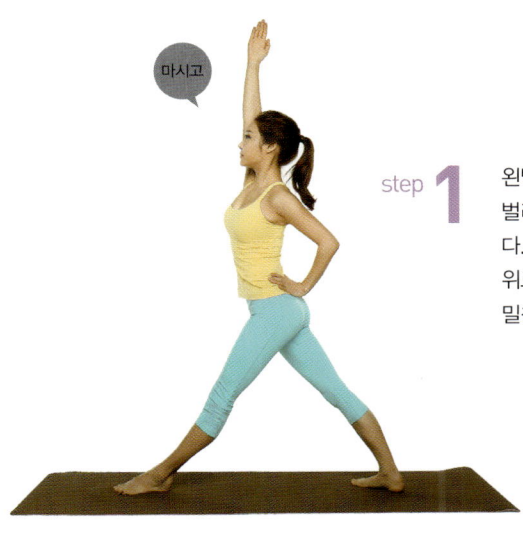

step 1 왼발과 오른쪽 다리의 폭을 어깨너비 두 배 이상으로 벌려 선다. 오른발은 40도 정도 틀어서 비스듬히 놓는다. 왼손은 왼쪽 골반 위에 얹고 오른손은 팔과 함께 위로 뻗어 올린다. 양발의 발바닥 지면 전체를 바닥에 밀착시킨다.

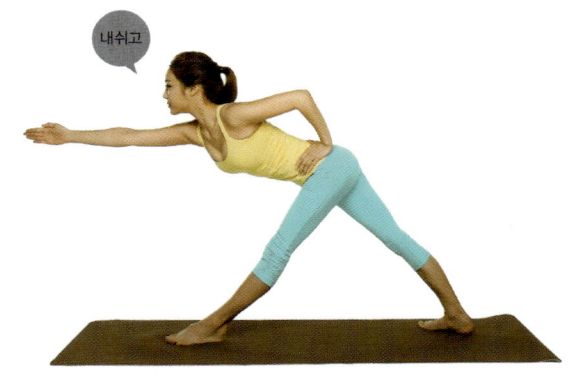

step 2 상체를 90도 정도 숙인다. 오른손 끝부터 연결되는 오른쪽 어깨와 척추를 최대한 활짝 편다. 이 단계에서는 요추 부분의 감각을 깨워 다리의 힘이 아닌 골반과 허리의 힘으로 버텨야 한다.

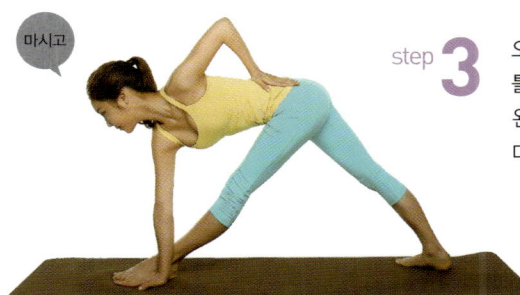

step 3 오른손을 왼발 바깥쪽에 짚는다. 이때 골반의 정렬이 틀어지면 몸의 중심이 흔들리게 된다. 왼쪽 엉덩이가 왼쪽으로 밀리거나 위로 올라가지 않도록 주의하면서 다시 기반을 바로잡는다.

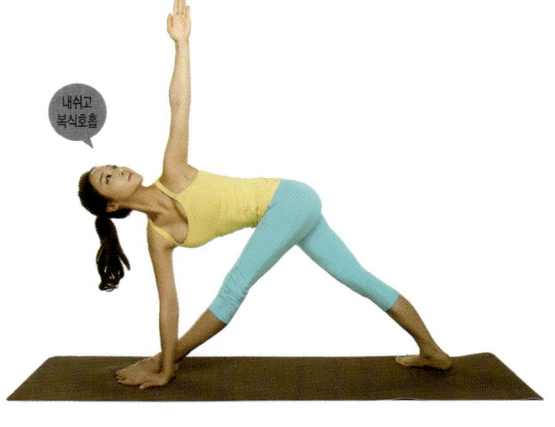

step 4 왼팔을 위로 뻗어 올려 시선이 왼손 끝을 향하게 한다. 괄약근을 조이고 등과 허리를 최대한 펼친다. 가슴은 앞으로 밀어내고 왼손 끝은 위로 뻗어 올리며, 엉덩이는 뒤로 밀어내어 자세를 조금 더 안전하고 확고하게 만든다.

Coaching TIP

전문가와 함께하는
트레이닝

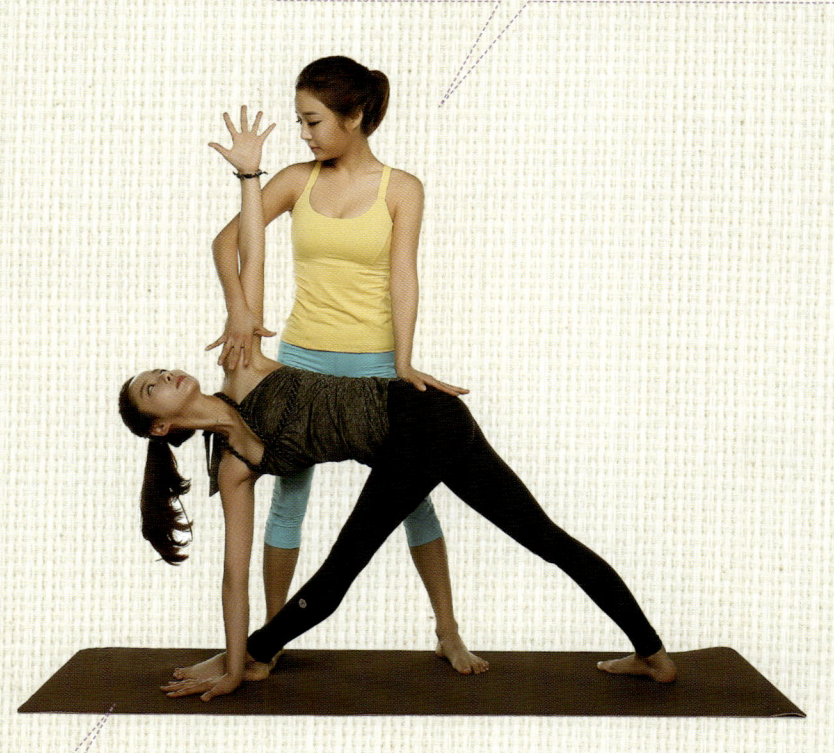

🔸 **보조자 Tip**

실행자의 왼발이 앞에 있는 상태에서는 무게중심이 오른쪽으로 치우치기 쉽다. 때문에 보조자는 실행자의 오른쪽에 서도록 하고, 보조자 왼쪽 다리에 실행자의 오른쪽 골반 부위가 닿게끔 한다. 그 다음, 왼손으로는 실행자의 요추가 펴질 수 있도록 도와주고, 오른손으로는 어깨를 펼칠 수 있도록 도와준다.

🔸 **실행자 Tip**

보조를 받게 되면 하체의 축이 더 단단해졌음을 느낄 수 있다. 무게중심을 중앙에 두기, 왼팔과 왼쪽 어깨를 펼치기, 골반의 정렬을 지키면서 요추 펴내기에 최대한 집중한다.

Restart TIP

초보자를 위한
셀프 트레이닝

● 실행법

블록을 왼발 바깥쪽에 두고 블록 위에 오른손을 짚는다. 왼쪽 다리의 후면 대퇴부가 많이 당긴다면 구부려도 좋다. 몸이 흔들리지 않도록 균형을 잘 유지하면서 굽은 등과 허리를 최대한 활짝 펴도록 한다. 만약 자세를 취할 때 많이 불안하다면 다음 단계에 도전하지 않고 '지금'에 머무르는 것이 좋다. 불안함을 주는 원인을 알아차리고 노력하는 것이 수련에 더 이롭기 때문이다.

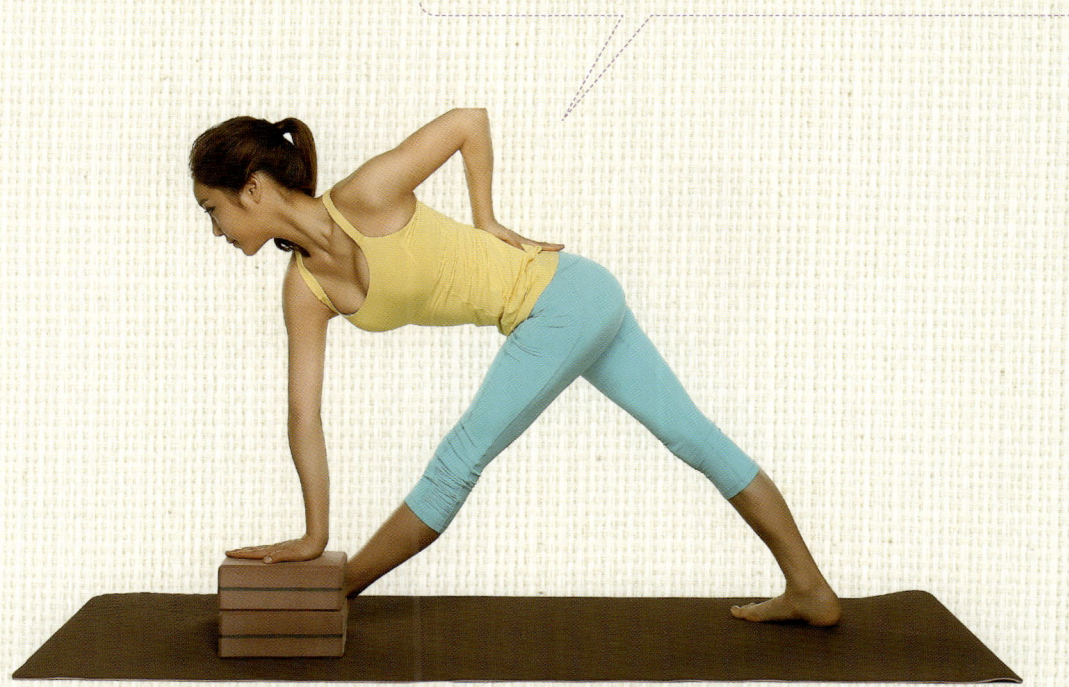

Main 03 두루미 자세

Crane Pose | 바카아사나 Bakasana

효과 손목/팔/어깨/등/복부 강화, 집중력/인내력/자신감 고취, 자기 자각과 자기 확신의 진보
유지시간 25초~35초

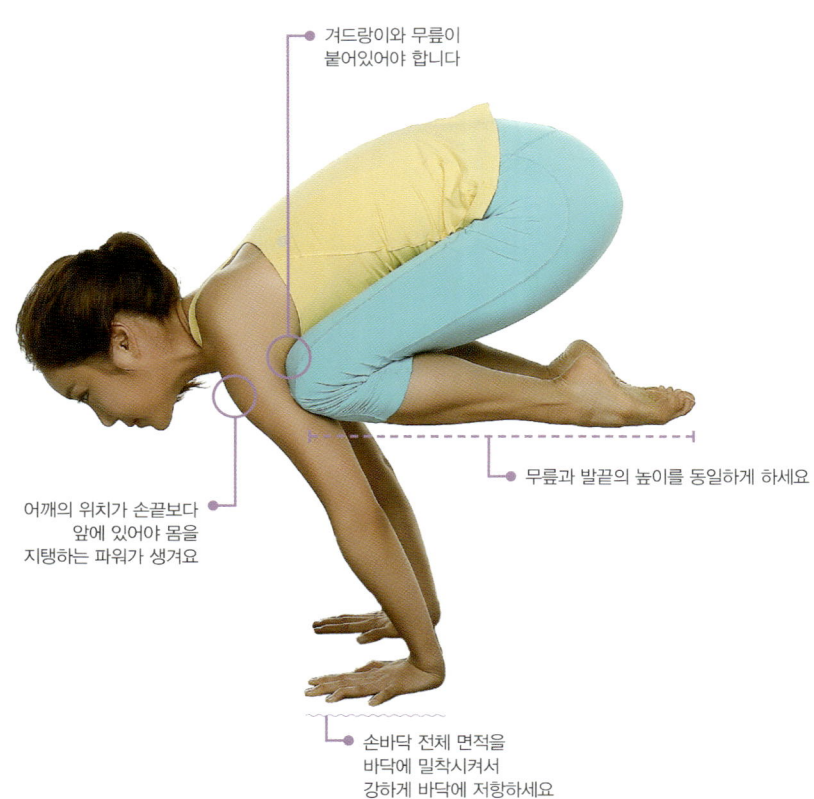

- 겨드랑이와 무릎이 붙어있어야 합니다
- 무릎과 발끝의 높이를 동일하게 하세요
- 어깨의 위치가 손끝보다 앞에 있어야 몸을 지탱하는 파워가 생겨요
- 손바닥 전체 면적을 바닥에 밀착시켜서 강하게 바닥에 저항하세요

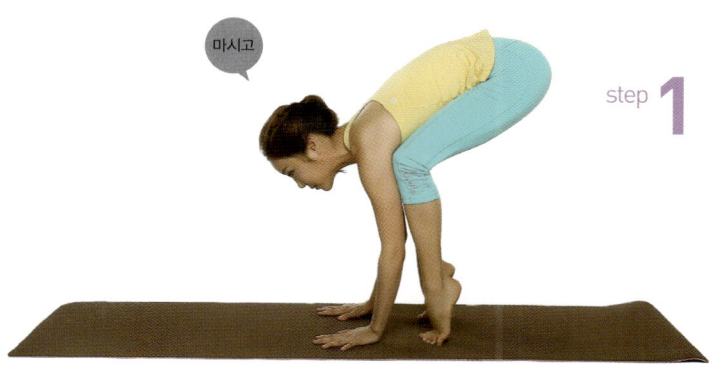

step 1 양다리를 어깨너비 만큼 벌려 선 다음, 상체를 숙여 양 손을 바닥에 짚는다. 발과 손 사이의 거리는 10센티 정도 떨어져야 한다. 뒤꿈치를 들어 올려 겨드랑이와 무릎을 댄다.

step 2 무게중심을 앞으로 가져가면서 발을 바닥에서 떨어뜨린다. 이때 두 발의 엄지발가락을 붙이고 발등까지 펴낸다. 이 단계부터 다음 단계까지 연결되는 과정 내내 손목과 어깨에 떨어지는 무게를 강하게 저항해야 한다. 저항하는 방법은, 양 손바닥으로 바닥을 강하게 밀어내며 그 강력한 에너지를 손에서부터 몸통으로 전달하는 것이다.

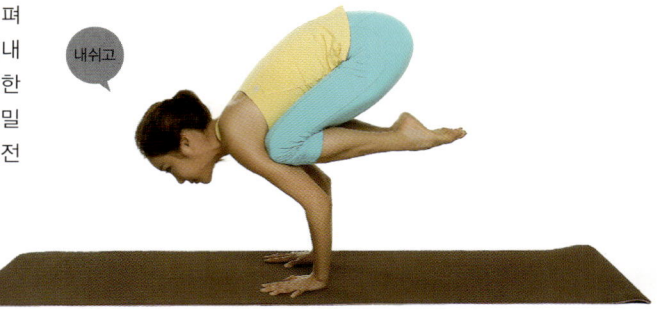

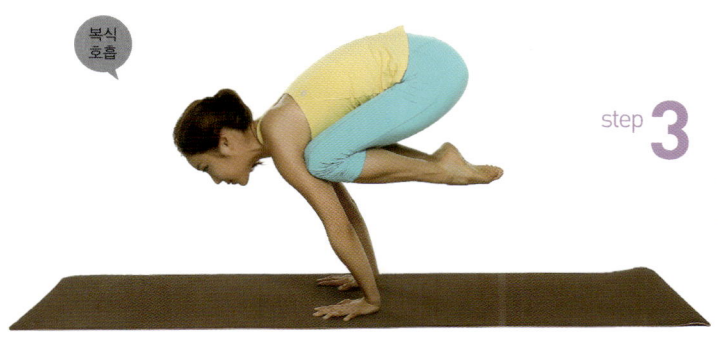

step 3 양팔을 완전히 편다. 완성된 자세를 버티고 있을 때 가장 많이 작용하는 근육은 어깨, 가슴, 복부 주변의 근육들이다. 팔로만 버티려고 하면 자세가 무너질 수 있으니 힘 작용이 큰 근육의 역할에 주시하고 집중한다.

| Coaching TIP | 전문가와 함께하는
트레이닝 |

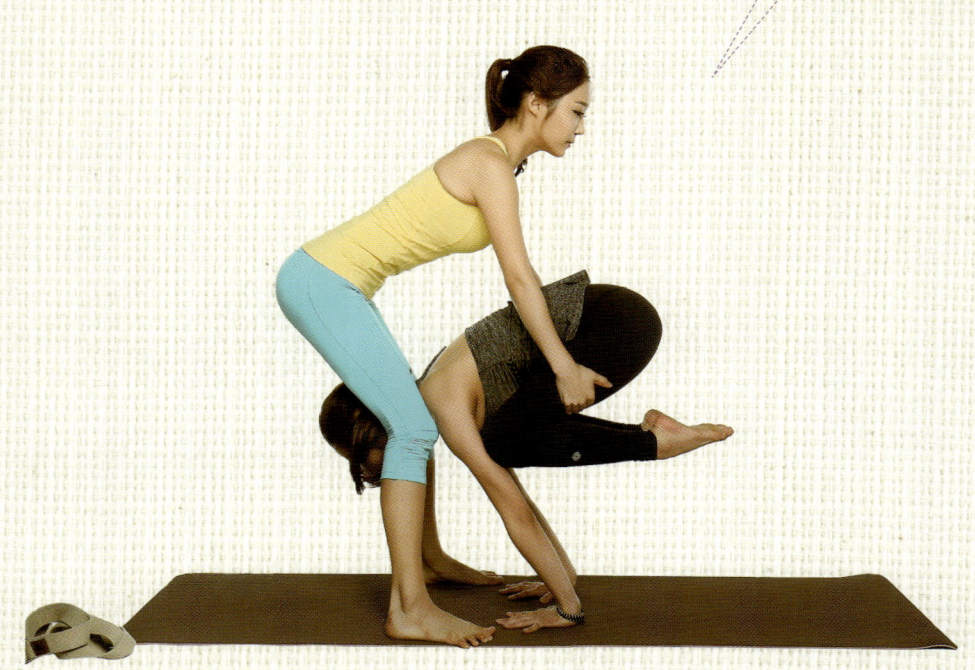

🔸 **보조자 Tip**

두루미 자세를 보조할 때는 서 있는 위치가 가장 중요하다. 너무 뒤로 물러서게 되면 실행자가 앞으로 넘어질 확률이 크고, 너무 앞에 서 있으면 실행자가 발을 들어 올리지 못한다. 이 부분을 고려해서 가장 이상적인 위치에 선 다음, 무릎으로 실행자의 어깨를 받쳐주고 손으로는 실행자의 허벅지를 들어 올린다.

🔸 **실행자 Tip**

양손의 손바닥으로 바닥을 강하게 저항하며 스스로의 힘으로 몸통을 들어 올린다. 이때 겨드랑이와 무릎이 꼭 붙어있어야 한다. 만약 이 자세가 혼자 불가능하다면, 보조를 받는 동안 충분한 노력과 자각이 이루어질 수 있도록 더욱 집중해야 한다. 그래야만 혼자 완성하는 자세에 대한 이해를 도울 것이다.

Restart TIP

초보자를 위한
셀프 트레이닝

🏷️ **실행법**

블록을 적당한 위치에 두고 블록에 이마를 기대어 실시해본다. 중요한 것은 발을 들어 올리기 전에 어깨가 충분히 앞으로 나간 상태에서 몸을 지탱할 수 있는 상체의 힘을 느껴보는 것이다. 그 힘이 발을 들어 올릴 수 있게 도울 것이다. 이제 발을 들어 올려 무릎과 발가락이 수평이 되게 한다. 자세가 성공적으로 이루어졌다면 서서히 고개를 들어 이마를 블록에서 떨어뜨려본다.

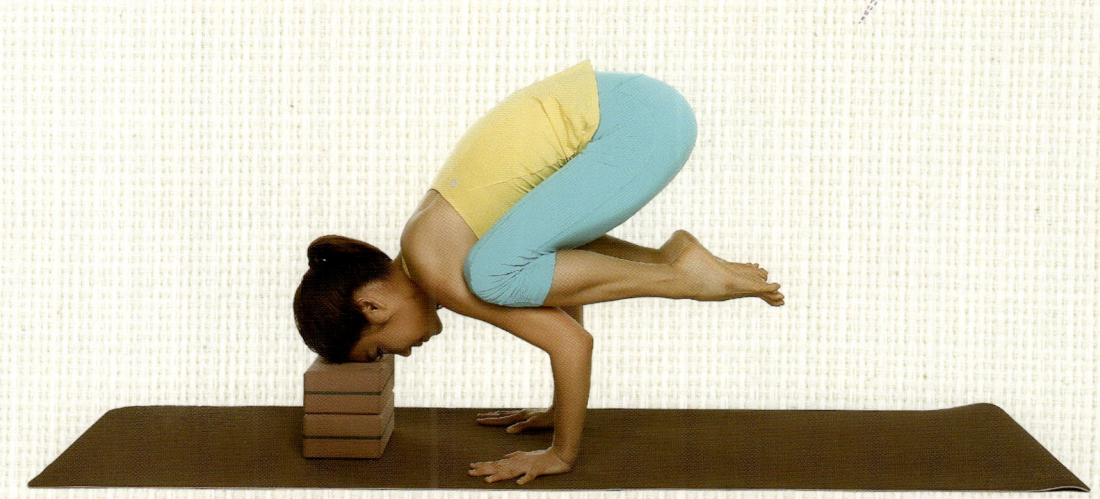

Main
04

현인의 자세

Side Plank Pose | 바시스타아사나 Vasisthasana

효과 전신 근력/하체 유연성 향상, 손목/발목 강화, 요추/꼬리뼈 불균형과 통증 해소, 집중력/균형감각/통제력 향상
유지시간 좌우 각각 30초~40초

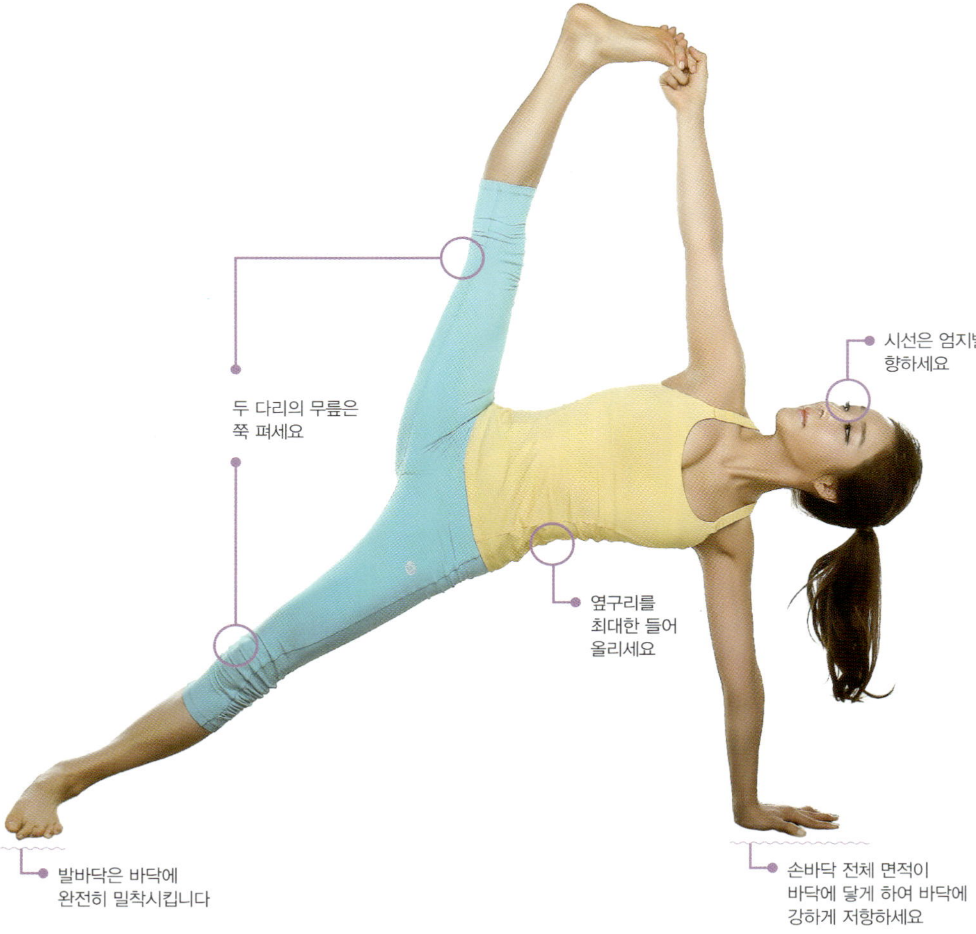

두 다리의 무릎은
쭉 펴세요
시선은 엄지발가락을
향하세요
옆구리를
최대한 들어
올리세요
발바닥은 바닥에
완전히 밀착시킵니다
손바닥 전체 면적이
바닥에 닿게 하여 바닥에
강하게 저항하세요

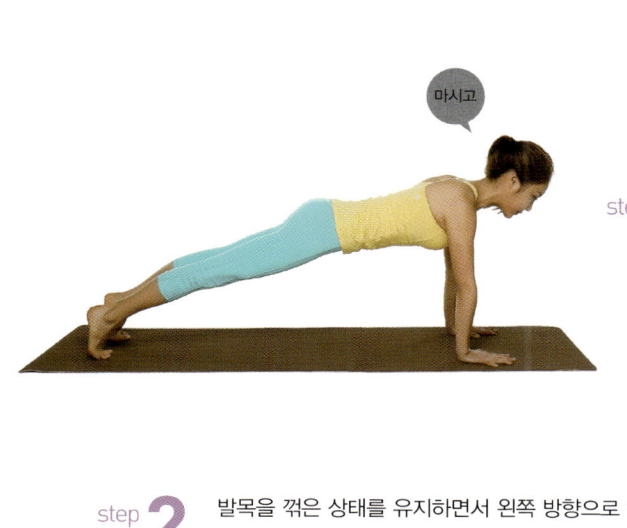

step 1 어깨 아래 손목이 놓이고 뒤꿈치 아래 발가락이 놓이게끔 엎드린다. 정수리부터 뒤꿈치까지는 일직선이 되어야 한다. 손바닥과 발가락이 바닥을 강하게 밀어내면서 괄약근을 조이고 바른 정렬을 갖춘다.

step 2 발목을 꺾은 상태를 유지하면서 왼쪽 방향으로 양발의 뒤꿈치를 떨어뜨린다. 오른손은 골반 위에 얹고 시선은 왼손을 향한다.

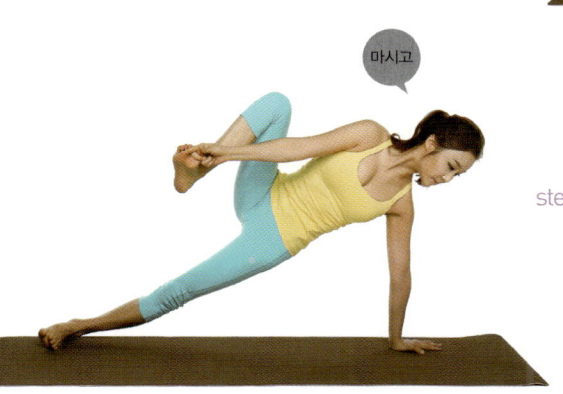

step 3 오른손의 검지와 중지를 오른발의 엄지발가락 바깥쪽에 끼우고, 오른손 엄지손가락은 엄지발가락 안쪽에서 잡아준다. 그렇게 세 손가락으로 엄지발가락을 쥔다.

step 4 오른쪽 무릎을 펴낸다. 왼손 손바닥은 바닥과 완전히 밀착되어야 한다. 왼손이 바닥을 밀어내는 힘으로 몸을 지탱하고, 왼쪽 옆구리가 아래로 떨어지지 않도록 계속해서 몸통을 위로 들어 올린다. 시선은 오른발을 향한다.

Coaching TIP
전문가와 함께하는
트레이닝

🚩 **보조자 Tip**

왼쪽 무릎으로 실행자의 옆구리를 받쳐준다. 동시에 왼손으로 실행자의 오른쪽 견갑골을 살짝 밀어내고 오른손으로 실행자의 아킬레스나 뒤꿈치를 잡아 하체의 가동성을 늘려준다. 만약 실행자의 팔이 길다면 보조자의 왼쪽 발뒤꿈치를 들어 올려야 한다.

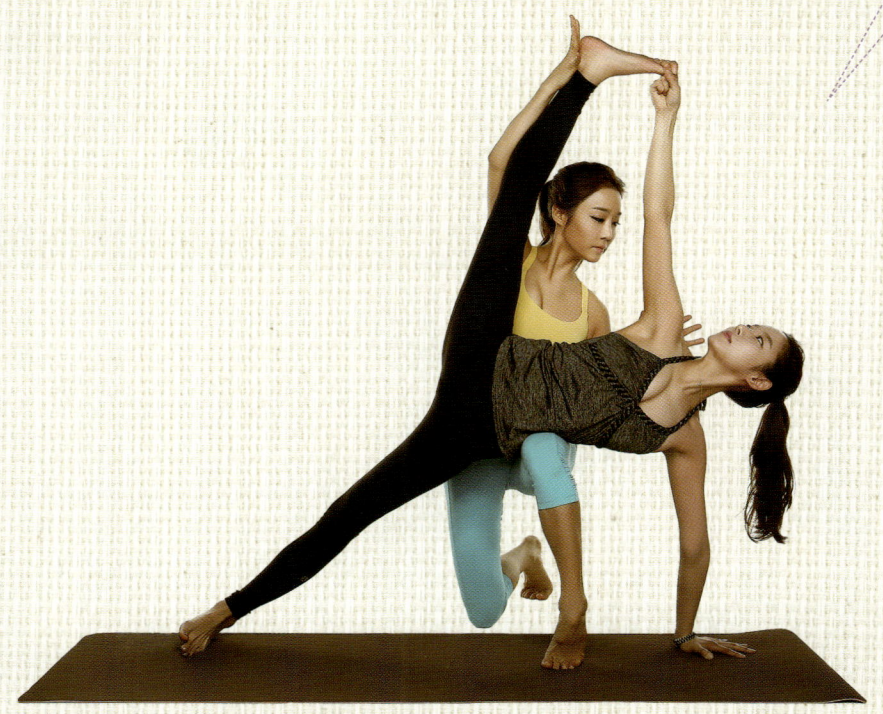

🚩 **실행자 Tip**

안정성과 가동성을 모두 갖추는 보조를 받고 있기 때문에 별다른 불안요소가 없을 것이다. 집중해야 할 것은 어떤 근육이 어떻게 작용하는지 인식하고 자각하는 것과, 그것을 넘어 그 근육들의 작용을 호흡과 함께 극대화시키는 것이다.

| Restart TIP | 초보자를 위한
셀프 트레이닝 |

🚩 **실행법**

오른쪽 무릎을 구부려서 발바닥을 바닥에 대고 실시하면 어렵지 않게 할 수 있다. 무엇이든 기초가 튼튼해야 생명력이 오래간다. 이 자세는 바시스타 아사나를 완성하기 위한 토대 작업이다. 괄약근을 조여 몸통을 최대한 들어 올리고, 위로 향한 손끝도 더 높게 뻗어 올리도록 한다.

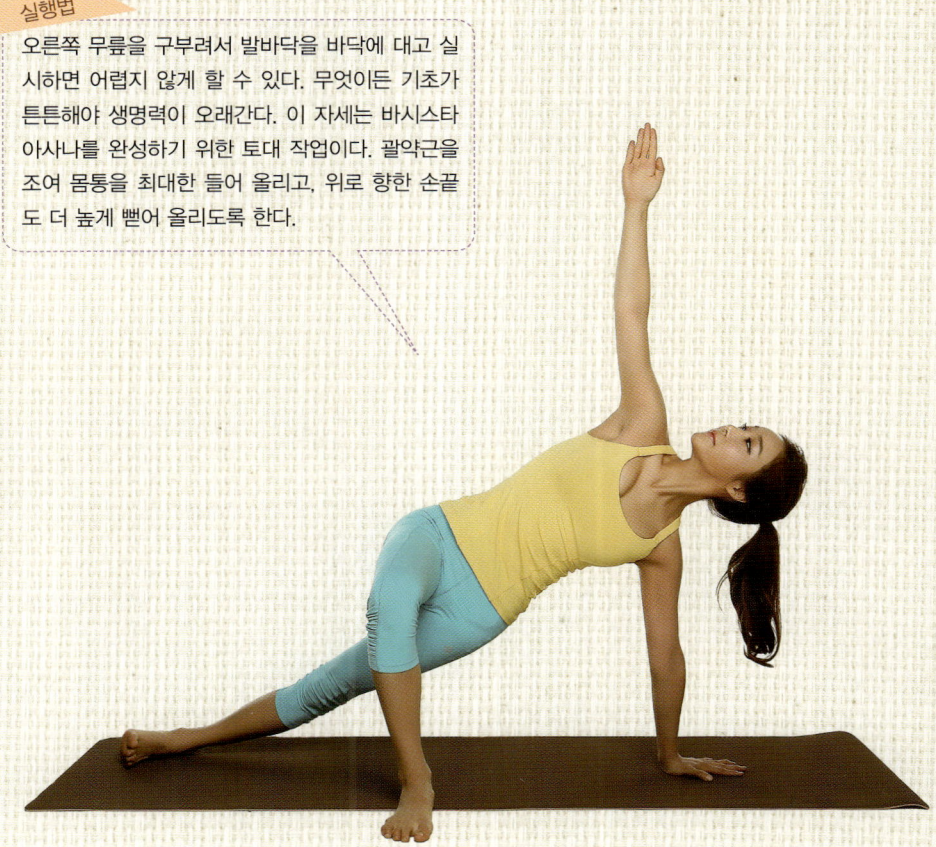

Main 05

상체 젖히기 자세
Inclined Plane Pose | 프르보타나아사나 Purvottanasana

효과 심신의 피로와 무기력증 해소, 어깨 유연성/전신 근력 향상, 손목/발목 강화, 심폐기능 강화, 목의 압박과 통증 완화
유지시간 35초~45초

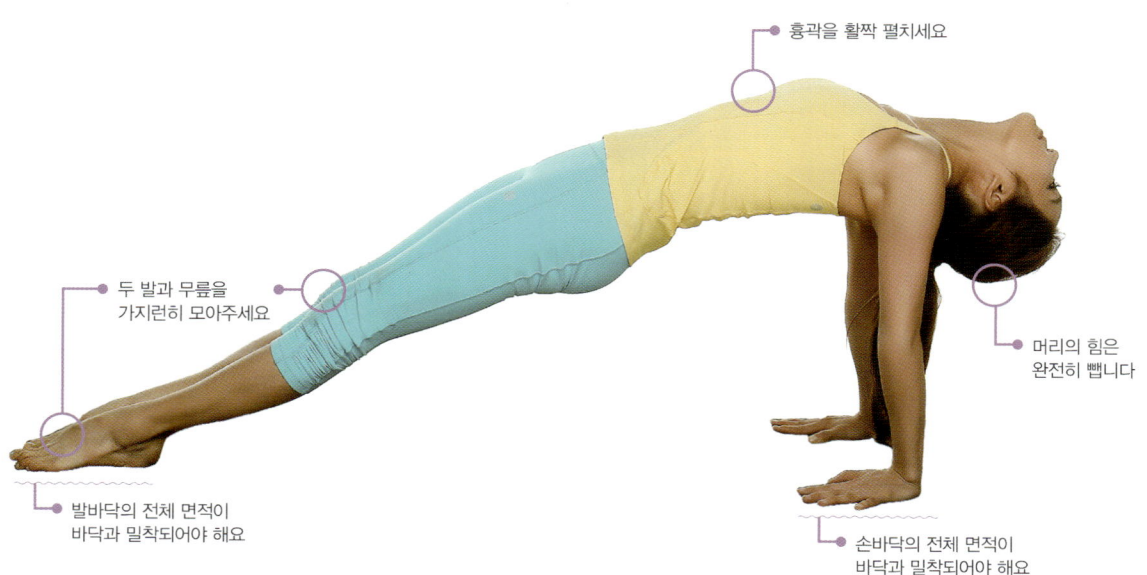

- 흉곽을 활짝 펼치세요
- 두 발과 무릎을 가지런히 모아주세요
- 머리의 힘은 완전히 뺍니다
- 발바닥의 전체 면적이 바닥과 밀착되어야 해요
- 손바닥의 전체 면적이 바닥과 밀착되어야 해요

step 1   다리를 뻗고 바르게 앉아 양손을 엉덩이 뒤에 짚는다. 무릎과 발을 모아 다음 단계를 준비한다. 양손의 너비는 어깨너비 정도로 벌린다.

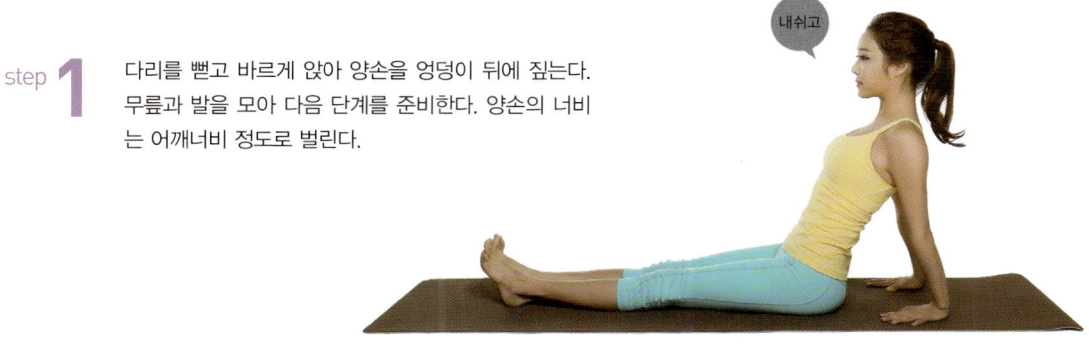

step 2   손바닥으로 바닥을 밀어내면서 엉덩이를 들어 올린다. 이때 발바닥 전체가 바닥에 붙어있어야 한다. 괄약근을 강하게 조이면서 견갑골을 모아준다.

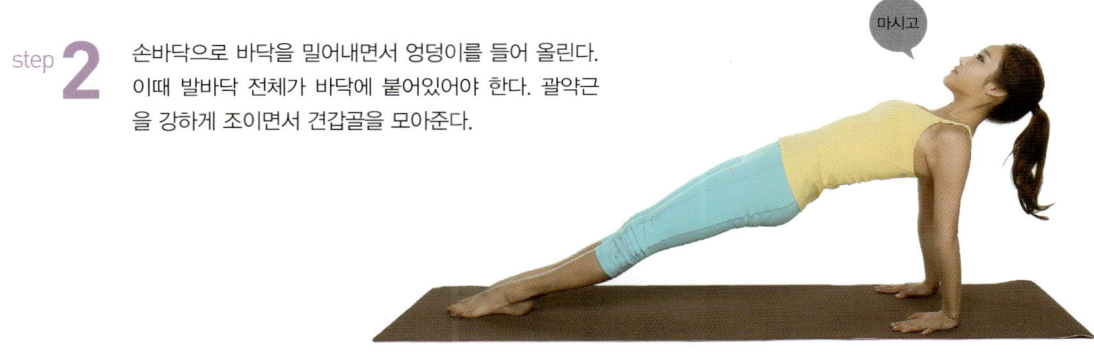

step 3   머리의 무게가 다 느껴질 정도로 고개를 완전히 떨어뜨린다. 이 자세에서는 모든 힘이 몸 안쪽(중심부)으로 쓰여야 한다. 그러기 위해서는 양발의 엄지발가락, 복사뼈, 양다리의 안쪽 무릎을 붙이고 실시한다.

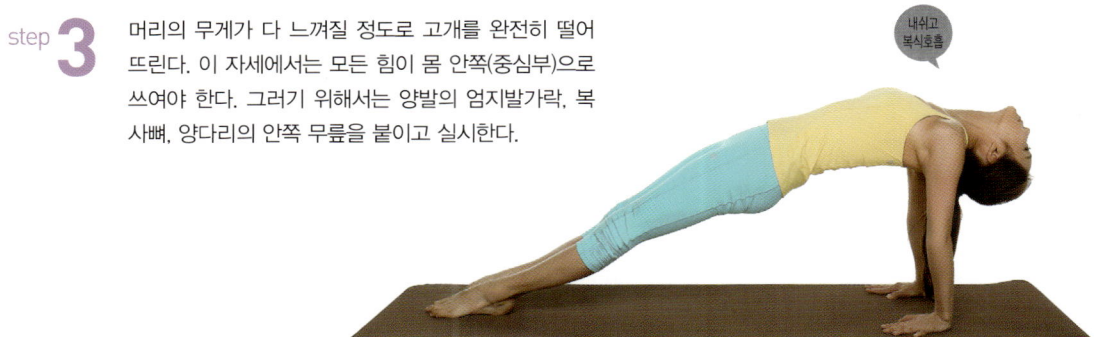

Coaching TIP
전문가와 함께하는
트레이닝

🟠 **보조자 Tip**
보조자의 허벅지 안쪽 부위로 실행자의 다리를 조여주고, 양손은 활짝 펼쳐서 실행자의 등을 들어 올린다.

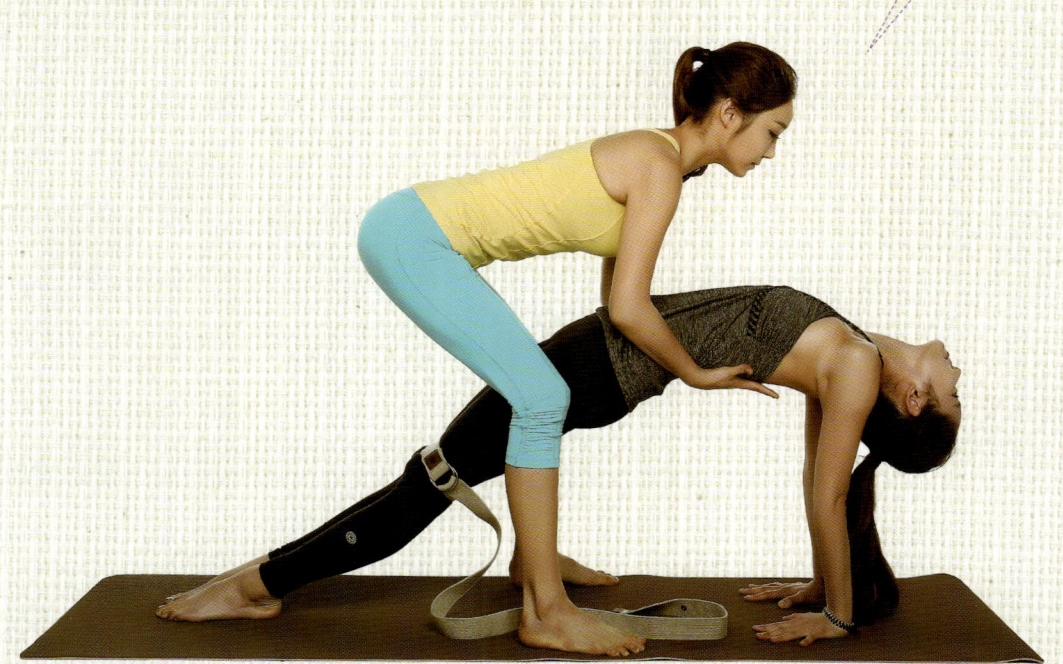

🟠 **실행자 Tip**
무릎이 벌어지지 않게 하기 위해 스트랩을 무릎 위에 매고 실시한다. 보조자의 힘에 의해 손이 바닥에서 떨어지지 않도록 주의하고, 반복되는 호흡에 따라 어깨와 가슴을 조금씩 더 열어준다. 목과 머리의 힘은 완전히 빼야 하며 어지럼증이 있다면 눈을 감는다.

| Restart TIP | 초보자를 위한 **셀프 트레이닝** |

🏷 **실행법**

어깨너비만큼 간격을 벌려 두 개의 블록을 두고, 블록 위에 손을 짚는다. 이렇게 하면 몸통을 들어 올리기가 더 수월해진다. 스트랩을 무릎 위에 매고 실시하면 다리를 조여주는 스트랩이 힘이 분산되지 않도록 도울 것이다. 이 자세는 몸의 전면이 펼쳐진 상태이기 때문에 체내의 기혈 순환이 빨라진다. 호흡의 양을 늘려나간다면 자세의 효율성을 더 높일 수 있다.

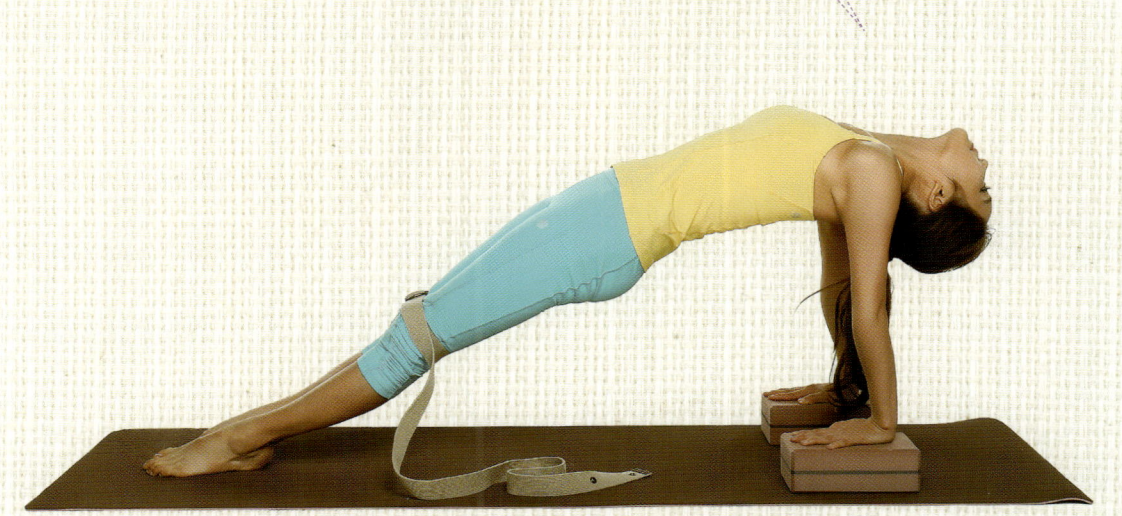

Main 06

보트 자세(변형)
Boat Pose(variation) | 나바아사나 Navasana

효과 허리와 복부지방 연소, 균형감각/인내력 향상, 요통 예방 및 치료, 척추와 복부기관 단련, 소화력 촉진
유지시간 35초~45초

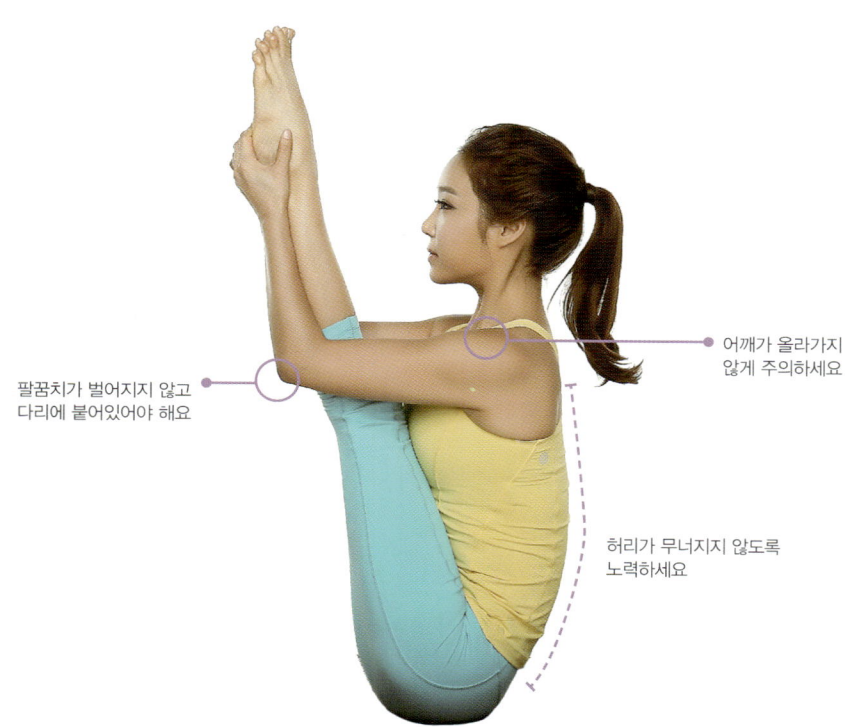

- 팔꿈치가 벌어지지 않고 다리에 붙어있어야 해요
- 어깨가 올라가지 않게 주의하세요
- 허리가 무너지지 않도록 노력하세요

step **1** 팔꿈치로 무릎을 감싸고 척추를 꼿꼿하게 세운 상태로 앉는다.

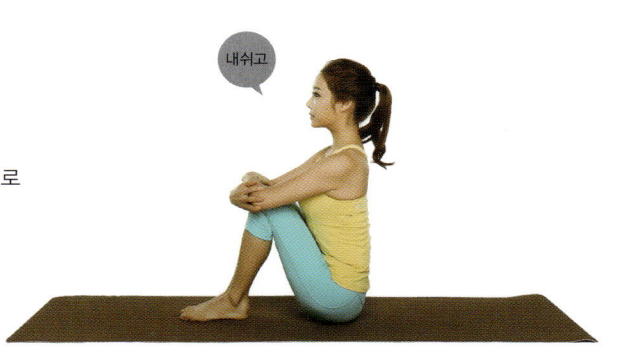

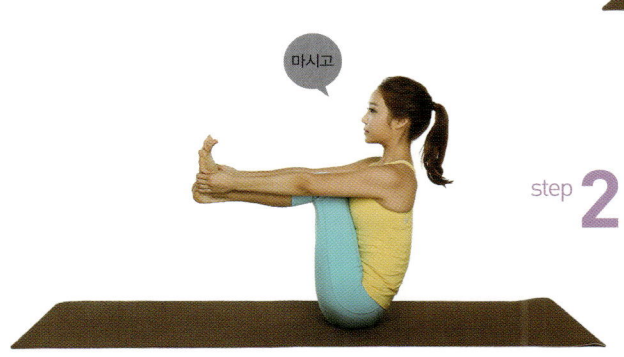

step **2** 발바닥 바깥 부분을 양손으로 잡은 뒤, 뒤꿈치와 무릎의 높이가 수평이 되는 범위까지 발을 들어 올린다.

step **3** 무릎을 서서히 편다. 무릎이 펴질 때 척추가 무너지지 않도록 복부와 허리에 힘을 가한다.

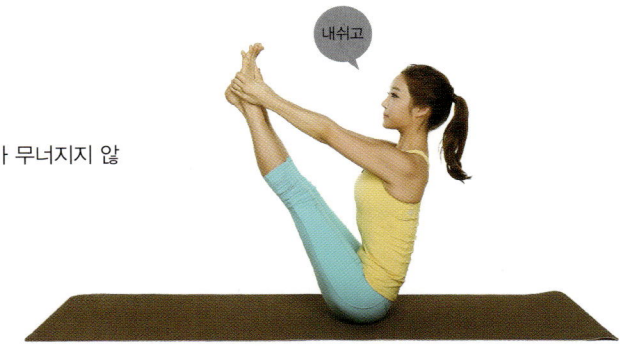

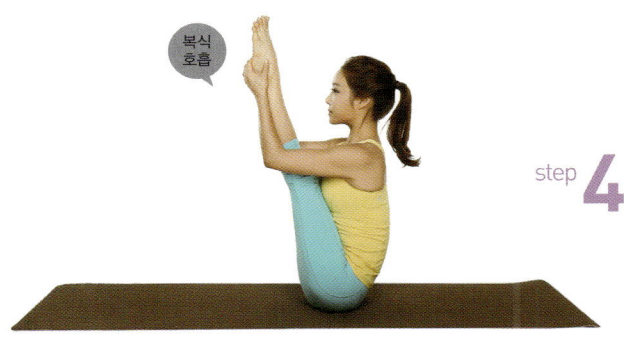

step **4** 양손으로 뒤꿈치를 감싸고 팔꿈치는 종아리를 감싼다. 하체와 상체를 최대한 밀착시키고 균형이 깨지지 않도록 호흡에 집중한다.

Coaching TIP
전문가와 함께하는 트레이닝

🔸 **보조자 Tip**

무릎과 허벅지를 실행자의 견갑골 부위에 대고 양손은 실행자의 뒤꿈치를 잡는다. 함께 숨을 내쉴 때 무릎을 구부리면서 잡고 있는 실행자의 뒤꿈치를 당겨준다. 보조자의 다리의 역할은 실행자의 몸통을 앞으로 밀어주는 것이고 손의 역할은 실행자의 하체를 뒤로 당겨주는 것이다. 이때 밀고 당기는 힘을 5:5로 분배한다.

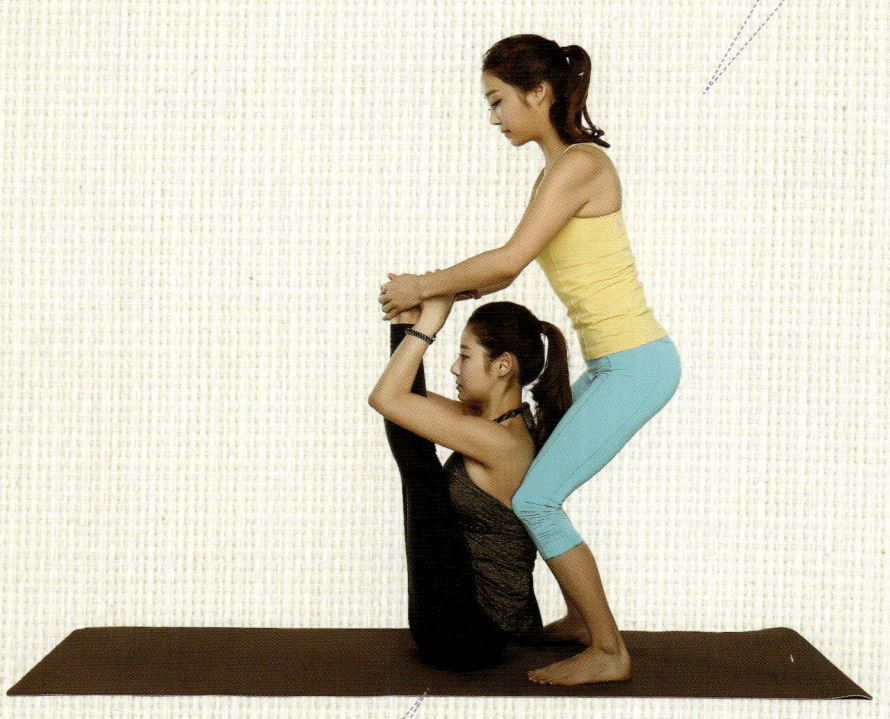

🔸 **실행자 Tip**

상체와 하체를 가깝게 하는 것이 목적이 되면 안 된다. 가장 중요한 것은 척추의 변형이 없어야 하는 것과 어깨와 목에 긴장이나 경직이 없는 상태를 유지하는 것이다. 정수리와 뒤꿈치가 더 높은 곳을 향할 수 있게 몸을 쭉 펴면서 호흡에 집중한다.

| Restart TIP | 초보자를 위한
셀프 트레이닝 |

🚩 **실행법**

심신이 안정되지 못하면 오뚝이처럼 앞뒤로 흔들리거나 뒤로 넘어지게 된다. 그러다 보면 자신도 모르게 잘못된 자세를 무리하게 취하게 되는데, 발바닥에 스트랩을 걸어 손으로 잡아 당기고, 허리 뒤에 블록을 받치면 쉽고 안전하게 할 수 있다. 대퇴이두근(허벅지 뒷부분)의 유연성이 부족해서 많이 괴롭다면 무릎을 조금 구부려도 괜찮다.

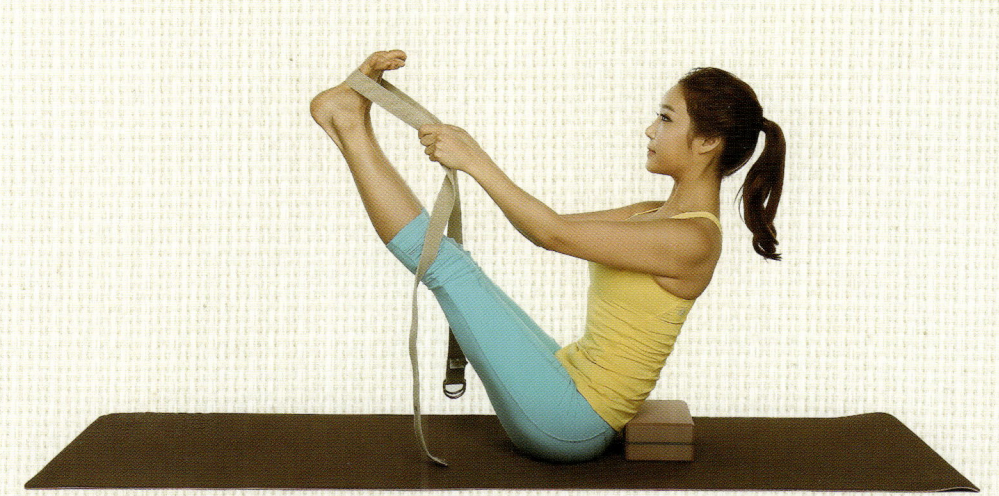

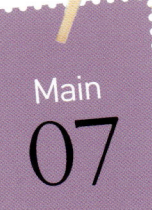

비둘기 자세

Pigeon Pose | 에카 파다 카포타아사나 Eka Pada Kapotasana

효과 하체의 순환장애/부종/경직에 도움, 척추와 복부의 탄력성 증가, 생식기 기능 강화, 허리/옆구리/등/다리의 군살 제거
유지시간 좌우 각각 35초~45초

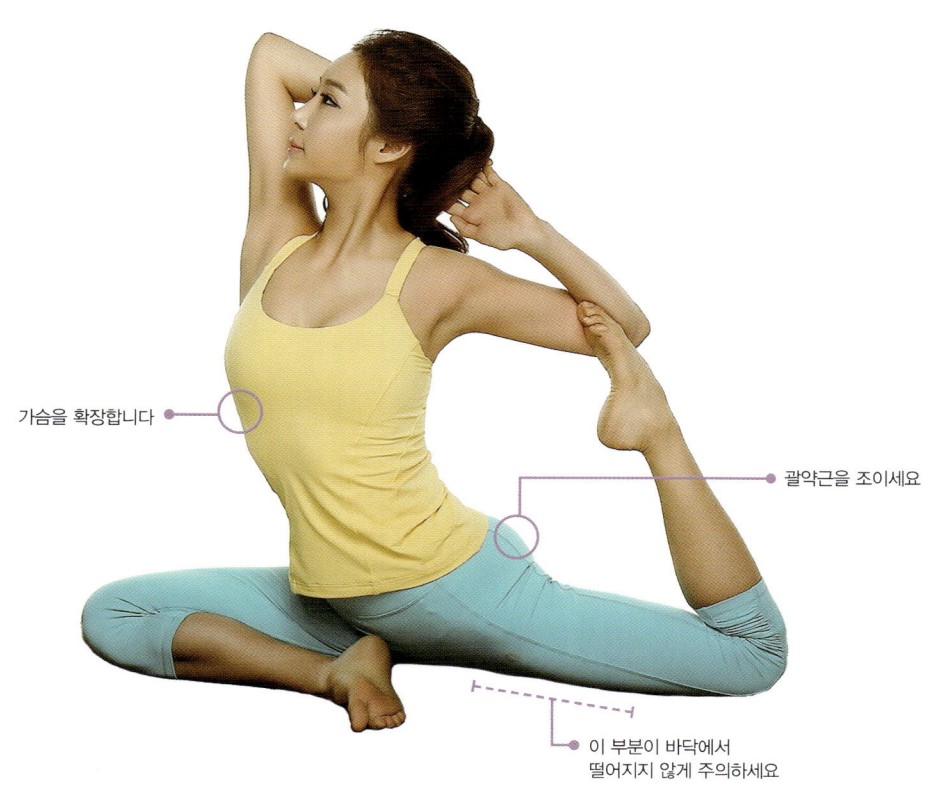

가슴을 확장합니다

괄약근을 조이세요

이 부분이 바닥에서 떨어지지 않게 주의하세요

step **1** 오른쪽 무릎을 구부려서 앞으로 놓고 왼쪽 무릎은 뒤로 뻗는다. 오른손은 오른쪽 무릎 위에, 왼손은 오른쪽 발 위에 얹는다. 괄약근을 조이고 척추를 세운다.

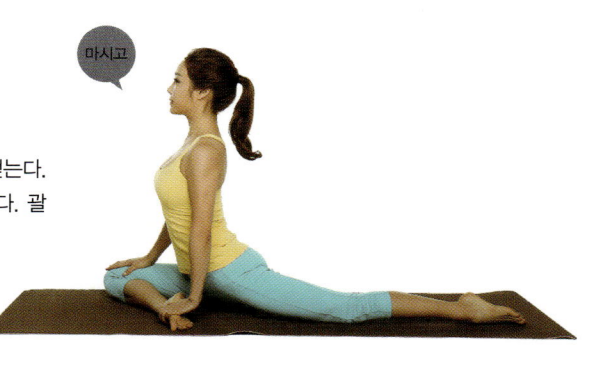

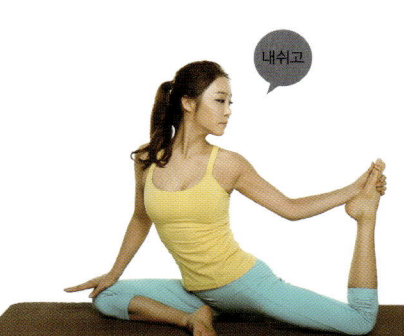

step **2** 상체를 왼쪽으로 회전하면서 왼손으로 왼발을 잡는다. 이때 무게중심이 오른쪽으로 기울어지지 않도록 주의한다.

step **3** 왼팔의 팔꿈치로 왼발의 발등을 감싼다.

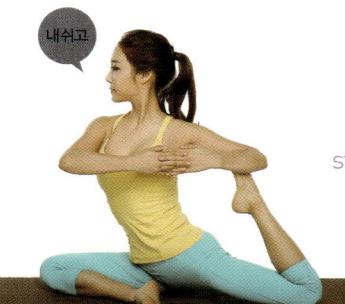

step **4** 왼팔의 팔꿈치가 왼발에 걸린 상태에서 양손 깍지를 낀다. 시선은 정면을 향한다.

step **5** 골반의 위치를 고정시킨 상태로 오른팔을 위로 들어올린다. 가슴을 활짝 펼치고 깊게 호흡한다.

Coaching TIP	전문가와 함께하는 # 트레이닝

● 보조자 Tip

일단 실행자의 왼쪽 무릎을 고정시키기 위해 실행자 왼쪽 다리 바깥 쪽이 보조자의 왼발을 딛도록 한다. 그 다음 왼손으로 실행자의 왼쪽 허리 부분을 눌러준다. 이때 보조자의 왼팔에 실행자의 발과 팔이 걸릴 텐데, 이는 실행자의 중심이 오른쪽으로 쏠리지 않도록 도와주는 장치가 된다. 오른손으로 실행자의 오른팔이 벌어지거나 내려가지 않도록 도와준다.

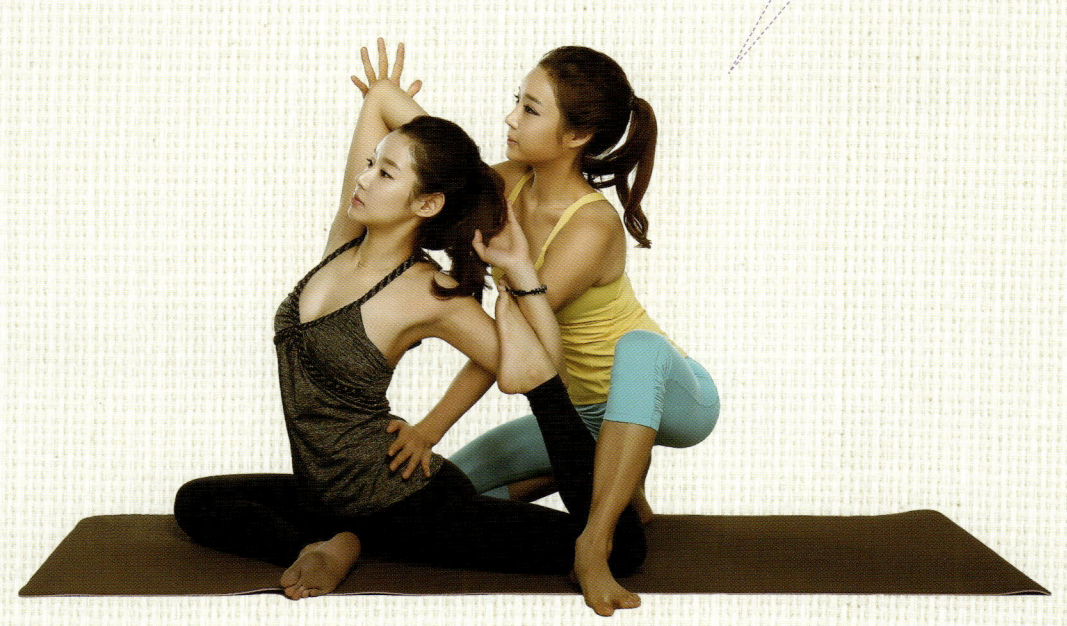

● 실행자 Tip

보조자의 보조에 따라 오른쪽으로 치우치는 무게 중심을 왼쪽 골반을 이동하면서 바로잡는다. 그러면 배꼽이 정면을 향할 것이다. 몸과 마음이 흔들리지 않게 하기 위해 바닥과 밀착된 모든 부위를 더 단단하게 하고 상체가 숙여지지 않게끔 노력한다.

Restart TIP

초보자를 위한
셀프 트레이닝

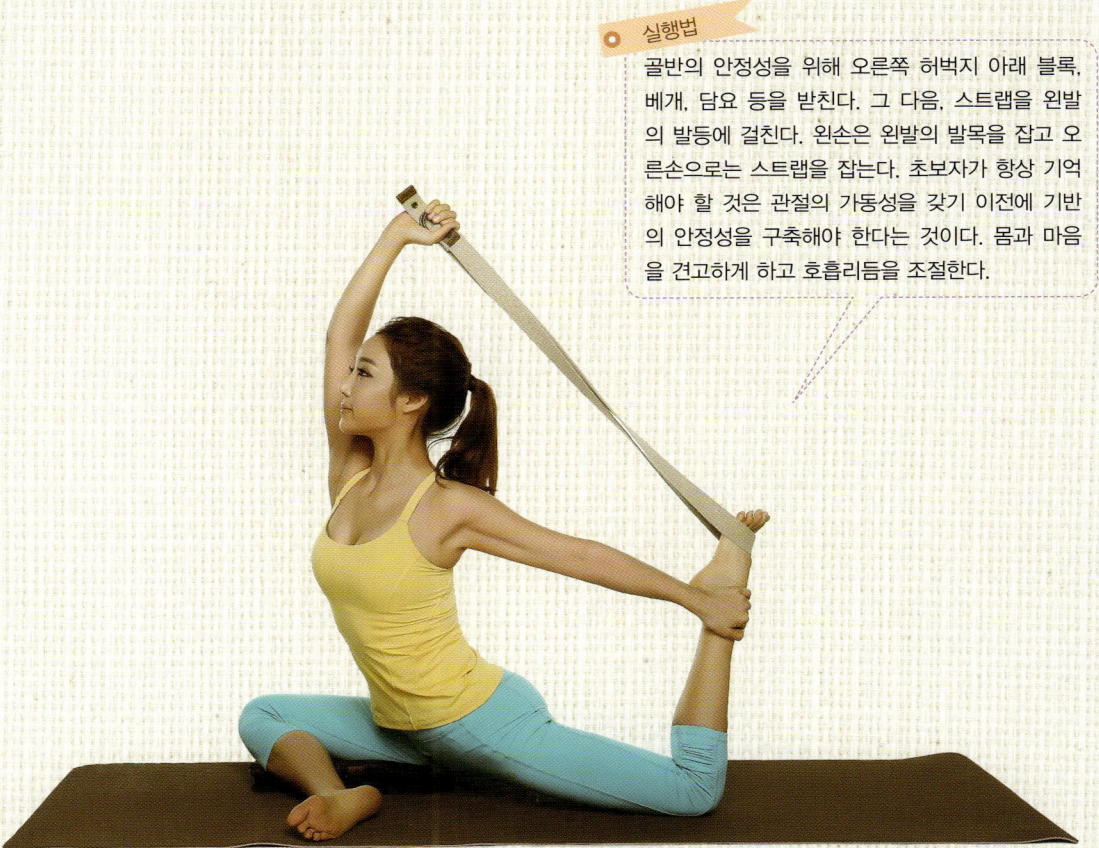

● 실행법

골반의 안정성을 위해 오른쪽 허벅지 아래 블록, 베개, 담요 등을 받친다. 그 다음, 스트랩을 왼발의 발등에 걸친다. 왼손은 왼발의 발목을 잡고 오른손으로는 스트랩을 잡는다. 초보자가 항상 기억해야 할 것은 관절의 가동성을 갖기 이전에 기반의 안정성을 구축해야 한다는 것이다. 몸과 마음을 견고하게 하고 호흡리듬을 조절한다.

Main 08

낙타 자세
Camel Pose | 우스트라아사나 Ustrasana

효과 차크라 각성, 요통/어깨 결림 해소, 어깨/골반/흉곽의 불균형 교정, 척추 유연성 향상, 두통과 어지럼증 해소, 엉덩이 탄력성 증가
유지시간 30초~40초

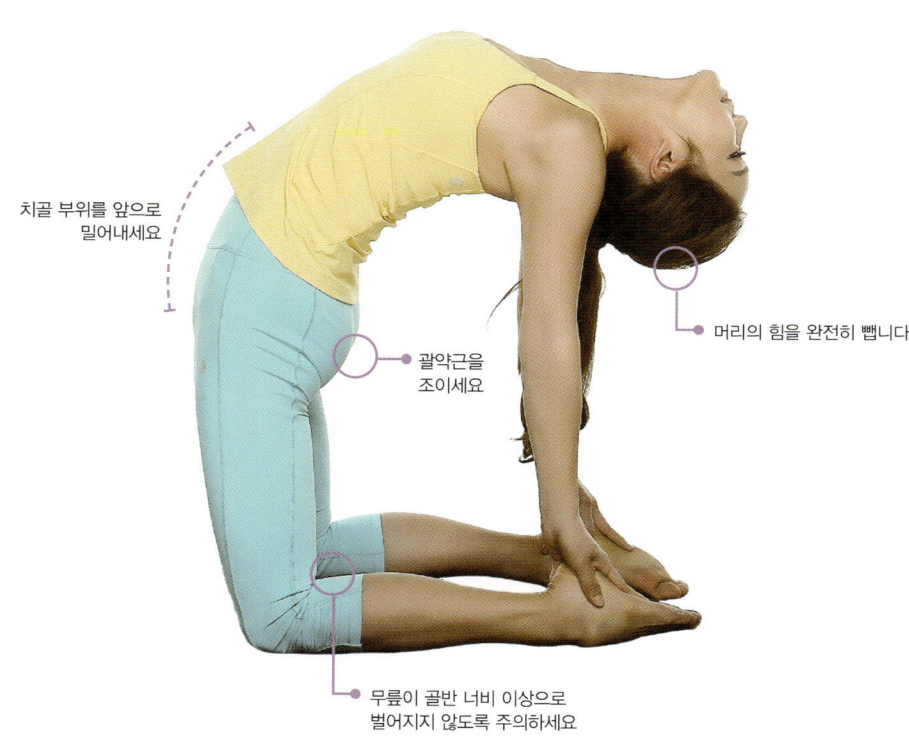

치골 부위를 앞으로 밀어내세요

괄약근을 조이세요

머리의 힘을 완전히 뺍니다

무릎이 골반 너비 이상으로 벌어지지 않도록 주의하세요

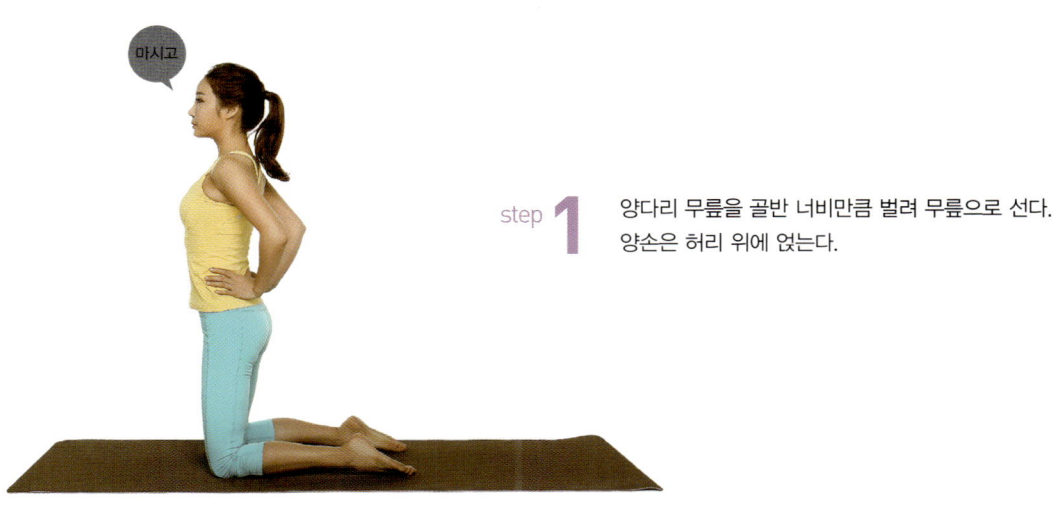

step **1** 양다리 무릎을 골반 너비만큼 벌려 무릎으로 선다.
양손은 허리 위에 얹는다.

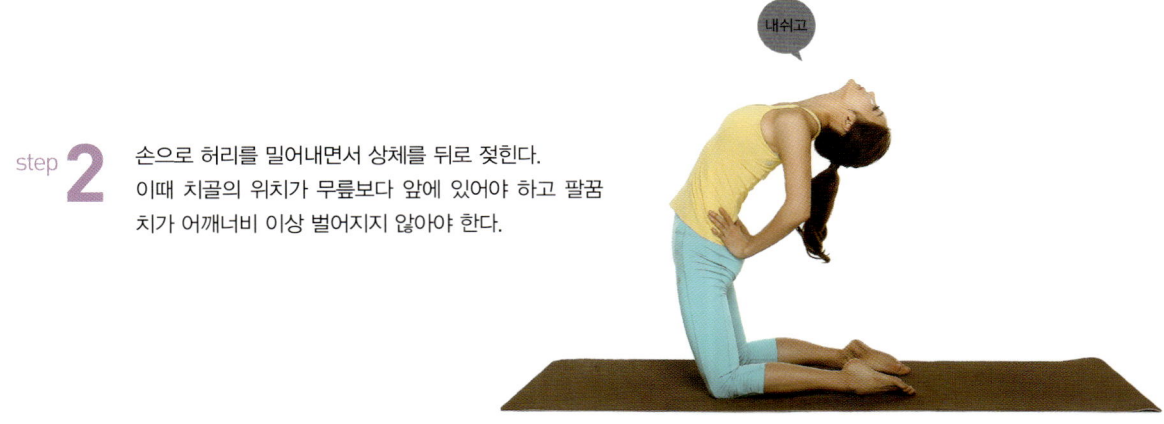

step **2** 손으로 허리를 밀어내면서 상체를 뒤로 젖힌다.
이때 치골의 위치가 무릎보다 앞에 있어야 하고 팔꿈치가 어깨너비 이상 벌어지지 않아야 한다.

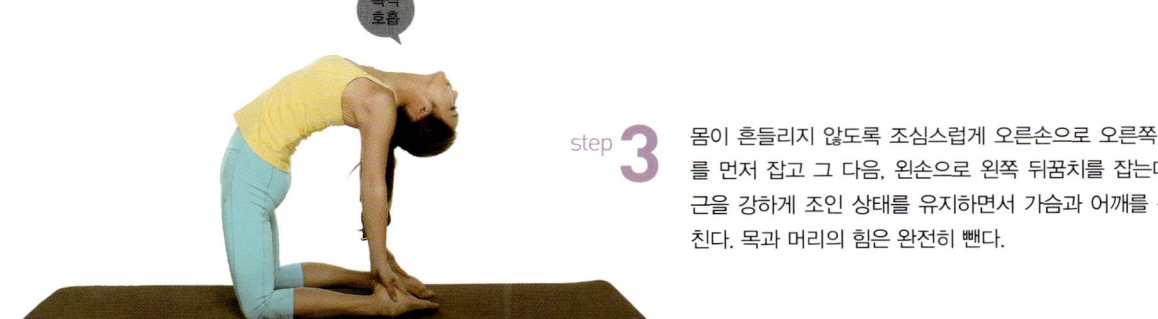

step **3** 몸이 흔들리지 않도록 조심스럽게 오른손으로 오른쪽 뒤꿈치를 먼저 잡고 그 다음, 왼손으로 왼쪽 뒤꿈치를 잡는다. 괄약근을 강하게 조인 상태를 유지하면서 가슴과 어깨를 활짝 편다. 목과 머리의 힘은 완전히 뺀다.

Coaching TIP
전문가와 함께하는
트레이닝

● 보조자 Tip

실행자 무릎 바깥쪽에 선 다음, 허벅지로 실행자의 골반을 살짝 조인다. 다리에 힘을 가해 실행자의 골반을 앞으로 당겨준다. 당겨주는 범위는 실행자의 배꼽과 무릎이 수직이 되는 정도까지. 양손으로 실행자 어깨의 위치와 방향을 조절해주면서 아래로 살짝 눌러준다.

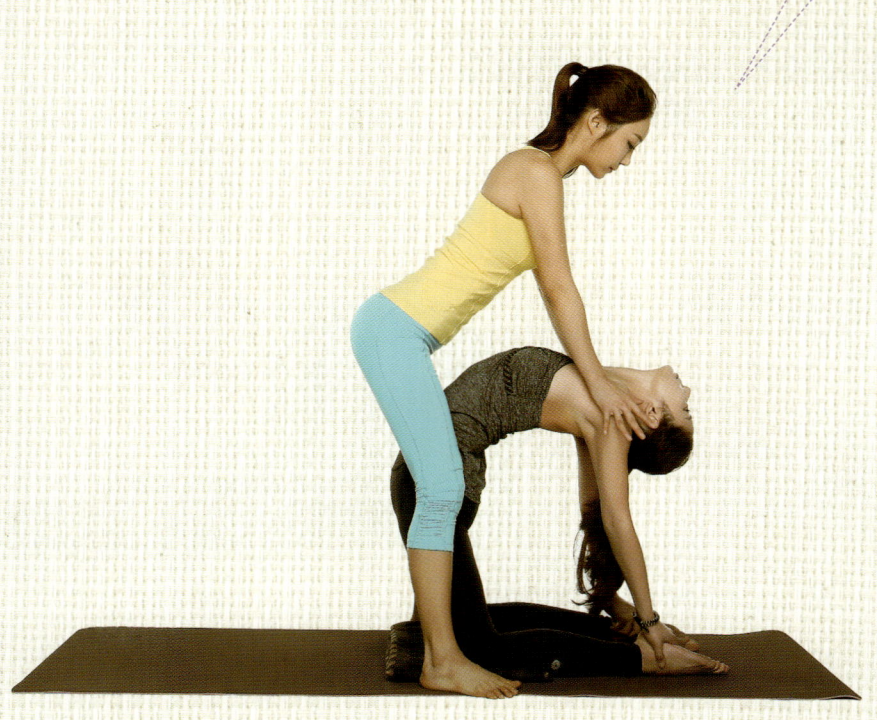

● 실행자 Tip

안정되고 깊은 후굴이 이루어진 상태. 마시는 숨에 가슴을 더 들어올리고 내쉬는 숨에 견갑골을 모아 머리의 힘을 완전히 뺀다. 호흡하는 내내 이 실천을 반복한다.

Restart TIP
초보자를 위한 셀프 트레이닝

실행법

양다리 발목을 꺾어 발가락을 바닥에 놓는다. 의자 다리가 발목 바깥쪽에 오도록 의자를 놓은 뒤, 의자 다리를 잡고 실시한다. 의자 다리를 잡는 이유는 척추 관절의 가동성을 조절하기 위해서다. 척추가 굳은 사람일수록 의자 다리의 윗부분을 잡으면 무리 없이 할 수 있다. 목이 많이 불편한 사람은 의자 위에 블록을 쌓아두어 머리를 기댄다. 목이 불편하지 않다면 블록이 없는 상태로 해도 무관하다.

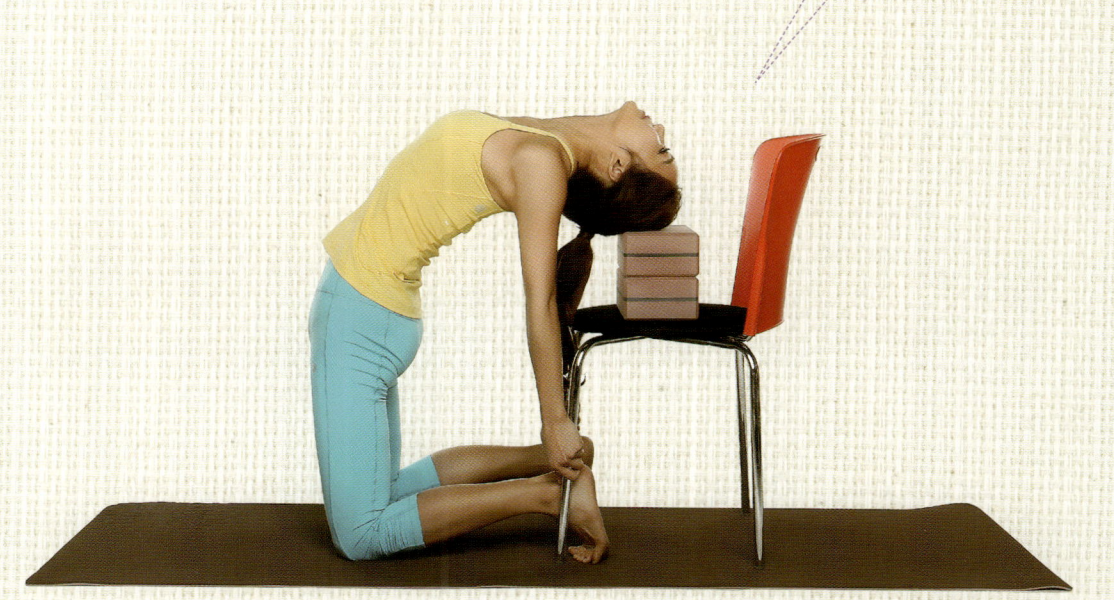

Main 09 누운 영웅 자세
Fixed Firm Pose | 숩타 바즈라아사나 Supta vajrasana

효과 하체의 부종 제거, 장시간 서 있었을 때의 피로 제거, 요통/생리통 완화, 발목/무릎/골반의 유연성 향상 및 교정
유지시간 40초~50초

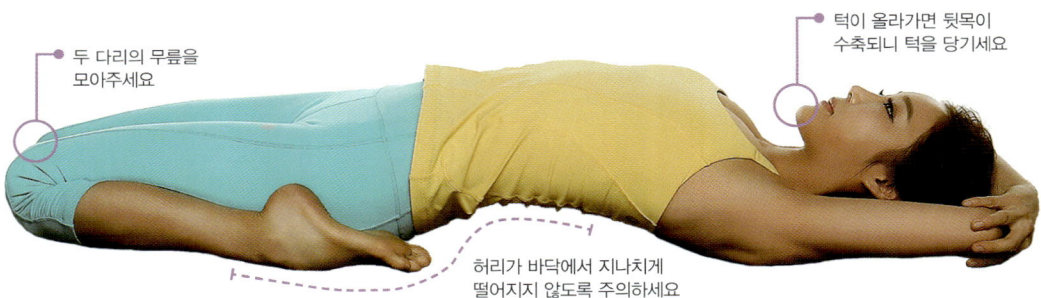

- 두 다리의 무릎을 모아주세요
- 턱이 올라가면 뒷목이 수축되니 턱을 당기세요
- 허리가 바닥에서 지나치게 떨어지지 않도록 주의하세요

step 1 영웅 자세로 앉는다.
양손으로 발바닥을 잡고 척추를 바르게 세운다.

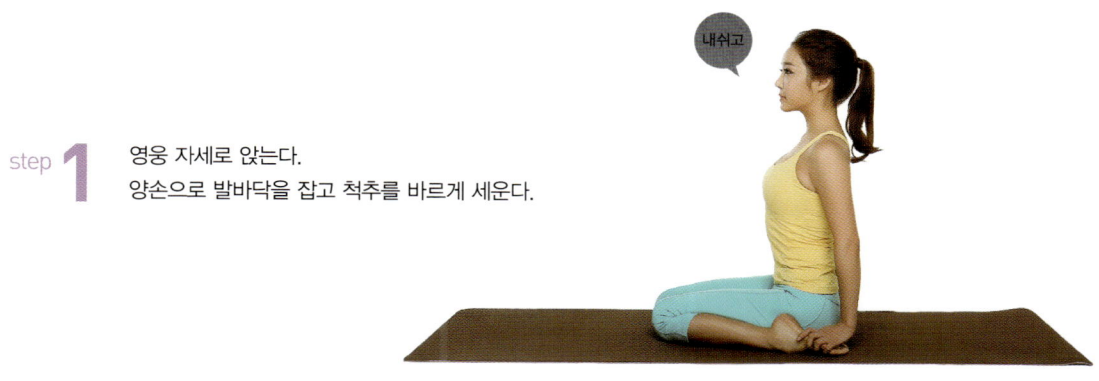

step 2 오른팔의 팔꿈치를 먼저 바닥에 대고 그 다음, 왼쪽 팔의 팔꿈치를 바닥에 댄다. 턱을 들어 올려 정수리도 바닥에 댄다. 이 단계에서는 바닥과 등 사이의 공간을 최대한 확보할 수 있도록 한다.

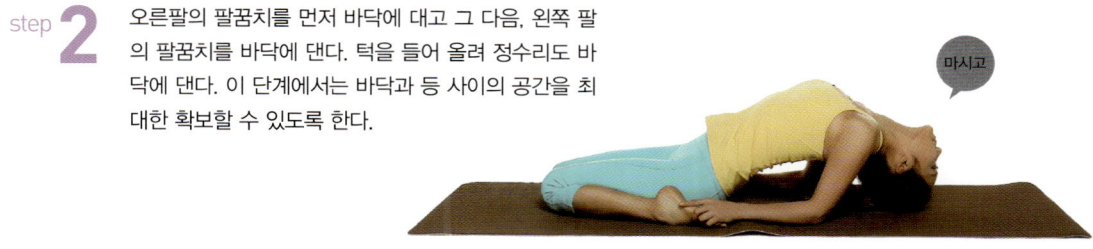

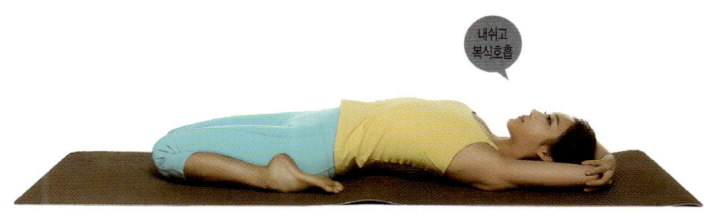

step 3 몸 전체를 바닥에 대고 양팔을 만세 부르듯 위로 뻗는다. 그 다음, 손으로 팔꿈치를 잡는다. 무릎이 벌어지지 않도록 주의하고 턱이 들리지 않게 턱을 당긴다. 마시는 숨에는 흉곽을 활짝 펼치고, 내쉬는 숨에는 하체, 골반, 허리, 복부의 감각을 살핀다.

| Coaching TIP | 전문가와 함께하는 **트레이닝** |

● 보조자 Tip

실행자의 허벅지 위에 올라서서 양손으로 장요근 부위를 지그시 눌러준다. 처음부터 발의 위치를 잘 선택해야 올라선 상태에서 움직이지 않을 것이다. 보조자가 불안하면 실행자는 그 이상으로 불안해진다는 점을 명심하자.

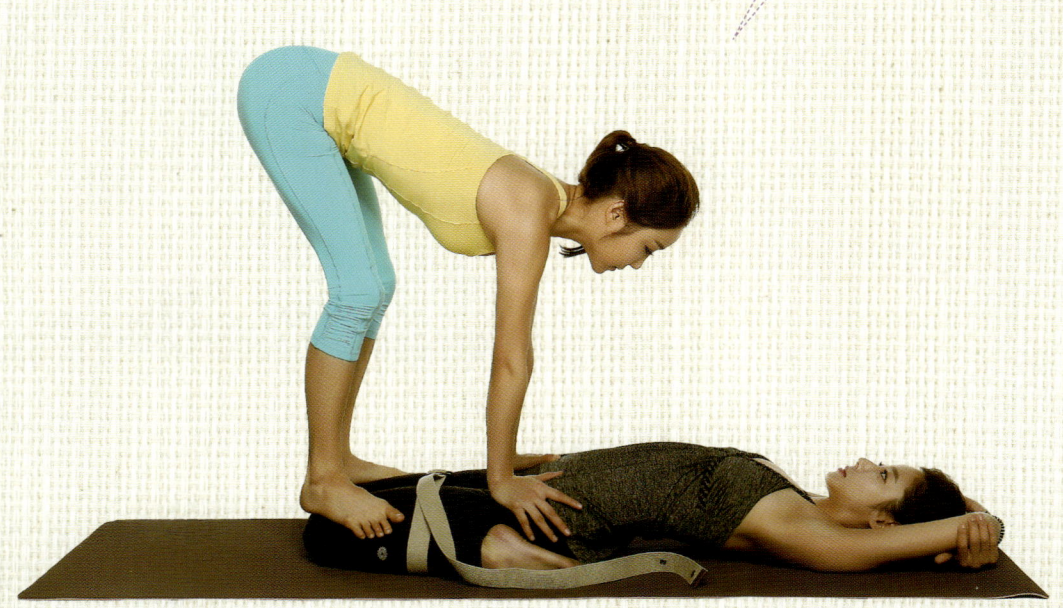

● 실행자 Tip

눕기 전에 스트랩으로 종아리와 허벅지를 함께 묶어준다. 영웅 자세로 앉았을 때 골반, 무릎, 발목이 많이 불편하다면 무릎의 간격을 골반 너비만큼 벌려 스트랩을 묶는다. 모든 자세는 통증을 감당할 수 있는 범위 내에서 괴롭지 않을 정도로 실시해야 이롭다. 자세가 완성되면 '보조자의 보조가 내게 상당한 도움을 주고 있다'라는 것을 감각으로 알아차릴 수 있을 것이다. 그 감각에 집중하면서 느리고 깊게 호흡한다.

Restart TIP

초보자를 위한
셀프 트레이닝

실행법

골반, 무릎, 발목이 뻣뻣한 사람은 볼스터를 사용해서 좀 더 편안하게 할 수 있다. 볼스터가 없다면 베개, 쿠션 등을 허리와 등에 받치고 실시해도 좋다. 무릎은 골반 너비만큼 벌린다.

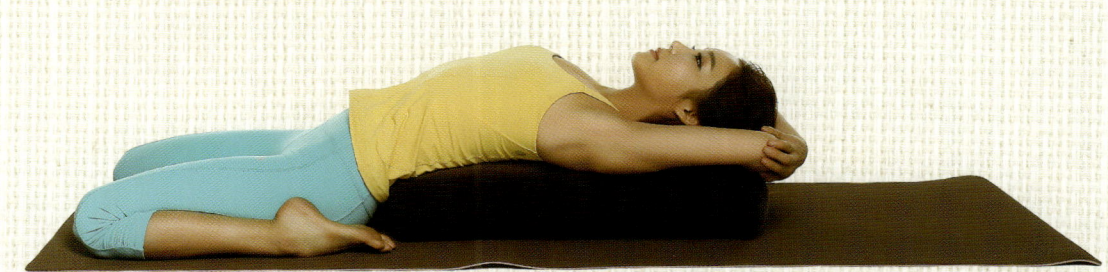

Main 10

누워서 비틀기 자세(변형)
Spine Twist Pose(variation) | 숩타 파리브르타아사나 Supta Parivrttasana

효과 척추/골반의 유연성 향상 및 교정, 목과 어깨의 경직/피로 제거, 척추 근력과 신경계의 기능 회복
유지시간 좌우 각각 35초~45초

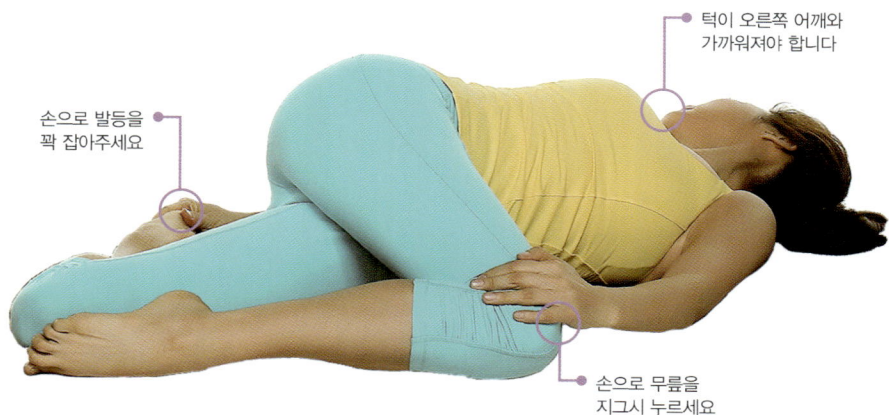

- 턱이 오른쪽 어깨와 가까워져야 합니다
- 손으로 발등을 꽉 잡아주세요
- 손으로 무릎을 지그시 누르세요

step 1   다리를 가지런히 모아 십자가 모양으로 누운 상태에서 오른쪽 발바닥을 왼쪽 무릎 위에 댄다. 왼손으로 오른쪽 무릎을 잡는다.

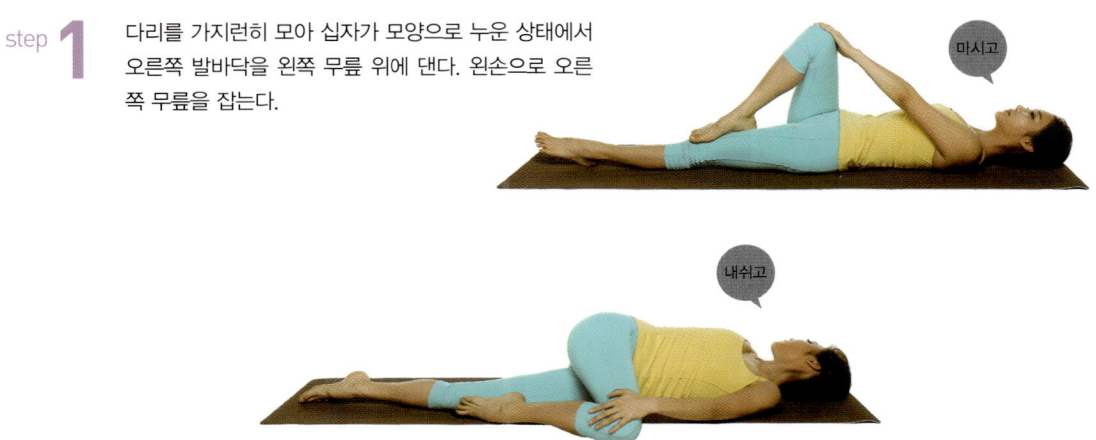

step 2   왼손으로 오른쪽 무릎을 누르면서 왼쪽 바닥으로 이동시킨다. 시선은 오른손 끝을 향한다. 오른쪽 어깨와 등이 바닥에서 떨어지지 않도록 주의한다. 이 단계에서는 왼쪽 무릎이 들리거나 구부러지지 않도록 노력하는 것이 중요하다.

step 3   왼쪽 무릎을 구부려서 오른손으로 왼발 발등을 잡는다. 이때 고개를 들어 올려도 상관없다. 오른쪽 무릎이 계속 바닥에 붙어있는지, 왼쪽 무릎이 이동하지 않았는지 등 몸 전체의 정렬을 다시 확인한다.

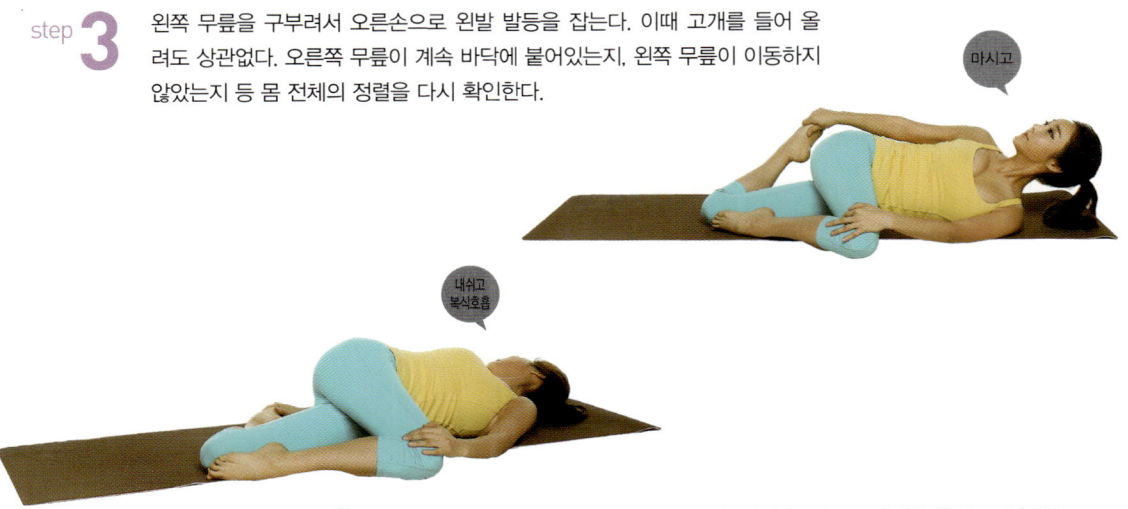

step 4   신체의 모든 부분을 바닥에 내려놓는다. 시선은 오른쪽 어깨를 향하고 오른쪽 어깨가 바닥과 닿을 수 있게 어깨를 최대한 내린다. 가능하다면 그 상태에서 왼쪽 무릎을 조금씩 더 편다.

Coaching TIP

전문가와 함께하는
트레이닝

보조자 Tip
실행자의 오른쪽 발목과 왼쪽 무릎을 보조자의 오른발과 왼쪽 무릎으로 고정시켜준다. 그 다음 왼손으로 실행자의 어깨를 눌러주고 오른손으로는 실행자의 오른쪽 골반을 밀어준다.

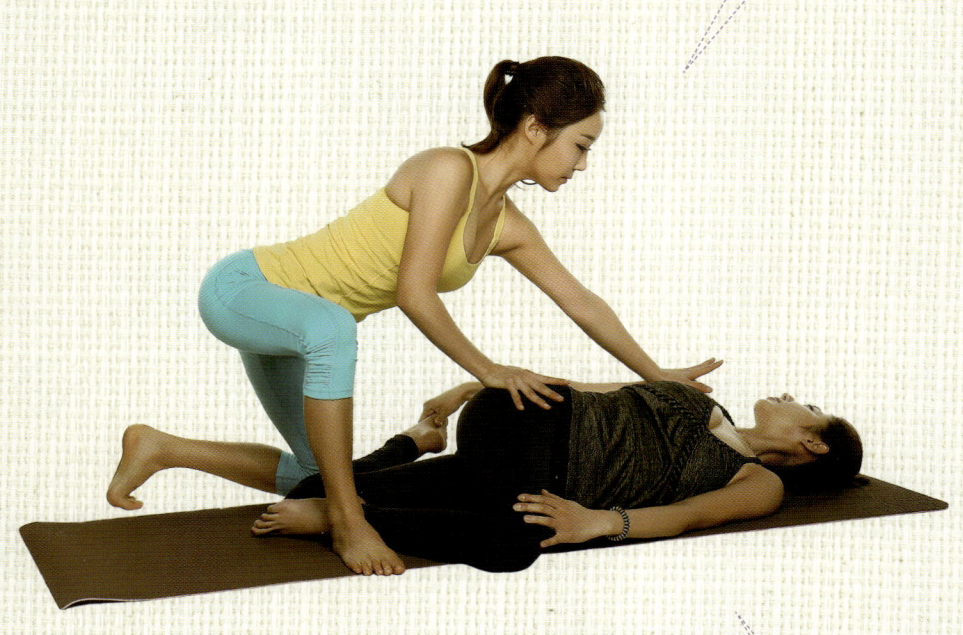

실행자 Tip
깊게 호흡하면서 뱉는 숨에 트위스트 능력을 증가시킨다. 완성된 자세에서 계속 노력해야 될 부분은 오른쪽 어깨와 왼발을 바닥으로 밀착시키는 것이다.

Restart TIP

초보자를 위한
셀프 트레이닝

◉ 실행법

손으로 왼발을 잡기 어려울 경우, 스트랩이나 수건을 이용한다. 왼발의 발등에 스트랩이나 수건을 걸고 오른손으로 잡으면 된다. 호흡이 빨라지지 않도록 조절하면서 왼발과 오른쪽 어깨가 바닥에서 떨어지지 않게 노력한다.

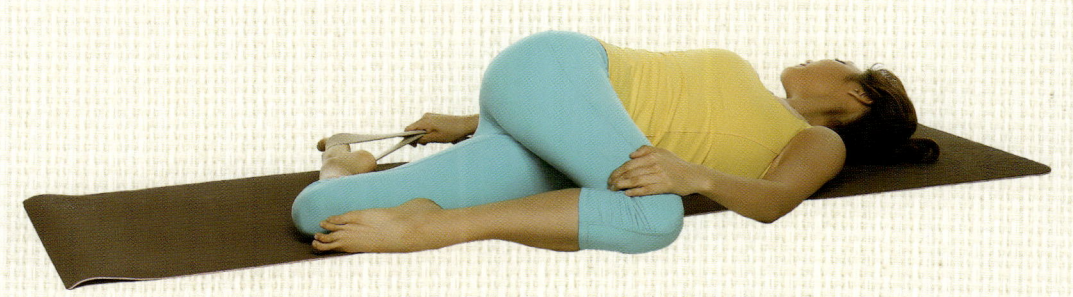

Main 11

어깨로 서기 자세
Shoulder Stand Pose | 사람바 사르반가아사나 Salamba Sarvangasana

효과 목/등의 담 예방, 호르몬 분비 조절, 두뇌기능 발달, 신경쇠약/불면증 치료, 신진대사 조절, 비뇨기 질환/자궁 편위/월경 불순/치질/간질/빈혈/무기력증에 도움
유지시간 50초~60초

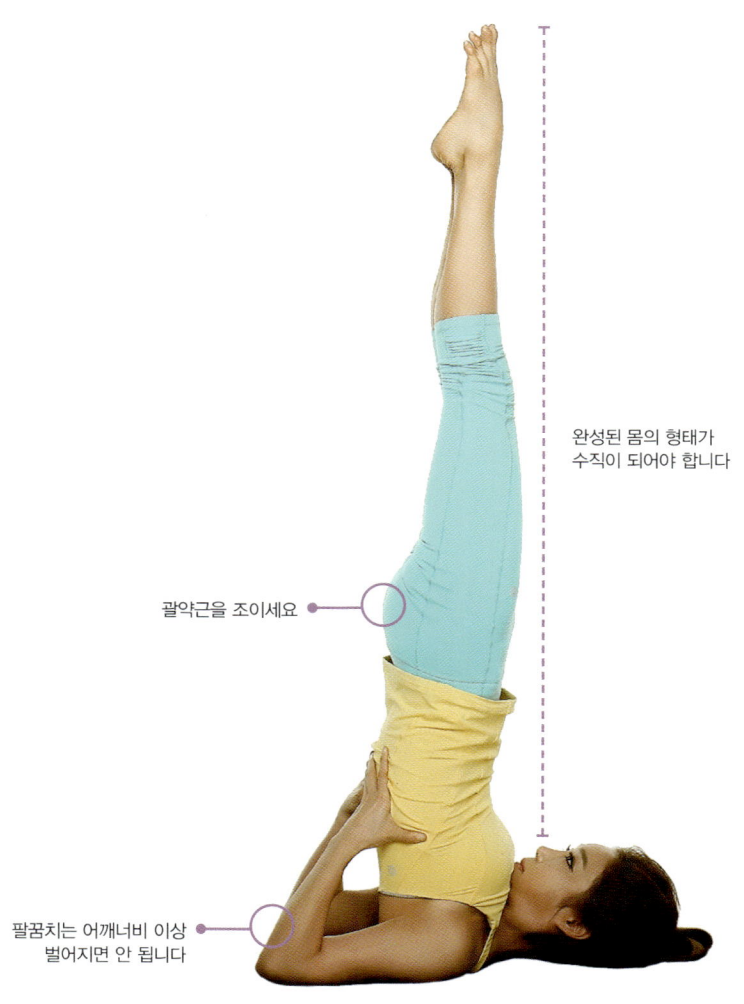

완성된 몸의 형태가 수직이 되어야 합니다

괄약근을 조이세요

팔꿈치는 어깨너비 이상 벌어지면 안 됩니다

step 1   다리를 모아 바르게 누운 상태에서 양손의 손바닥을 바닥에 짚는다. 무릎을 구부려 발을 바닥에서 떨어뜨린다.

step 2   손으로 바닥을 누르면서 다리를 뻗고 엉덩이를 들어 올린다. 발끝이 바닥에 닿으면 양손 깍지를 끼워 팔을 뻗는다. 악력의 힘을 이용하여 손바닥 사이에 공간이 생기지 않도록 두 손을 꽉 쥐고, 척추를 최대한 쭉 편다.

step 3   두 손으로 등을 받친다. 이때 팔꿈치가 벌어지지 않게 주의한다. 서서히 허리를 펴내면서 발끝이 하늘을 향할 수 있게 발등까지 편다. 괄약근을 강하게 조이고 시선은 발끝을 향한다. 이 자세는 발끝부터 어깨까지 수직이 되어야 한다.

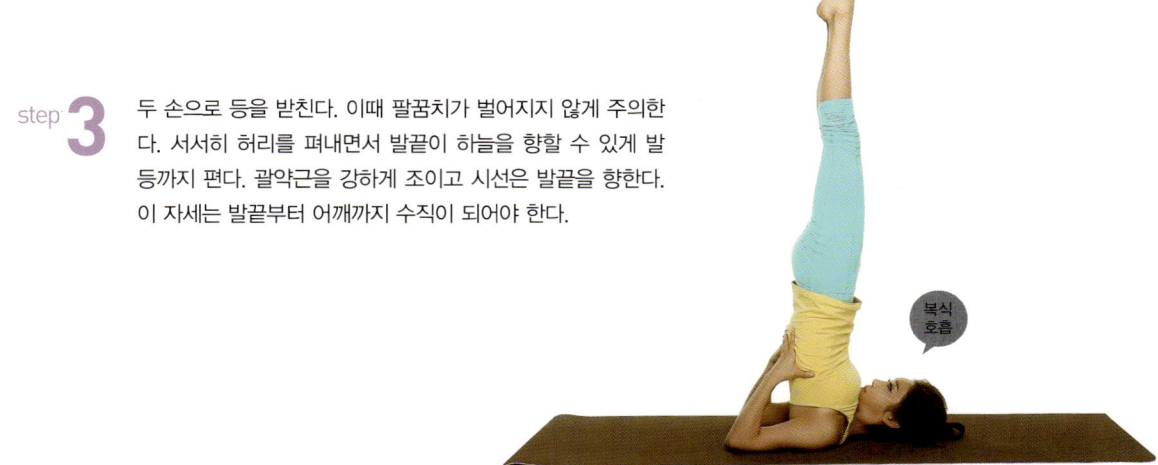

| Coaching TIP | 전문가와 함께하는 **트레이닝** |

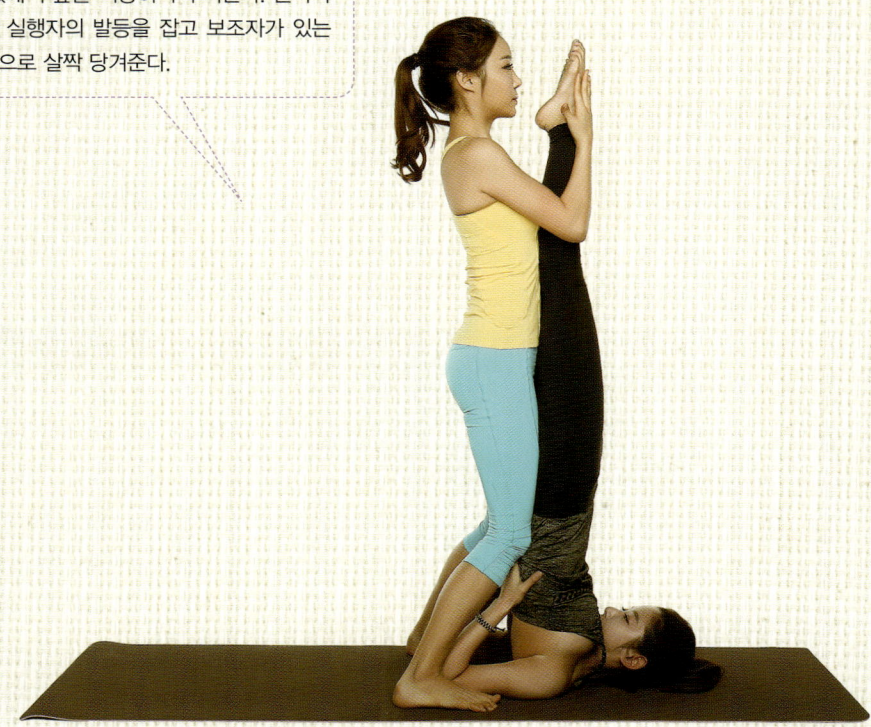

● 보조자 Tip

양발로 실행자의 팔꿈치가 벌어지지 않게끔 조여준다. 실행자의 등과 허리도 펴질 수 있게 무릎을 적당히 구부려준다. 손바닥으로 실행자의 발등을 잡고 보조자가 있는 방향으로 살짝 당겨준다.

● 실행자 Tip

팔꿈치가 바닥에서 떨어지지 않게끔 손의 위치를 조절한다. 이 자세는 호흡이 많이 불편할 수 있다. 그럴수록 호흡에 더 집중해야 한다.

| Restart TIP | 초보자를 위한
셀프 트레이닝 |

🏷️ **실행법**

> 수련 시에 스트레스는 스스로 만든다. 스트레스를 받지 않고 '좋은 느낌'을 갖기 위한 다양한 노력 중 하나가 바로 요가 도구나 생활용품을 사용하는 방법이다. 머리 아래 담요는 필요에 따라 사용한다. 스트랩을 팔꿈치 위에 끼우면 어깨와 팔꿈치가 안전한 지지대 역할을 할 수 있다. 이 자세에서는 척추를 최대한 세우려고 노력해야 한다. 가능하다면 발끝을 바닥에 댄다. 발이 바닥에 닿는 자세가 고통스럽다면 발끝을 바닥에서 떨어뜨리고 아주 서서히, 조금씩 발끝을 내리는 연습을 한다.

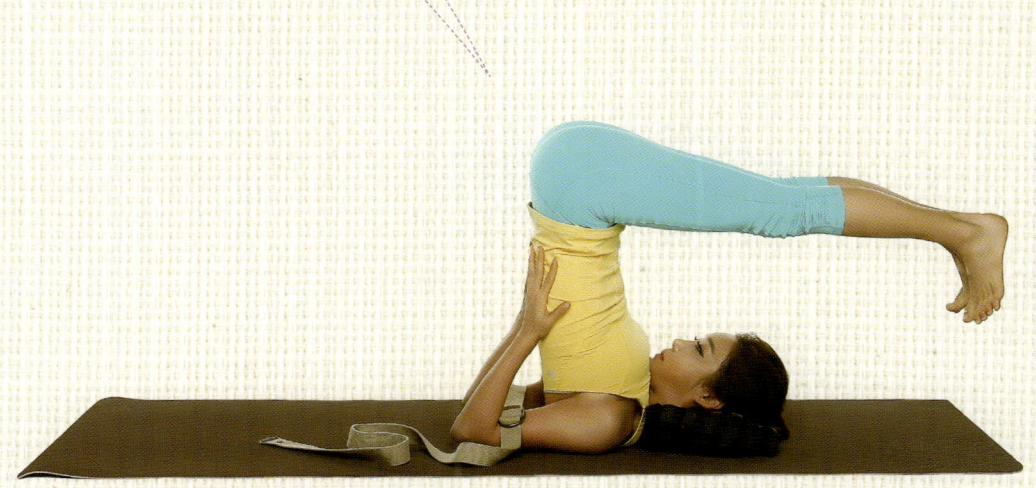

Main 12

머리로 서기 자세

Headstand Pose | 사람바 시르사아사나 Salamaba Shirshasana

효과 감정/행동 제어, 뇌세포의 활성화, 원기 회복, 감기/가슴 떨림/만성피로에 도움, 집중력/균형감각 향상, 뇌하수체/송과선의 기능 개선, 수면 및 활력 부족인 사람에게 충분한 에너지 공급

유지시간 50초~60초

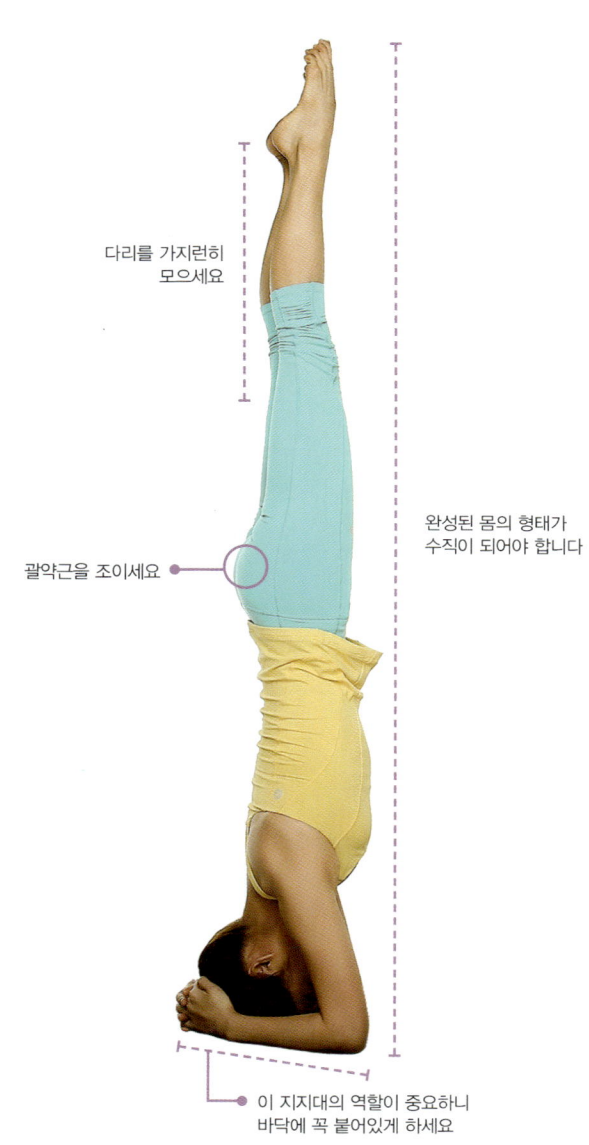

다리를 가지런히 모으세요

괄약근을 조이세요

완성된 몸의 형태가 수직이 되어야 합니다

이 지지대의 역할이 중요하니 바닥에 꼭 붙어있게 하세요

step 1 무릎을 꿇고 앉아 양손 깍지를 끼워 삼각형 모양의 지지대를 만든다.

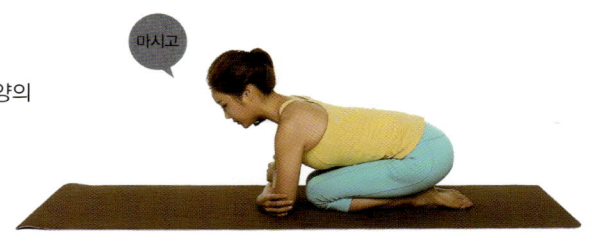

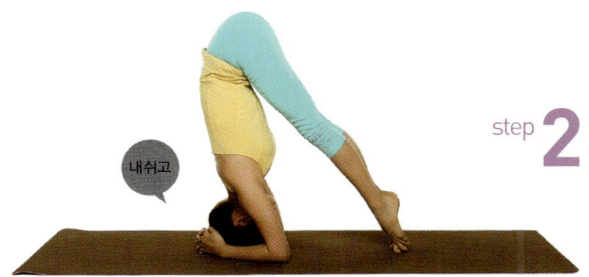

step 2 정수리를 바닥에 댄 다음, 종종 걸음으로 걸어와 정수리에서 엉덩이까지 수직이 되는 시점에서 멈춘다. 이때 발끝만 바닥에 놓여야 한다.

step 3 발끝을 서서히 들어 올려 엉덩이와 발끝이 수평이 되는 형태를 만든다. 턱이 들리거나 당겨지지 않도록 주의한다.

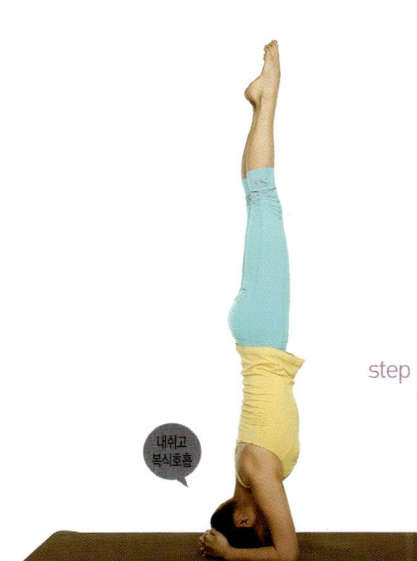

step 4 몸이 완전한 수직 형태가 될 수 있게끔 서서히 허리를 편다. 호흡 에너지, 육체 에너지, 마음 에너지를 합일시켜 심신을 안전하고 견고하게 만든다.

Coaching TIP

전문가와 함께하는
트레이닝

🔸 **보조자 Tip**

이 자세의 보조는 수련생의 몸 상태와 자세의 형태에 따라 모두 다르게 이뤄져야 하는데, 이 방법은 가장 쉽고 일반적인 보조. 실행자의 견갑골 부위에 보조자의 무릎을 댄다. 가능하다면 손바닥을 실행자의 발등에 대기 전에, 실행자의 발목을 잡고 힘차게 들어 올렸다가 다시 내려준다. 그럼 실행자의 정렬 상태가 더 좋아질 것이다. 그 다음, 손바닥으로 실행자의 발등을 펴주고 팔꿈치로 실행자의 종아리를 모아준다.

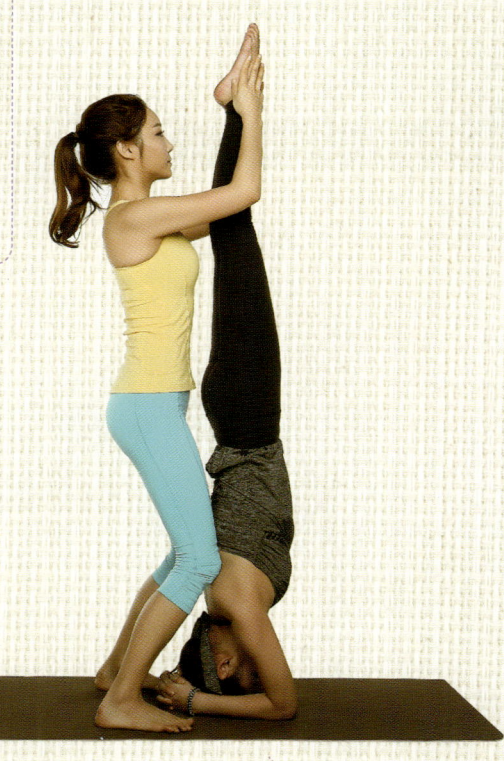

🔸 **실행자 Tip**

이 자세를 행할 때 절대로 보조자에게 의존하기만 해서는 안 된다. 고도의 집중력, 통제력, 자각능력을 필요로 하는 자세이기 때문이다. 세 가지의 반다(목구멍 잠그기, 배꼽 잠그기, 생식기 잠그기)를 실천하면서 깊게 호흡한다.

Restart TIP

초보자를 위한
셀프 트레이닝

이 자세는 다른 도구의 도움을 받기가 힘든 자세다. 따라서 현재 단계가 불안하다면 다음 단계로 넘어가지 말고 머무르길 바란다. 요가 자세는 도전정신으로 나아가는 것이 아니라 자각능력으로 일깨우는 것이다.

step 1

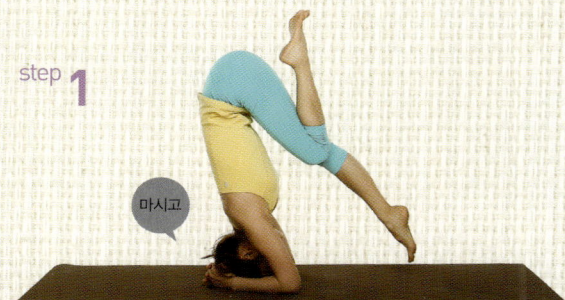

마시고

초보자는 과정에 충실한 것이 가장 중요하다. 천천히, 체계적으로, 안전하게 나아가야 한다. 초보자의 첫 단계 훈련은 한쪽 다리만 구부리고 한쪽 다리의 발끝을 바닥에서 아주 조금 떨어뜨리는 연습이다. 이때 중요한 것은 차올리는 것이 아니라 들어 올리는 것! 이것을 명심해야 한다. 요가 아사나는 요령으로 하는 것이 아니라 기능으로 하는 것이다.

step 2

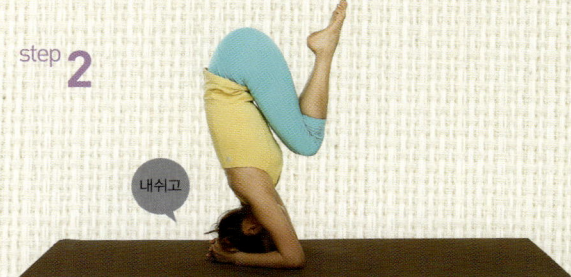

내쉬고

전 단계에서 안전하게 머무르고 있다면 펴진 다리도 구부려본다. 이때 중요한 것은 다리와 몸통이 반드시 붙어있어야 하는 것이다.

step 3

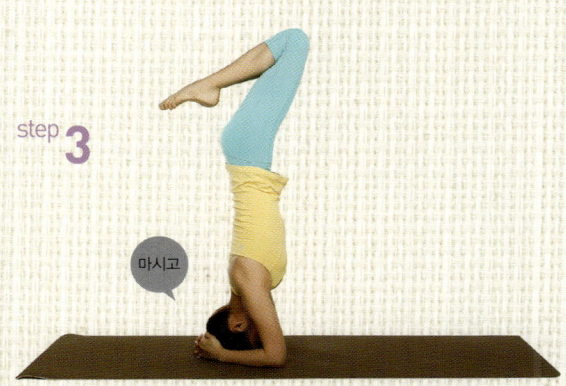

마시고

이 단계에서는 몸통을 펴내는 작업을 하게 된다. 무릎을 서서히 들어 올려 척추를 완전히 세운다.

step 4

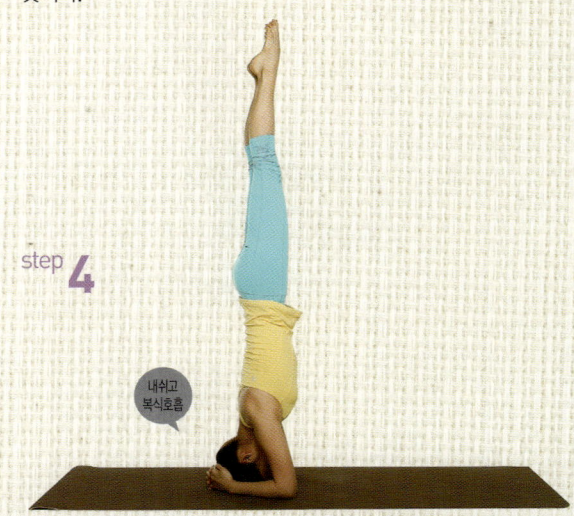

내쉬고
복식호흡

이제 완성된 자세로 다가갈 것이다. 괄약근을 조이면서 서서히 무릎을 펴본다. 불안요소가 있을수록 더 많이 집중하고 더 깊게 호흡해야 한다.

Main 13

위로 향한 활 자세
Upward Bow Pose | 우르드바 다누라아사나 Urdhava Dhanurasana

효과 차크라 각성, 손목/팔꿈치/등 강화, 척추 유연성과 활력 증진, 컨디션 회복, 소화기능과 신진대사 촉진
유지시간 30초~40초

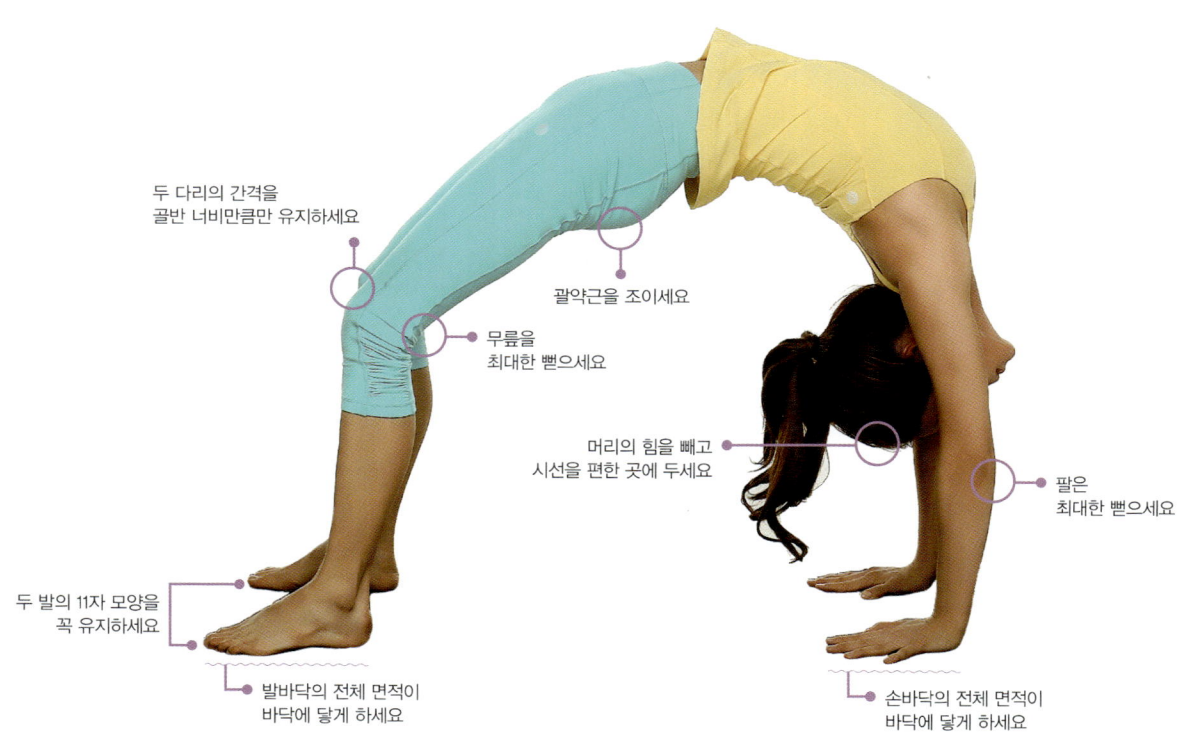

- 두 다리의 간격을 골반 너비만큼만 유지하세요
- 괄약근을 조이세요
- 무릎을 최대한 뻗으세요
- 머리의 힘을 빼고 시선을 편한 곳에 두세요
- 팔은 최대한 뻗으세요
- 두 발의 11자 모양을 꼭 유지하세요
- 발바닥의 전체 면적이 바닥에 닿게 하세요
- 손바닥의 전체 면적이 바닥에 닿게 하세요

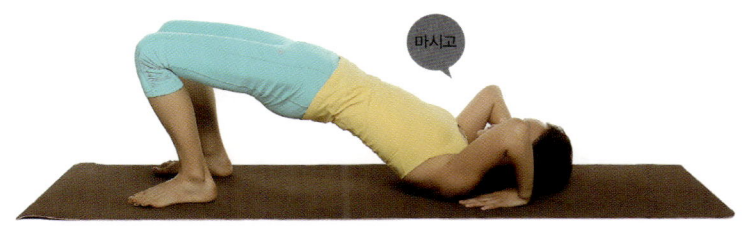

step 1   누운 상태에서 두 다리를 골반 너비만큼 벌린 다음, 발바닥을 바닥에 댄다. 발바닥의 간격도 골반 너비를 유지한다. 손바닥을 어깨 옆에 짚고 엉덩이를 들어 올린다.

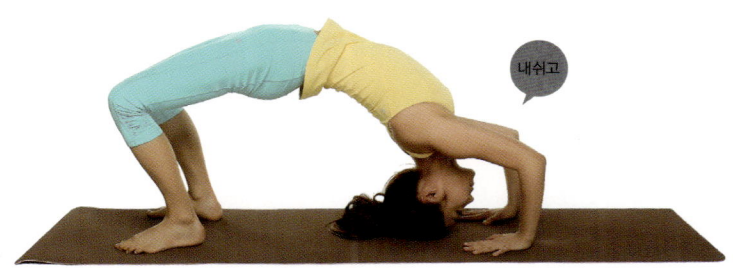

step 2   팔의 힘으로 머리를 번쩍 들어 올려 정수리를 바닥에 댄다. 두 손과 정수리의 간격은 오른손, 왼손, 머리가 삼각형 모양을 이루는 것이 가장 적당하다.

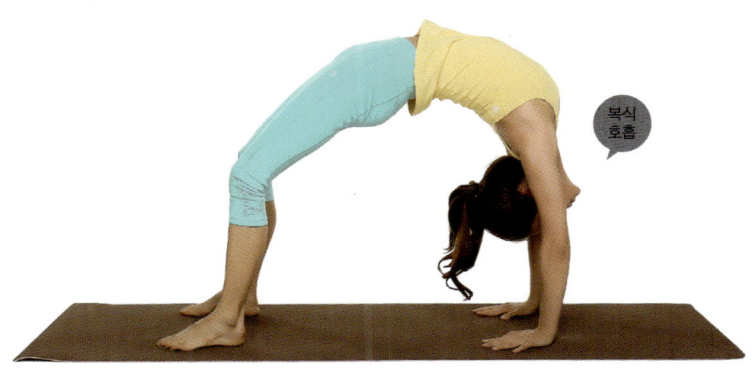

step 3   발바닥과 손바닥으로 강하게 바닥을 누르면서 팔을 펴 올린다. 신체의 전면(무릎, 골반, 배, 가슴, 어깨, 목)을 최대한 이완시킨다.

Coaching TIP

전문가와 함께하는
트레이닝

● 보조자 Tip

실행자의 손이 미끄러지거나 이동하는 것을 막기 위해 양발로 실행자의 손을 막아준다. 그 다음, 무릎으로 실행자의 팔꿈치를 조여주어 실행자의 팔이 완전히 펴지게 돕는다. 두 손을 실행자의 견갑골에 대고 조심스레 당긴 다음, 천천히 앉는다. 앉아서도 계속해서 힘을 주는 것을 잊지 말아야 한다. 다리는 실행자의 팔을 펴기 위해 힘을 쓰고, 손과 팔은 실행자의 어깨를 펴기 위해 힘을 써야 한다. 스스로 팔을 펴지 못하는 사람을 보조할 경우에는 아래 사진을 참고한다.

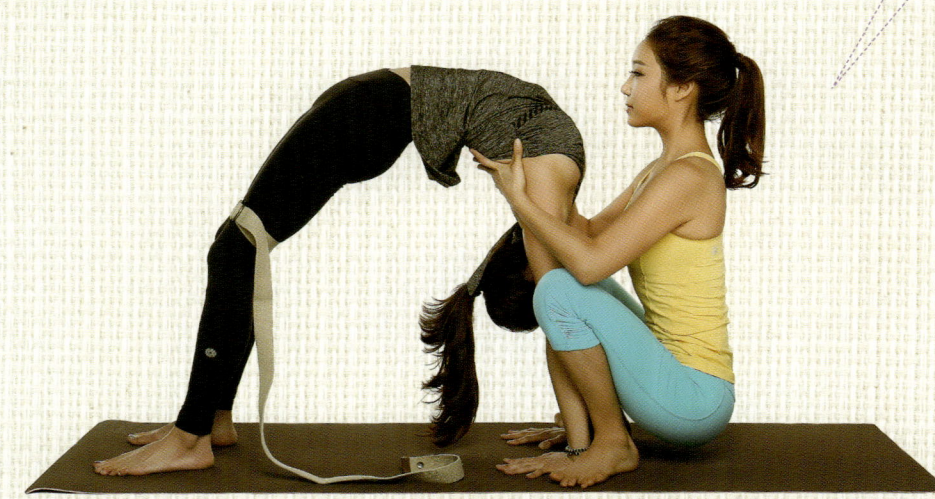

● 실행자 Tip

보조를 받으면 혼자 할 때의 느낌과는 많이 다를 것이다. 이 자세를 흉내 내는 것은 어렵지 않겠지만 완성한다는 것은 꽤 어렵다. 바른 정렬상태를 유지한 상태에서 중심부에 뭉쳐 있는 에너지를 상체와 하체로 분리시킬 줄 알아야 한다.

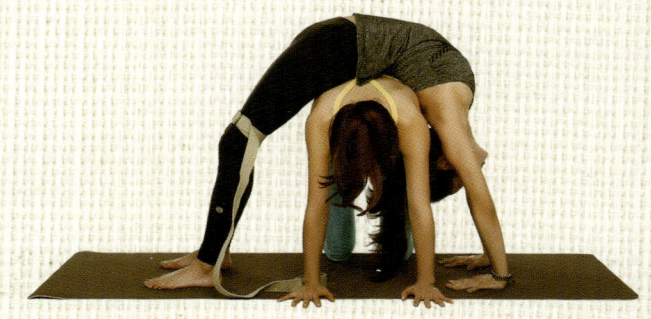

Restart TIP

초보자를 위한
셀프 트레이닝

> **실행법**
>
> 블록 위에 두 발을 놓고 하면 허리관절의 가동성을 줄일 수 있기 때문에 과한 통증이나 스트레스가 없을 것이다. 스트랩을 무릎 위에 묶으면 바른 정렬을 갖출 수 있다. 만약 어깨가 뻣뻣하거나 만성 질환이 있어서 팔을 펴지 못하는 경우에는 정수리를 바닥에 두고 실시한다. 머리를 바닥에 놓았을 경우, 머리에 무게가 실리지 않도록 팔, 어깨, 가슴의 힘을 사용해서 그 무게를 지탱해야 한다.

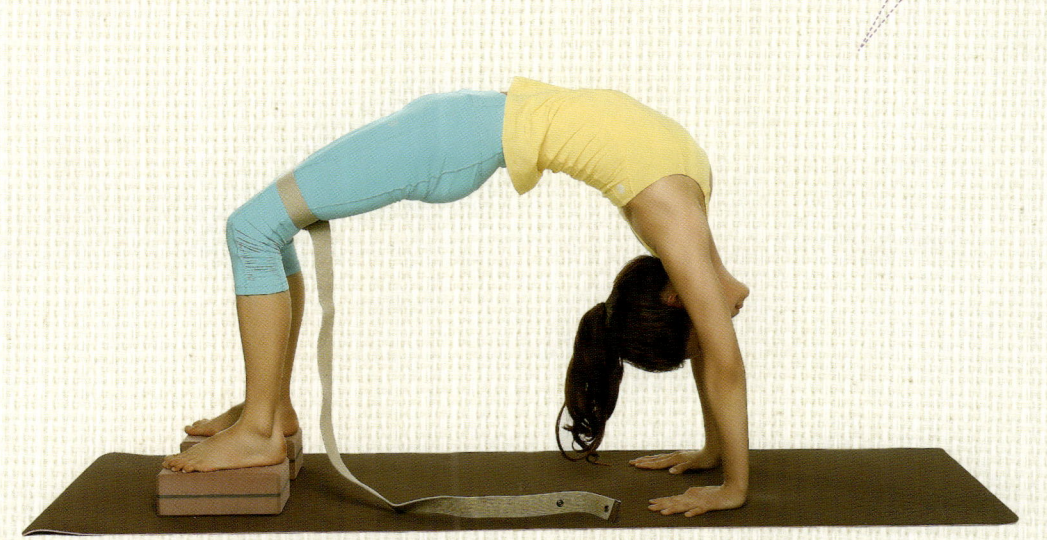

시체 자세

Corpse Pose | 사바아사나 Savasana

유지시간 5분~12분

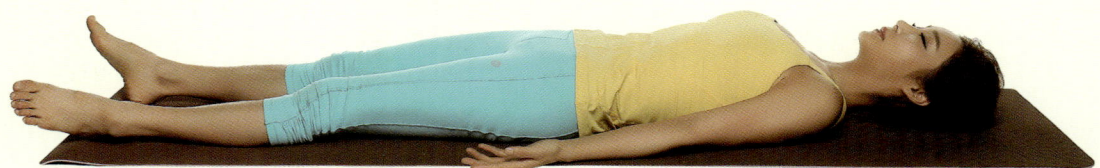

삶에서 우리가 놓치고 있는 것은 내 자신 본래의 모습이다. 그 다음 놓치는 것이 있다면 완전한 휴식이다. 사바아사나는 내 본연의 모습을 찾기 위한 '수련'이기도 하고, 완전한 휴식을 위한 '쉼'이기도 하다. 이 자세는 자극의 욕망으로부터 본연의 모습을 잃어갈 때 본질로 돌아가는 경로를 열어준다. 사바아사나가 주는 편안함과 효과를 느껴본 사람이라면, 그 중요성에 대해서도 잘 알고 있을 것이다.

실행방법

① 편안하게 눕는다. 양다리를 골반 너비 이상으로 벌린 다음, 두 발의 힘을 완전히 뺀다. 두 손은 몸에서 15~20센티 정도 떨어진 곳에 둔 다음, 손바닥이 하늘을 향하게 하고 손의 힘도 완전히 뺀다.
② 온몸 구석구석 마디마디가 편안한 지 살핀 후, 불편한 부위를 다시 편안한 위치에 놓는다.
③ 호흡을 관찰한다. 처음부터 호흡에 너무 집착하거나 지나친 의식을 두면 새로운 긴장이 생긴다. 반대로 호흡을 관찰하지 못하면 호흡을 자각하지 못한다. 아주 조금씩, 천천히 호흡이 길이와 깊이를 더해간다.
④ 깨어있는 의식으로 자연스럽게 흐르는 호흡은 온몸의 세포로 전달될 것이다. 동시에 몸의 감각도, 마음의 동요도 고요해질 것이다.
⑤ 몸과 바닥이 분리되지 않고 하나가 된 것처럼 그 넓고 깊은 고요함 속에서 편안함, 따뜻함, 포근함을 충분히 느낀다.
⑥ 일어날 때는 갑작스러운 행동을 피해 천천히 조심스럽게 일어난다.

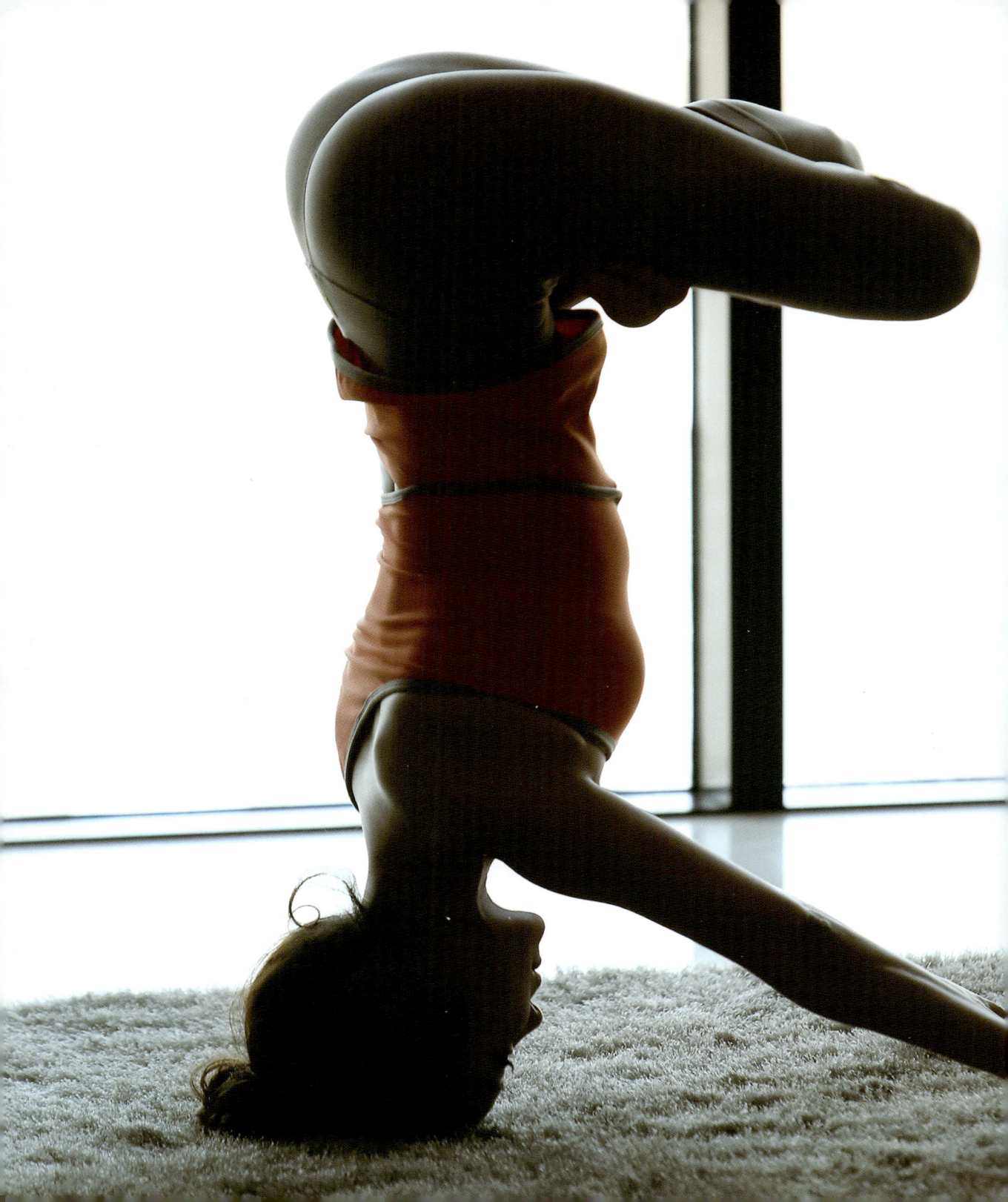

Nadia's
RESTART
YOGA
Solution

Part 4

Level III

요가 아사나의 완성,
마하 요가 레슨

프로그램 소요시간 **50분~60분**

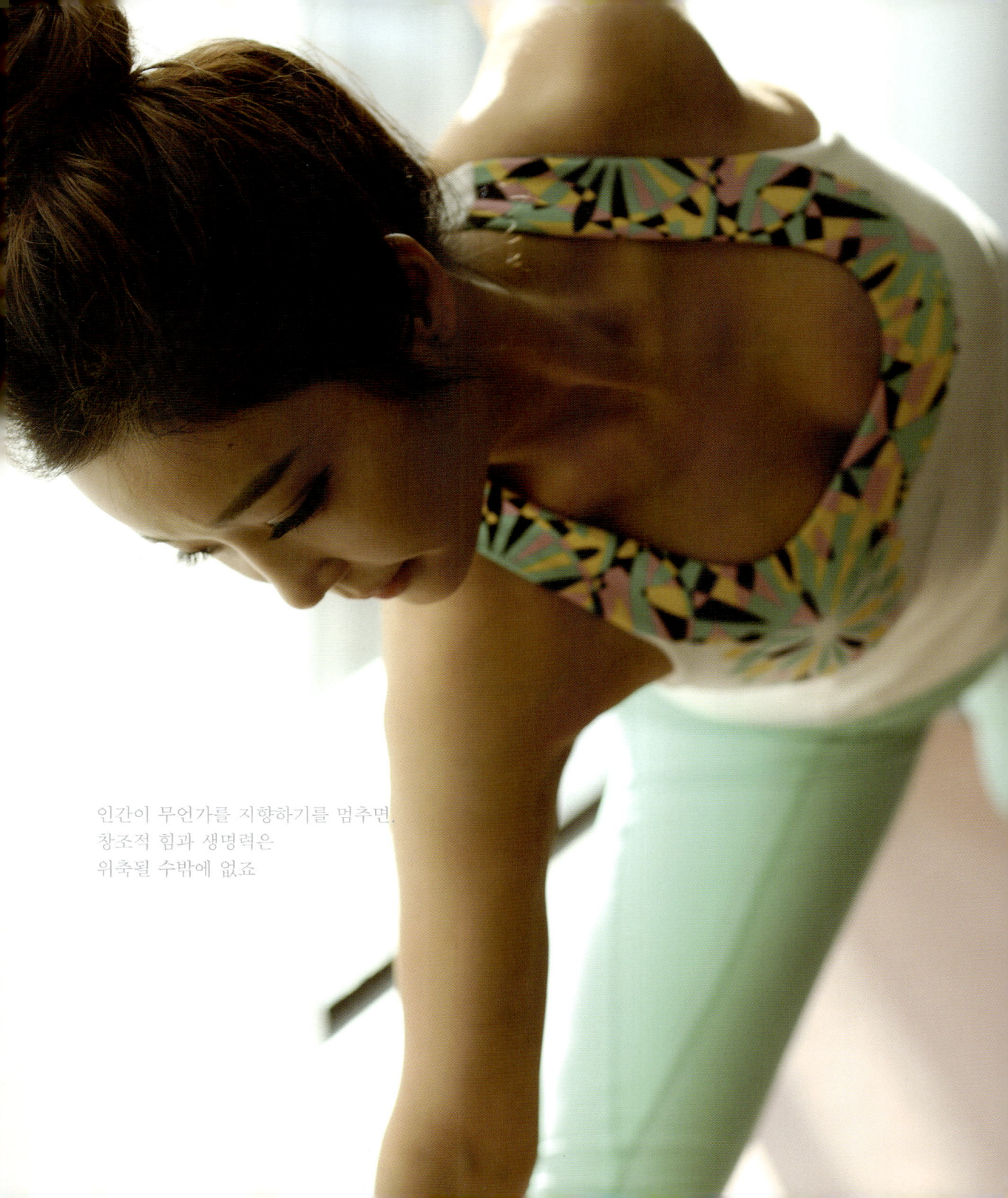

인간이 무언가를 지향하기를 멈추면,
창조적 힘과 생명력은
위축될 수밖에 없죠

경쾌하고 창조적인 파워 빈야사^{Power Vinyasa}

파워 빈야사는 창조적이고 강하며 다이내믹하다. 이는 자신이 지향하는 것에 초점을 두고 진취적으로 힘차게 나아가는, 짧고도 긴 새로운 요가의 여정이라 할 수 있다.

파워 빈야사를 하는 동안 당신은 지금에서 다음으로, 다음에서 그 다음으로, 순간 순간에 몰입하는 과정 중에 장애물을 만나게 될 것이다. 그때마다 타인의 도움 없이 그 위기를 어떻게 극복하고 흐름의 맥을 이어나갈 것인가? 그 알아차림이 당신에게 유연함과 강인함, 용기와 지혜를 선물할 것이다.

남에게 예속되지 않고 스스로를 강하게 성장시키는 에너지를 파워 빈야사를 통해 만들어보자. 이 시퀀스는 힘과 유연성은 물론이고 수용성과 자립심을 길러주는 데도 큰 효과가 있다.

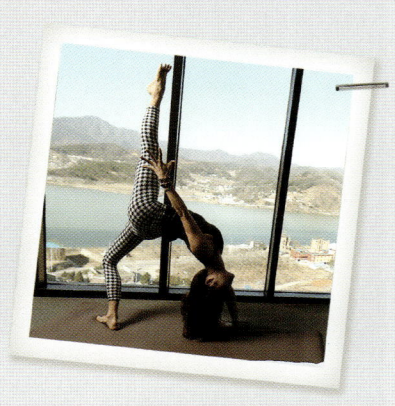
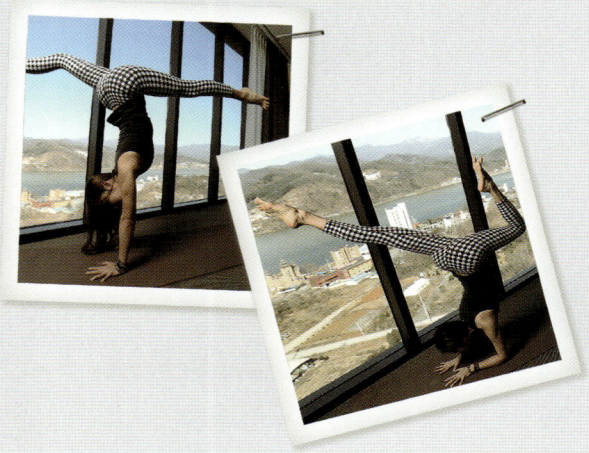

상급자를 위한 준비 프로그램
파워 빈야사 시퀀스

01 내쉬고
산 자세
타다아사나 Tadasana

02 마시고
손 뻗은 후굴 자세
하스타 웃타나아사나 Hasta Uttanasana

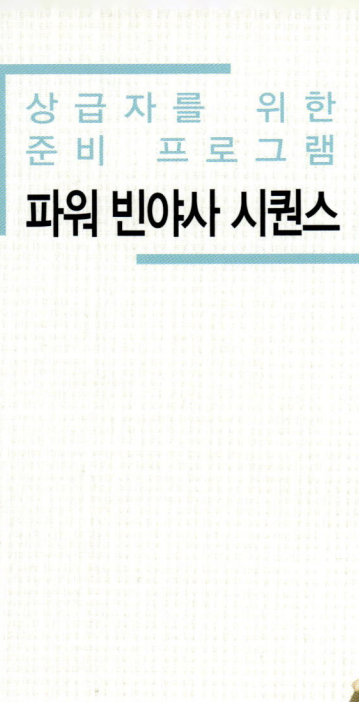

11 마시고
아래로 향한 견 자세(변형)
아도무카 스바나아사나 Adhomukha Svanasana

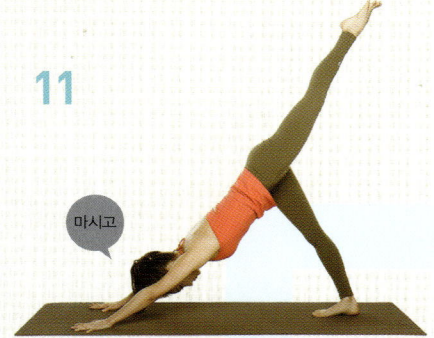

10 멈추고
뒤로 돌진 준비 자세
런지 자세 Lunge Pose

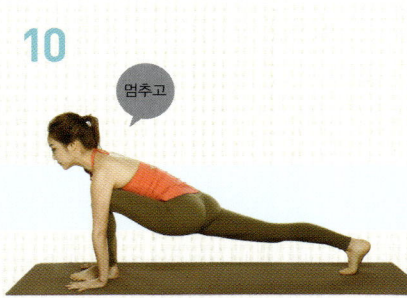

09 내쉬고
앉아서 몸 비틀기 자세
마리차아사나 Marichyasana

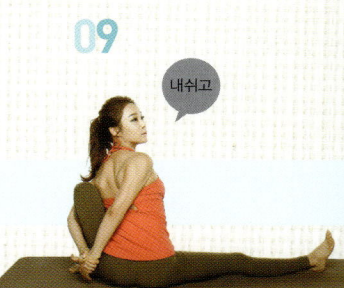

12 내쉬고
팔 굽혀 엎드리기 자세(변형)
차투랑가 단다아사나 Chaturanga Dandasana

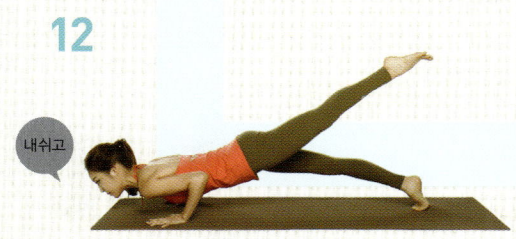

13 마시고
위로 향한 견 자세
우르드바 무카 스바나아사나 Urdhva Mukha Svanasana

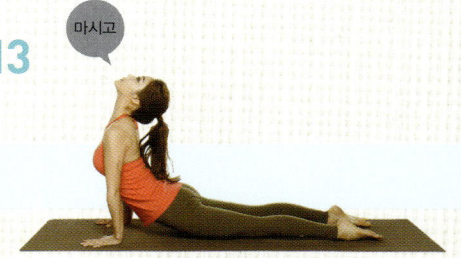

03

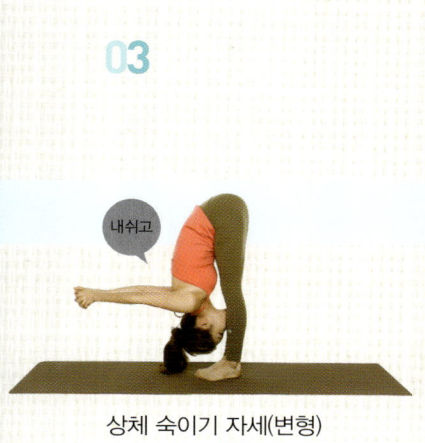

상체 숙이기 자세(변형)
웃타나아사나 Uttanasana

04

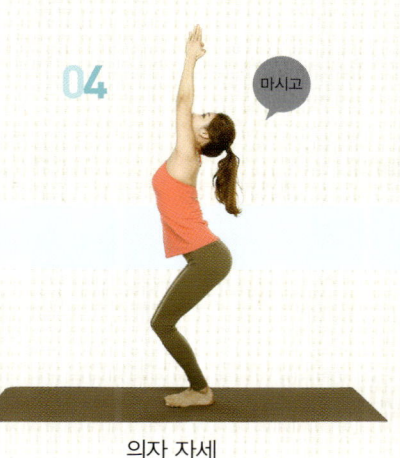

의자 자세
웃카타아사나 Utkatasana

05

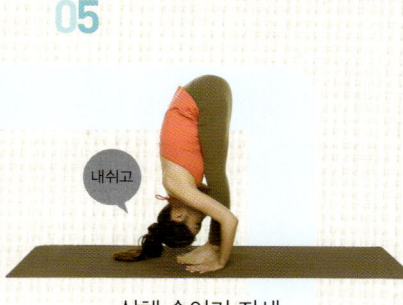

상체 숙이기 자세
웃타나아사나 Uttanasana

08

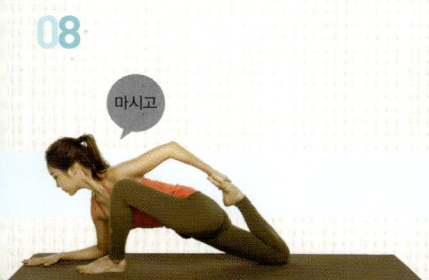

기마 자세 3
아쉬바 산차라나아사나 Ashva Sanchalanasana

07

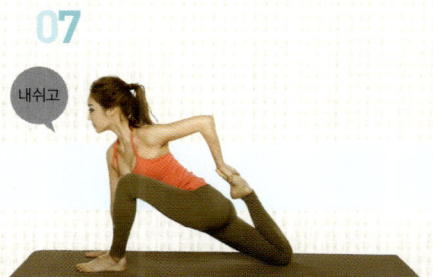

기마 자세 2
아쉬바 산차라나아사나 Ashva Sanchalanasana

06

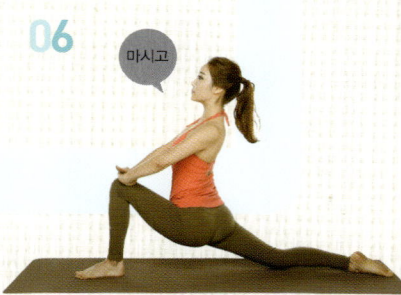

기마 자세 1
아쉬바 산차라나아사나 Ashva Sanchalanasana

14

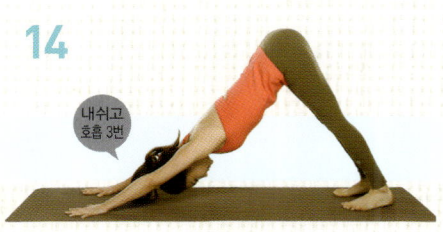

아래로 향한 견 자세
아도무카 스바나아사나 Adhomukha Svanasana

15

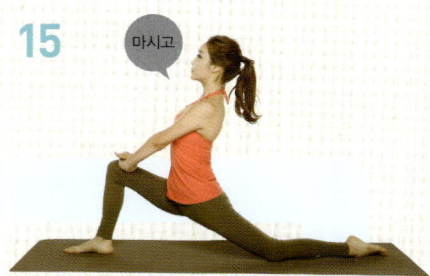

기마 자세 1
아쉬바 산차라나아사나 Ashva Sanchalanasana

16
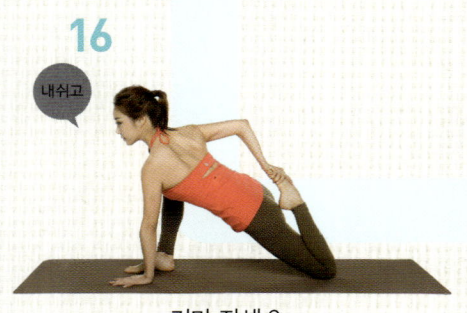
기마 자세 2
아쉬바 산차라나아사나 Ashva Sanchalanasana

17
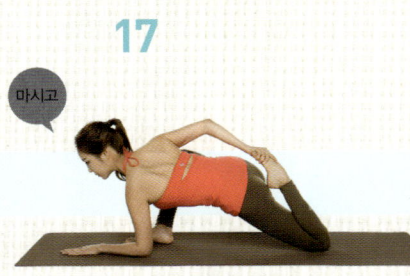
기마 자세 3
아쉬바 산차라나아사나 Ashva Sanchalanasana

18
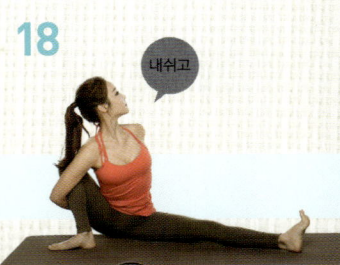
앉아서 몸 비틀기 자세
마리차아사나 Marichyasana

25
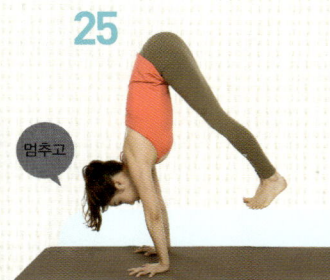
앞으로 돌진 자세
점프 자세 Jump Pose

24
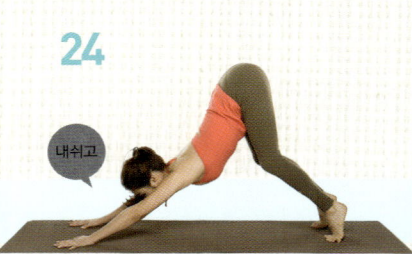
앞으로 돌진 준비 자세
점프 준비 자세 Ready for Jump Pose

26
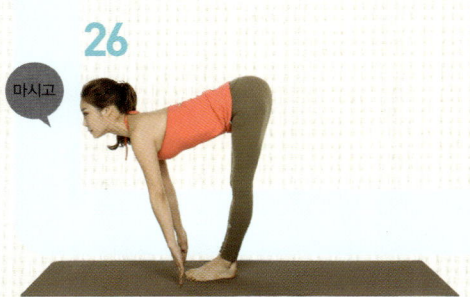
반 상체 숙이기 자세
아르다 웃타나아사나 Ardha Uttanasana

27
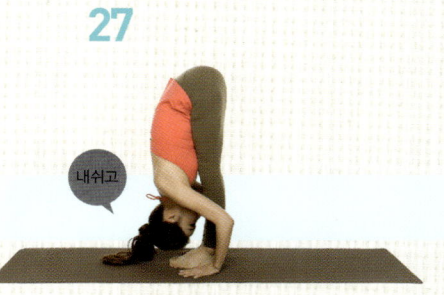
상체 숙이기 자세
웃타나아사나 Uttanasana

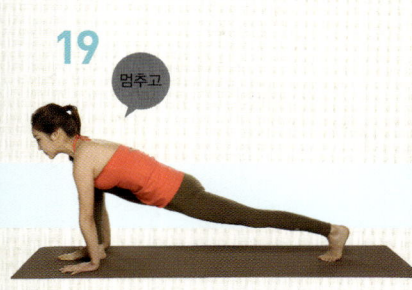

19 멈추고

뒤로 돌진 준비 자세
런지 자세 Lunge Pose

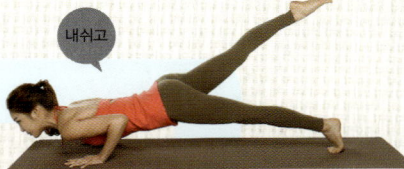

20 마시고

아래로 향한 견 자세(변형)
아도무카 스바나아사나 Adhomukha Svanasana

21 내쉬고

팔 굽혀 엎드리기 자세(변형)
차투랑가 단다아사나 Chaturanga Dandasana

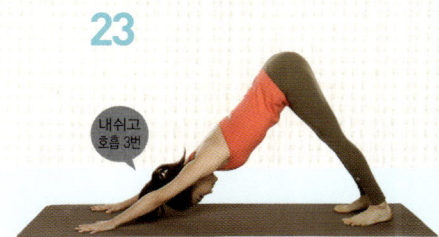

23 내쉬고 호흡 3번

아래로 향한 견 자세
아도무카 스바나아사나 Adhomukha Svanasana

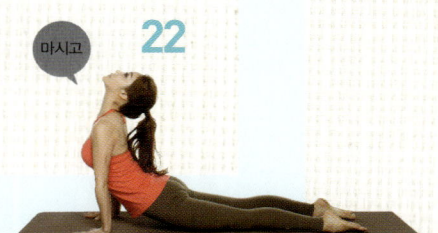

22 마시고

위로 향한 견 자세
우르드바 무카 스바나아사나 Urdhva Mukha Svanasana

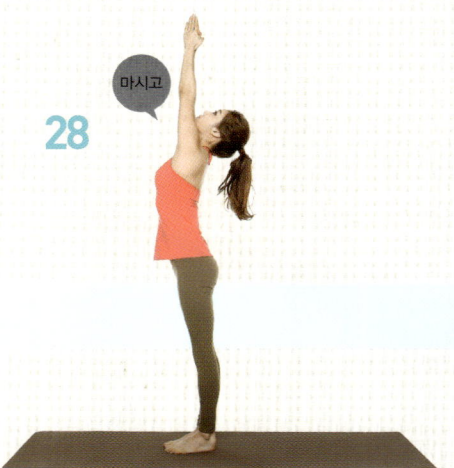

28 마시고

손 뻗은 후굴 자세
하스타 웃타나아사나 Hasta Uttanasana

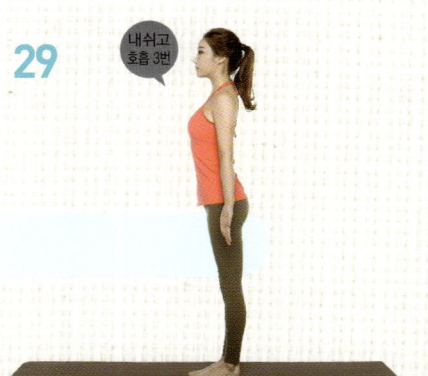

29 내쉬고 호흡 3번

산 자세
타다아사나 Tadasana

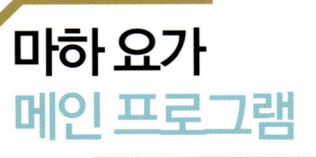

마하 요가
메인 프로그램
Main Exercise

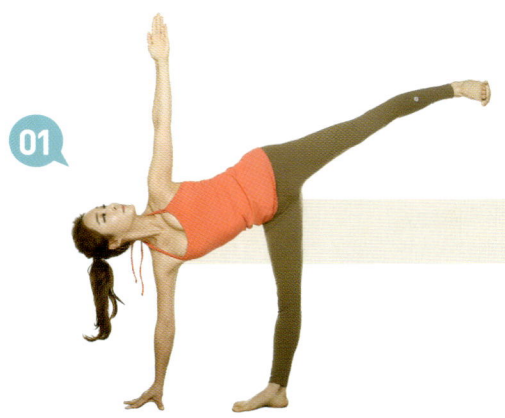

01

반달 자세
아르다 찬드라아사나 Ardha Chandrasana

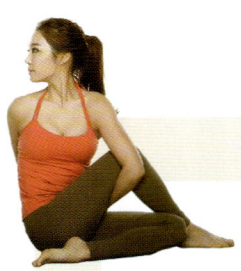

반 물고기 신 자세
아르다 마첸드라아사나 Ardha Matsyendrasana

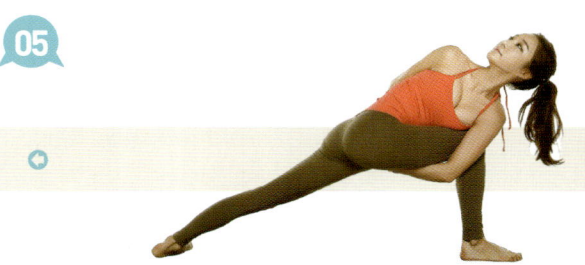

05

상체 측면으로 회전해서 기울이기 자세(변형)
파리브르타 파르스바코나아사나 Parivrtta Parsvakonasana

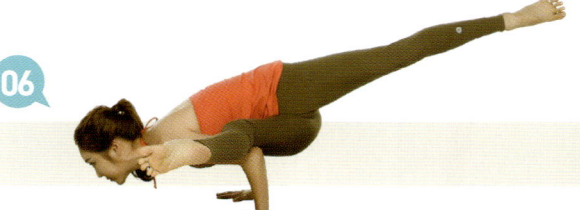

06

현인의 자세 1
에카 파다 코운딘야아사나 Eka pada Koundinyasana

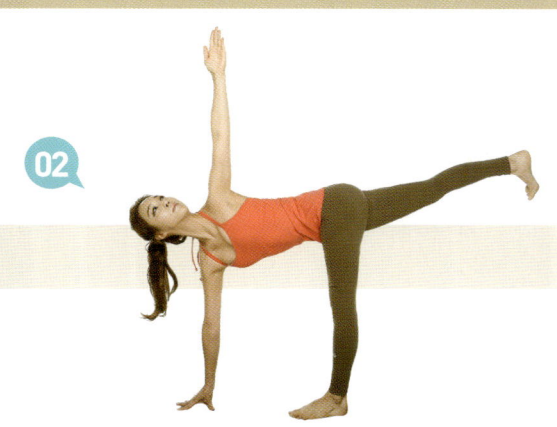

회전 반달 자세
파리브리타 아르다 찬드라아사나 Parivrtta Ardha Chandrasana

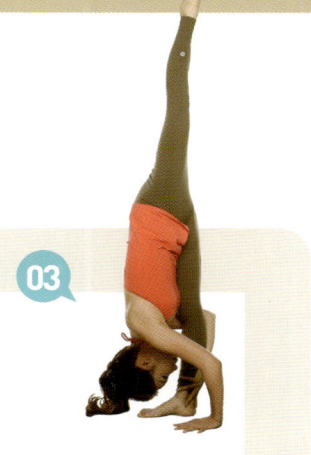

위로 한쪽 다리 차올리는 자세
우르드바 에카 파다아사나 Urdha Eka Padasana

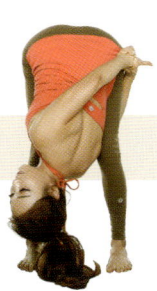

상체를 숙여 회전하는 자세
파리브리타 웃타나아사나 Parivrtta Uttanasana

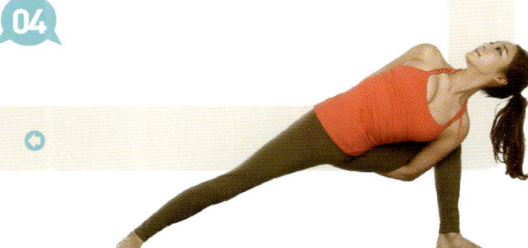

측면으로 늘린 삼각 자세(변형)
웃티타 파르스바코나아사나 Utthita Parsvakonasana

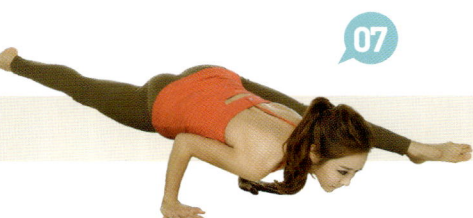

현인의 자세 2
에카 파다 코운딘야아사나 Eka Pada Koundinyasana

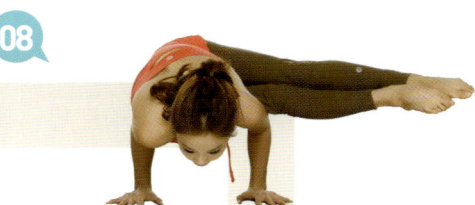

현인의 자세 3
드위 파다 코운딘야아사나 Dwi Pada Koundinyasana

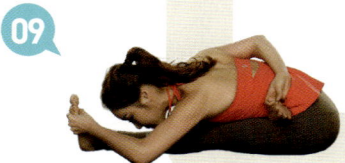

반 연꽃 자세로 상체 숙이는 자세
아르다 받다 파드마 파스치모타나아사나 Ardha Baddha Padma Paschimottanasana

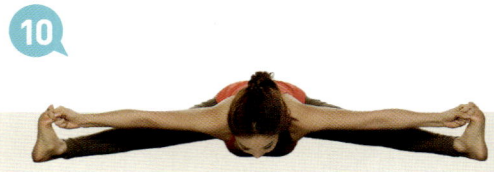

박쥐 자세
우파비스타 코나아사나 Upavistha Konasana

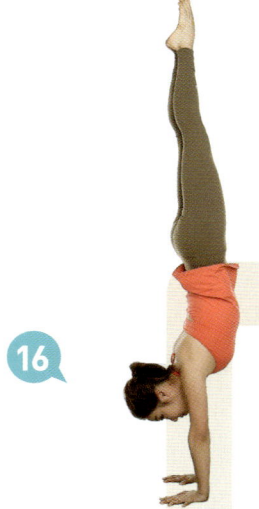

거꾸로 된 나무 자세
아도 무카 브릑샤아사나 Adho Mukha Vrksasana

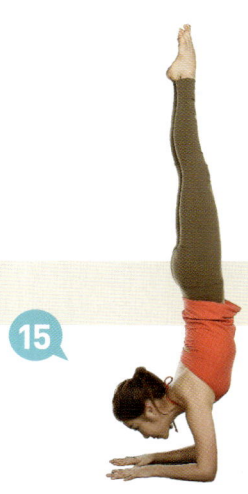

팔꿈치로 서는 자세(변형)
핀차 마유라아사나 Pincha Mayurasana

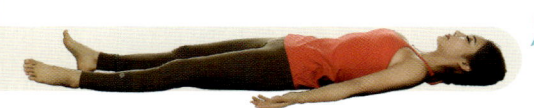

시체 자세 사바아사나 Savasana

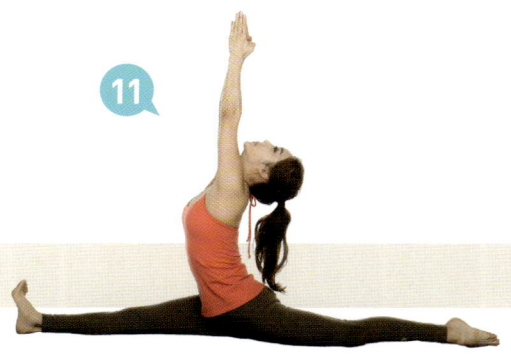

원숭이 대장 자세 하누만아사나 Hanumanasana

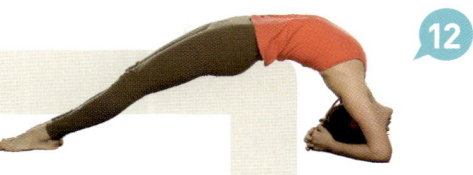

우아한 역 아치 자세
드위 파다 비파리타 단다아사나 Dwi Pada Viparita Dandasana

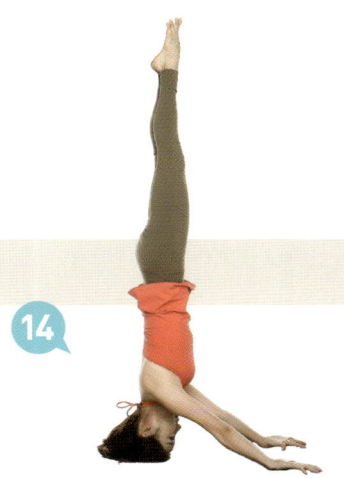

머리로 서기 자세(변형)
묵타 하스타 시르사아사나 Mukta Hasta Sirsana

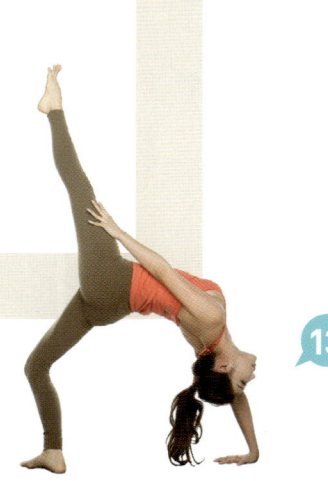

위로 한쪽 다리 차올린 활 자세
에카 파다 우르드바 다누라아사나 Eka Pada Urdhva Dhanurasana

Main 01 반달 자세

Half Moon Pose | 아르다 찬드라아사나 Ardha Chandrasana

효과 요추의 통증과 디스크 예방, 신체 좌/우 밸런스 조절, 하체의 유연성과 근력 향상, 목/발목 강화, 체력 단련
유지시간 좌우 각각 30초~40초

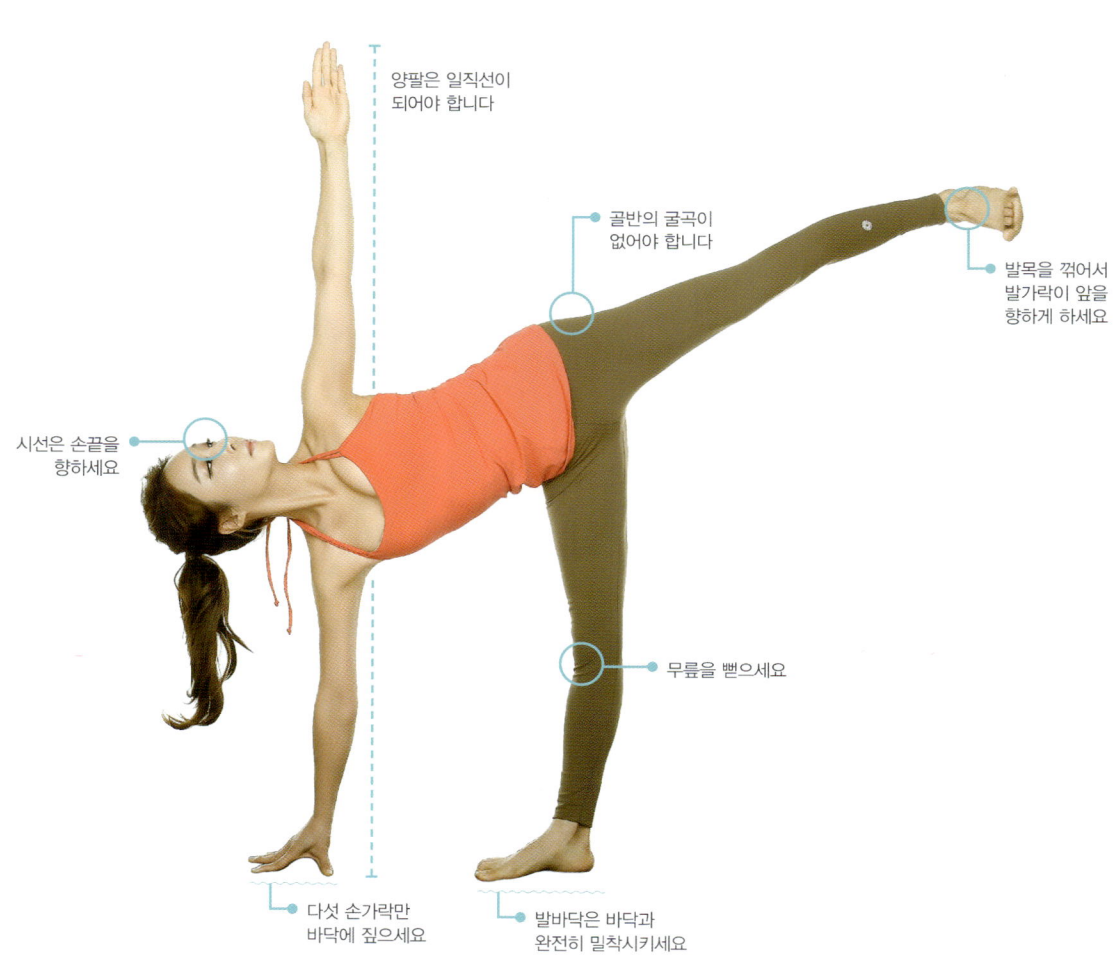

양팔은 일직선이 되어야 합니다

골반의 굴곡이 없어야 합니다

발목을 꺾어서 발가락이 앞을 향하게 하세요

시선은 손끝을 향하세요

무릎을 펴세요

다섯 손가락만 바닥에 짚으세요

발바닥은 바닥과 완전히 밀착시키세요

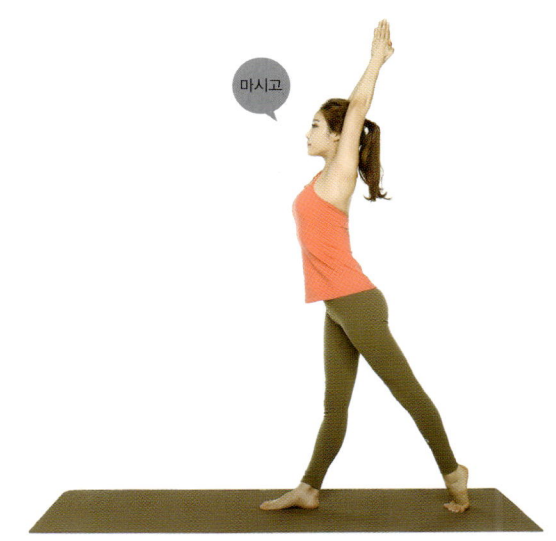

step **1** 두 팔을 위로 뻗어 양손 합장을 하고 오른발을 앞으로 단단하게 딛는다. 왼발 뒤꿈치를 들어 올려 허벅지와 엉덩이에 힘을 가한다.

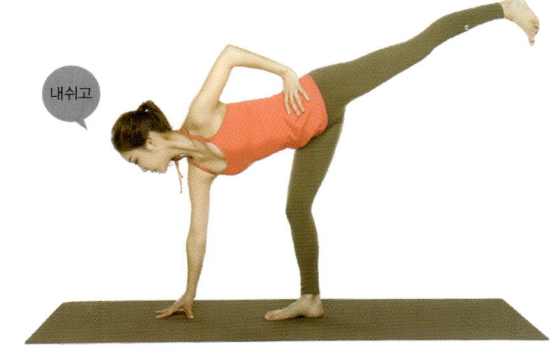

step **2** 오른쪽 무릎을 구부리면서 상체를 숙이고 오른손을 오른발 20센티 정도 앞에 놓는다. 이 자세는 손바닥을 짚고 하는 자세가 아니기 때문에 다섯 손가락만 바닥에 짚는다. 왼손은 왼쪽 골반 위에 얹는다.

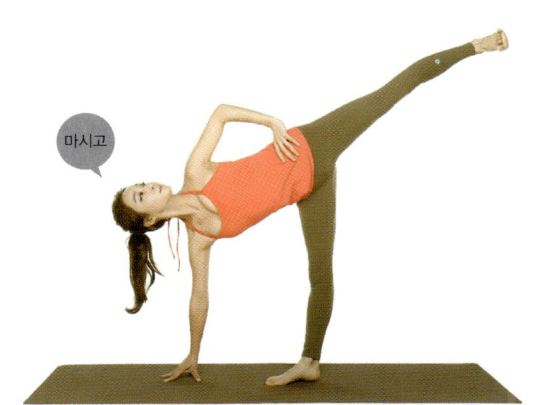

step **3** 천천히 오른쪽 무릎을 펴면서 왼쪽으로 몸을 회전한다. 왼쪽 발목은 꺾어서 발가락이 앞을 향해야 한다. 시선은 하늘을 바라본다.

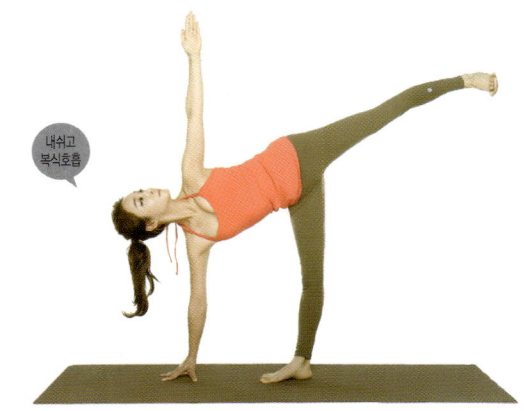

step **4** 왼팔을 위로 뻗고 왼손 끝으로 시선을 둔다. 이때 왼팔과 오른팔은 수직이 되어야 한다. 오른쪽 엉덩이가 뒤로 빠지지 않도록 골반에 의식을 두고 호흡과 함께 균형을 유지한다.

Coaching TIP

전문가와 함께하는
트레이닝

● 보조자 Tip

실행자가 왼쪽 다리를 들어 올리면 몸의 무게중심이 오른쪽으로 기울어진다. 그 흩어지는 기운을 바로잡아주기 위해 실행자 오른쪽 엉덩이에 벽을 세우듯 보조자의 왼쪽 골반을 댄다. 동시에 왼손과 왼팔 안쪽 부위를 이용해서 실행자의 골반을 열어준다. 오른손은 실행자의 어깨를 펴주어 양팔이 수직이 될 수 있게끔 도와준다.

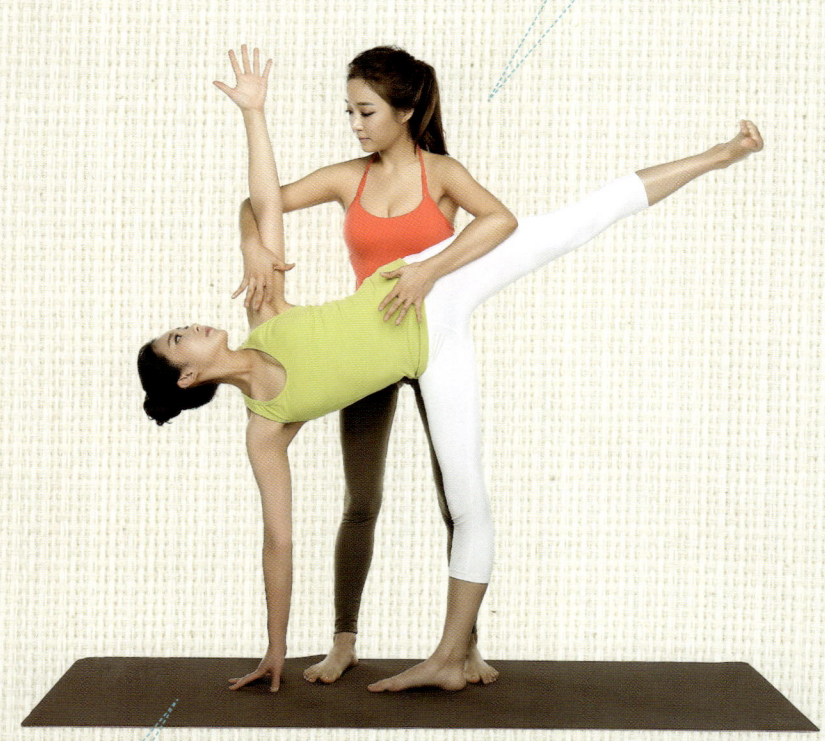

● 실행자 Tip

보조를 받는 것이 편하다고 해서 보조자에게 모든 것을 맡기면 안 된다. 오른발의 안정성이 무너지지 않도록 땅에 뿌리내리듯 발바닥에 강한 힘을 가한다. 그 다음, 허리와 골반의 힘으로 오른쪽 옆구리를 들어 올린다.

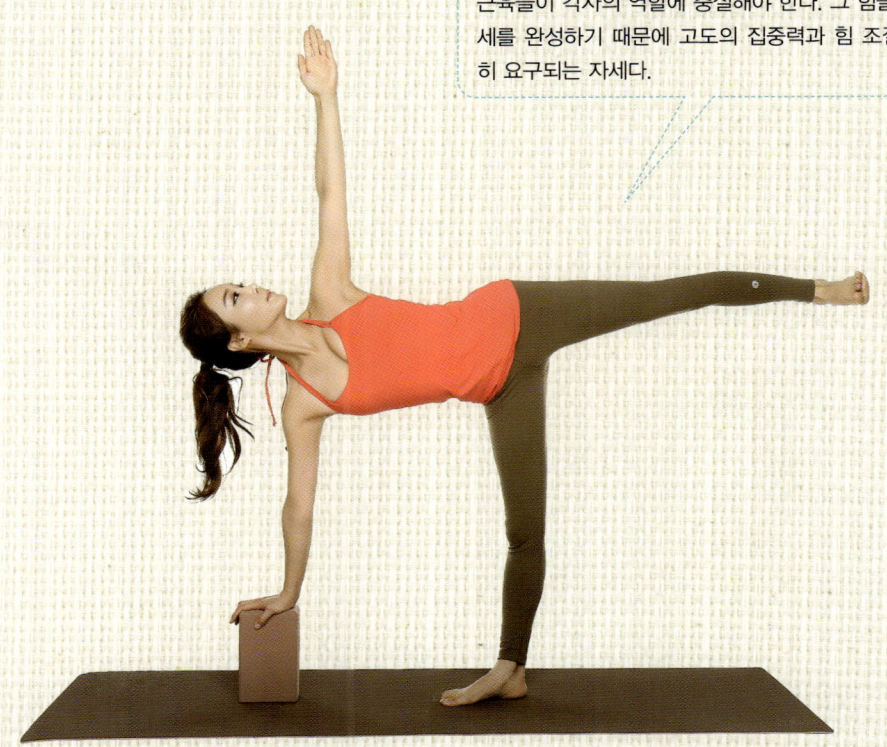

Restart TIP

초보자를 위한
셀프 트레이닝

실행법

블록을 오른쪽 다리 앞에 두고 오른손으로 블록을 짚는다. 블록의 위치는 오른쪽 어깨에서 수직으로 떨어지는 위치가 적당하다. 중심이 흔들려서 넘어지려고 한다면 그 원인이 무엇인지 스스로 생각해보고 분석해본다. 이 자세는 많은 근육들이 각자의 역할에 충실해야 한다. 그 힘들이 모여 자세를 완성하기 때문에 고도의 집중력과 힘 조절능력이 필히 요구되는 자세다.

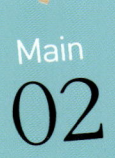

회전 반달 자세

Revolved Half Moon Pose | 파리브리타 아르다 찬드라아사나 Parivrtta Ardha Chandrasana

효과 복부 팽만감/소화불량 해소, 요추의 통증과 디스크 예방, 하체의 유연성과 근력 향상, 목/발목 강화
유지시간 좌우 각각 30초~40초

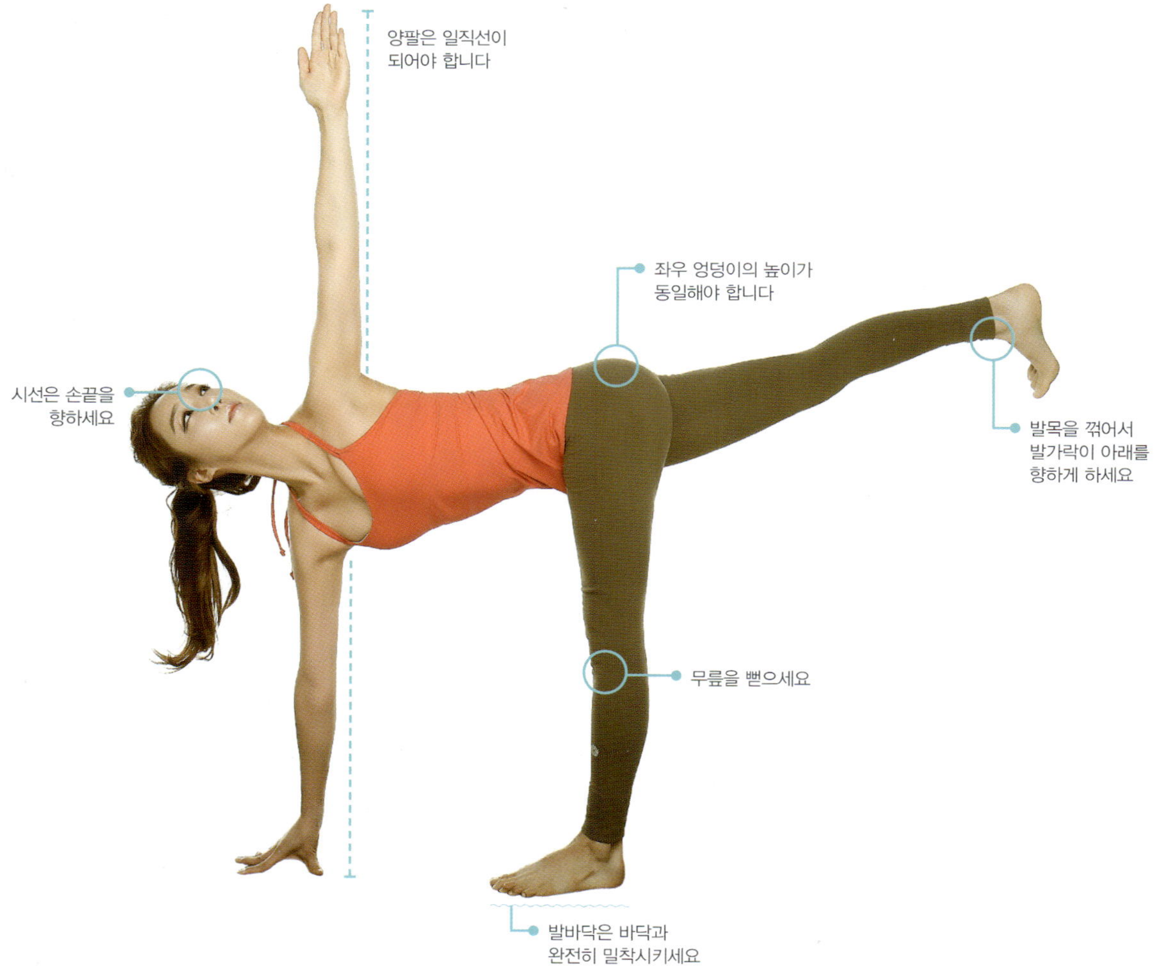

양팔은 일직선이 되어야 합니다

좌우 엉덩이의 높이가 동일해야 합니다

시선은 손끝을 향하세요

발목을 꺾어서 발가락이 아래를 향하게 하세요

무릎을 뻗으세요

발바닥은 바닥과 완전히 밀착시키세요

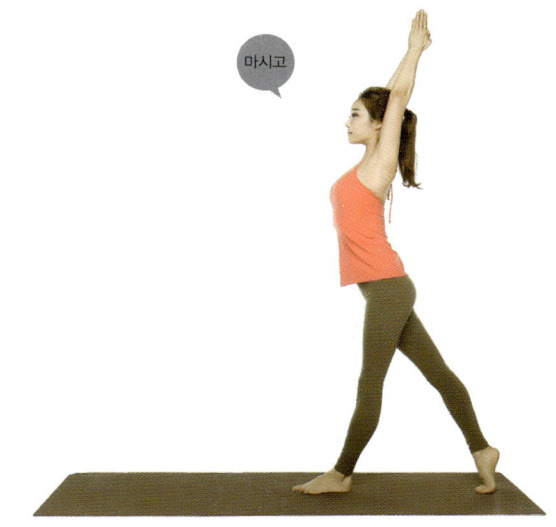

step 1 두 팔을 위로 뻗어 양손 합장을 하고 왼발을 앞으로 단단하게 딛는다. 오른발 뒤꿈치를 들어 올려 허벅지와 엉덩이에 힘을 가한다.

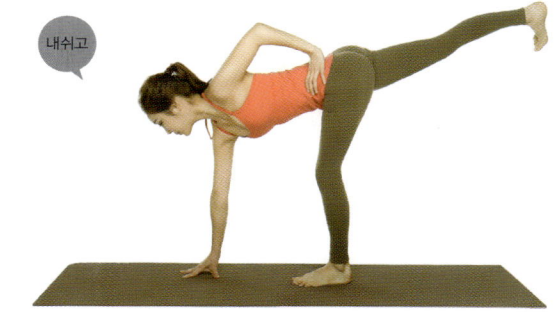

step 2 왼쪽 무릎을 구부리면서 상체를 숙여 오른손을 왼발 20센티 정도 앞에 놓는다. 이 자세는 손바닥을 짚고 하는 자세가 아니기 때문에 다섯 손가락만 바닥에 짚는다. 왼손은 왼쪽 골반 위에 얹는다.

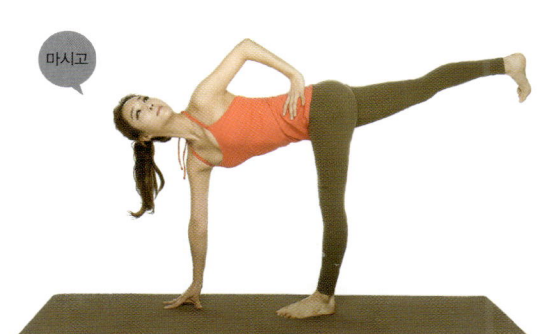

step 3 천천히 왼쪽 무릎을 펴면서 왼쪽으로 몸을 회전한다. 오른쪽 발목은 꺾어서 발가락이 아래를 향해야 하고, 시선은 하늘을 바라본다.

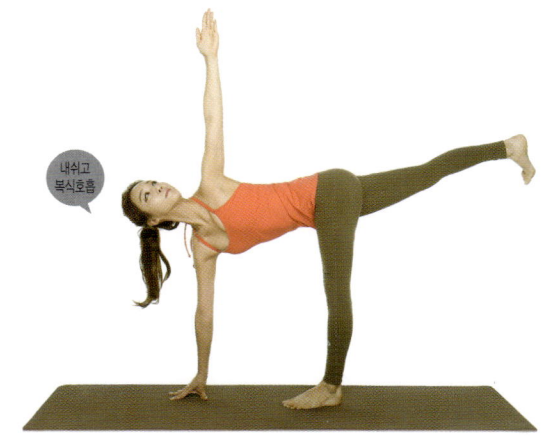

step 4 왼팔을 위로 뻗고 왼손 끝에 시선을 둔다. 이때 왼팔과 오른팔은 수직이 되어야 한다. 왼쪽 엉덩이가 올라가지 않도록 골반에 의식을 두고 호흡과 함께 균형을 유지한다.

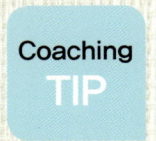

전문가와 함께하는
트레이닝

● 보조자 Tip

이 자세의 뿌리가 되어야 할 실행자의 왼발이 불안하게 흔들린다면, 보조자의 왼발로 실행자의 왼발을 밟아준다. 만약 발의 안정성이 잘 유지되고 있다면 밟지 않아도 된다. 흩어지는 기운을 바로잡아주기 위해 실행자 오른쪽 골반 부위에 벽을 세우듯 보조자의 왼쪽 골반을 댄다. 동시에 왼손으로 실행자의 꼬리뼈 부위를 누른다. 누르는 방향은 45도 대각선 방향(매트 뒤쪽 끝 선 방향)이다. 오른손은 실행자의 어깨를 펴주어 양팔이 수직이 될 수 있게끔 도와준다.

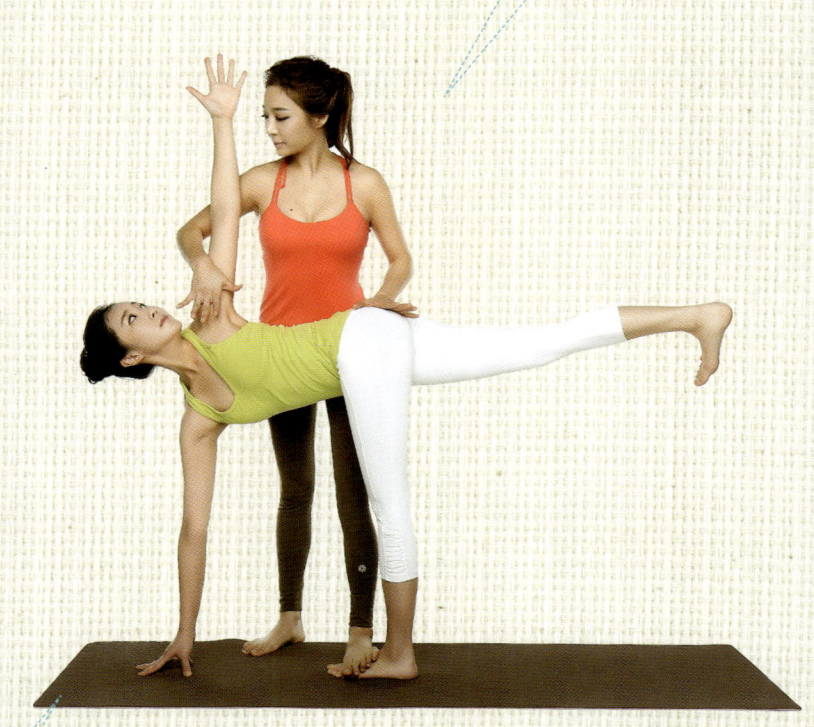

● 실행자 Tip

다리와 코어의 힘을 사용하여 몸을 최대한 회전시킨다. 이때 중요한 것은 골반의 정렬을 잡아둔 상태에서 몸을 회전시키는 것이다. 보조자가 그 부분을 위해 애쓰고 있음을 기억하면서, 자세가 완성되면 왼발이 바닥을 저항하는 힘을 몸의 중심부로 전달하고 그 힘을 다시 상체와 하체로 전달한다. 그 다음, 정수리에서 뒤꿈치가 최대한 멀어지도록 한다.

Restart TIP

초보자를 위한
셀프 트레이닝

🔖 **실행법**

블록을 왼쪽 다리 앞에 두고 오른손으로 블록을 짚는다. 블록의 위치는 오른쪽 어깨에서 수직으로 떨어지는 위치가 적당하다. 중심이 흔들려서 넘어지려고 한다면, 왼발을 더 단단하게 고정시키고 왼쪽 엉덩이가 올라가지 않도록 골반의 정렬을 갖춘 다음, 호흡으로 몸과 마음을 다스린다.

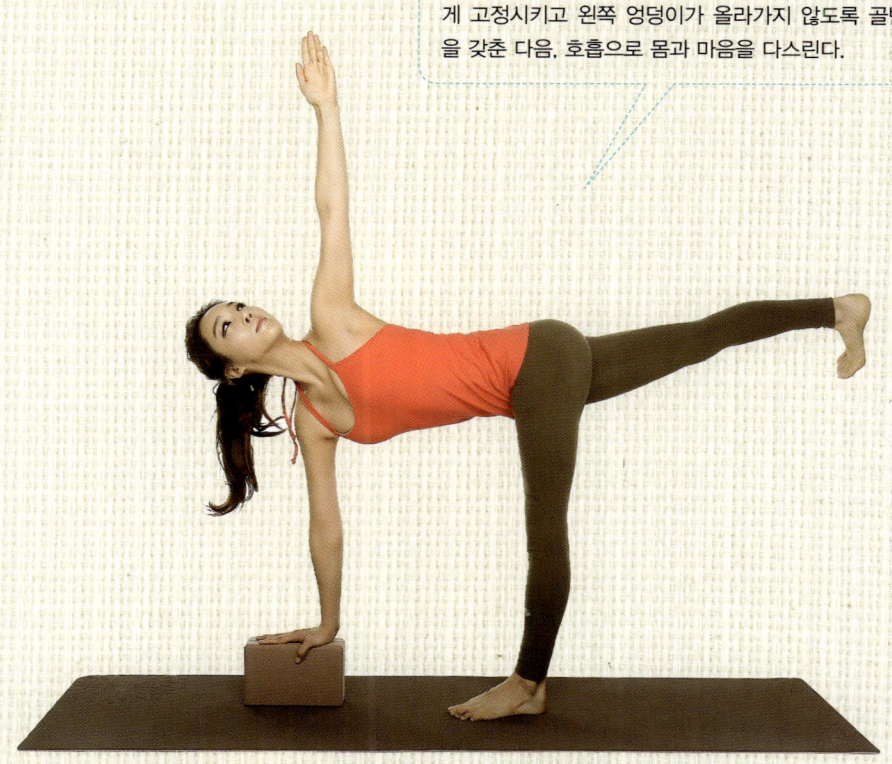

Main 03

위로 한쪽 다리 차올리는 자세
Upward Leg Kick Pose | 우르드바 에카 파다아사나 Urdha Eka Padasana

효과 좌골 신경통/무릎 관절염 예방 및 치료, 다리/골반의 유연성 향상, 하체의 부종 제거, 평발과 발 아치의 불균형 회복
유지시간 좌우 각각 30초~40초

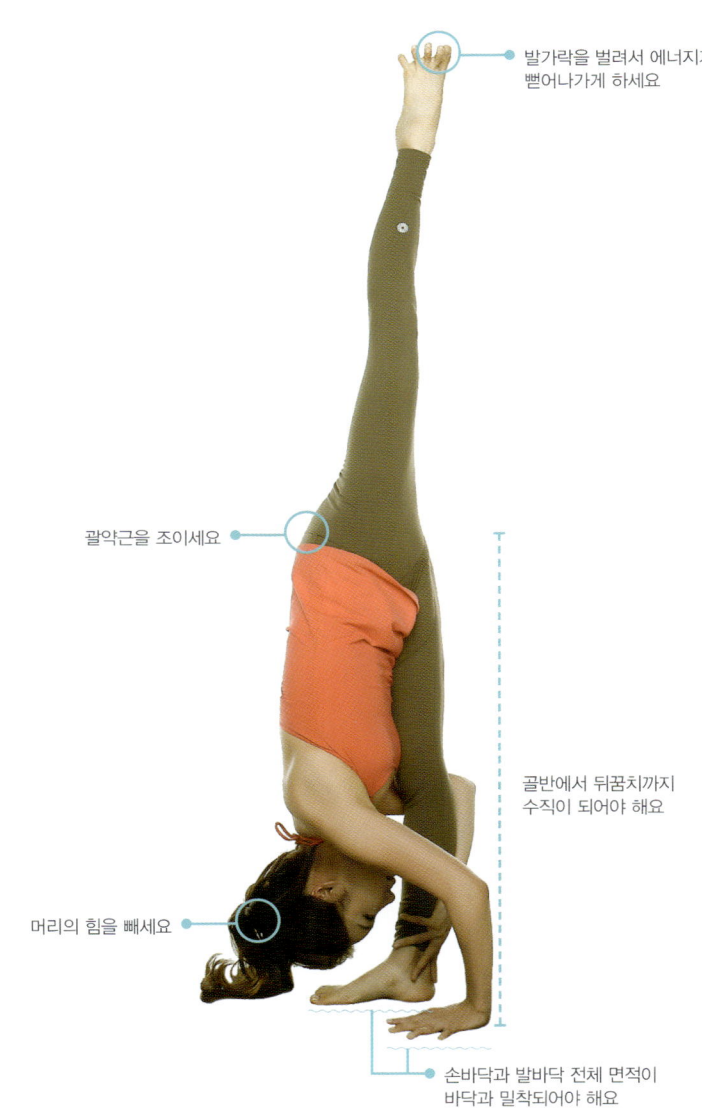

발가락을 벌려서 에너지가 뻗어나가게 하세요

괄약근을 조이세요

골반에서 뒤꿈치까지 수직이 되어야 해요

머리의 힘을 빼세요

손바닥과 발바닥 전체 면적이 바닥과 밀착되어야 해요

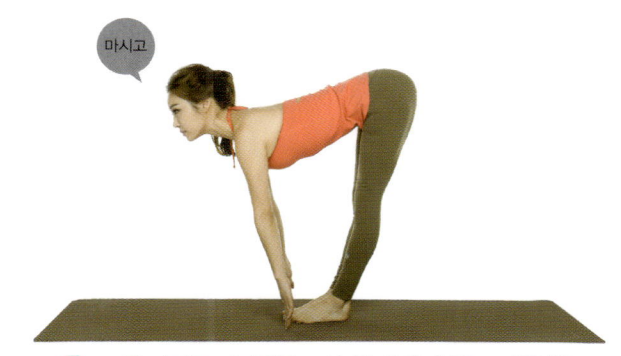

step 1 두 다리를 가지런히 모아 반 상체 숙이는 자세에서 다음 단계를 준비한다.

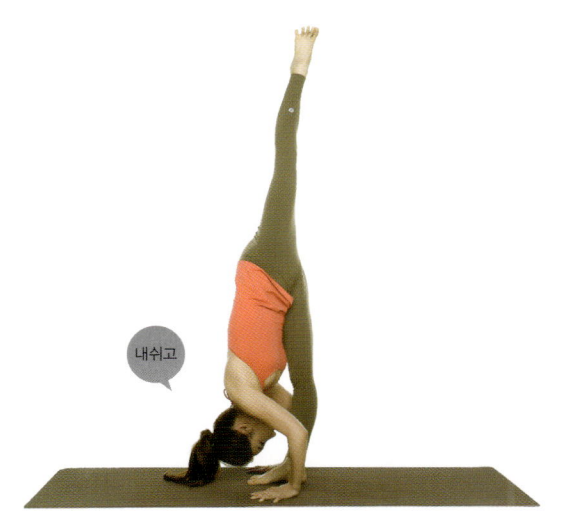

step 2 왼쪽 다리를 높게 차올리면서 상체를 숙인다. 손의 위치는 어깨너비만큼의 간격을 두고 오른발 옆에 나란히 놓는다. 얼굴과 오른쪽 정강이가 가까워질 수 있게 노력하면서 중심이 앞, 뒤, 좌우로 흔들리지 않게끔 조절한다.

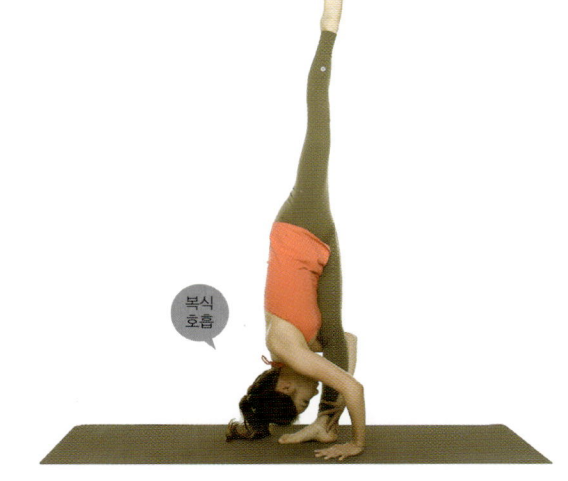

step 3 오른손으로 오른쪽 발목 뒷부분을 잡고 팔로 종아리를 감싼다. 팔로 다리를 감싸는 힘 작용이 상체와 하체를 더 가깝게 할 수 있는 원동력이 될 것이다. 척추를 최대한 늘려서 머리와 발등을 가깝게 두고, 차올린 왼발의 발끝까지 에너지가 뻗어나갈 수 있도록 다섯 발가락을 벌린다.

Coaching TIP

전문가와 함께하는 트레이닝

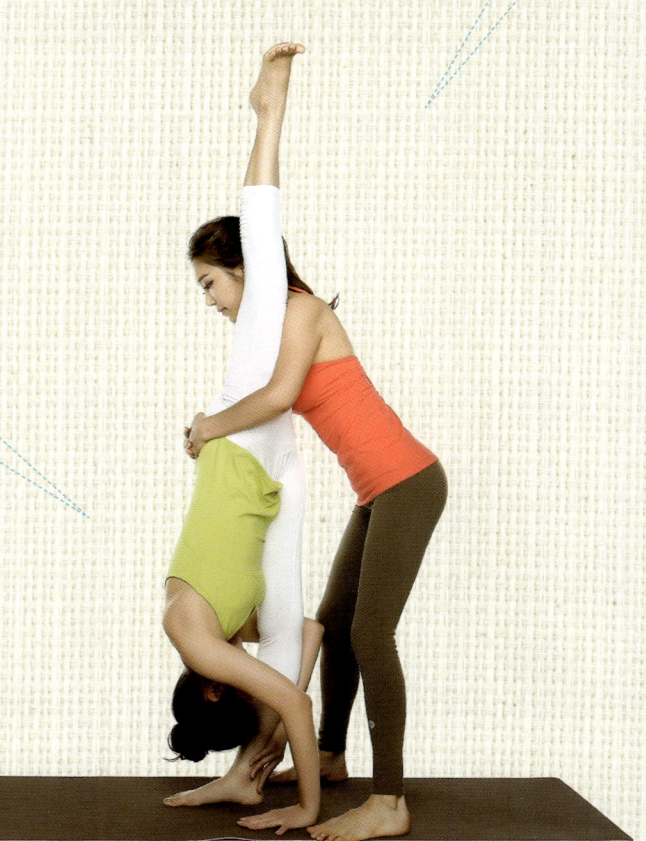

● 보조자 Tip

실행자의 왼쪽 다리를 보조자의 왼쪽 어깨에 기대게 한 다음, 실행자의 왼쪽 엉덩이 윗부분을 깍지 낀 손으로 당겨준다. 당기는 동시에 보조자의 몸을 앞으로 밀어주지 않으면 실행자 다리의 가동범위가 커질 수 없다. 두 손과 몸이 하는 역할에 집중한다.

● 실행자 Tip

보조자의 보조는 혼자서 할 수 없는 범위 이상으로 실행자를 이끌 것이다. 하지만 도움을 받아서 변화되는 것도 실행자의 몸이 기능을 하기 때문에 가능한 일이다. 호흡, 관찰, 자각을 통해 그 능력이 발전된다면 보조를 받지 않아도 완성도 높은 자세를 해낼 수 있다. 이 자세에서 주의해야 할 점은 어깨와 등에 불필요한 경직과 긴장이 없도록 하는 것과 무게중심을 중앙에 두는 것이다.

Restart TIP
초보자를 위한
셀프 트레이닝

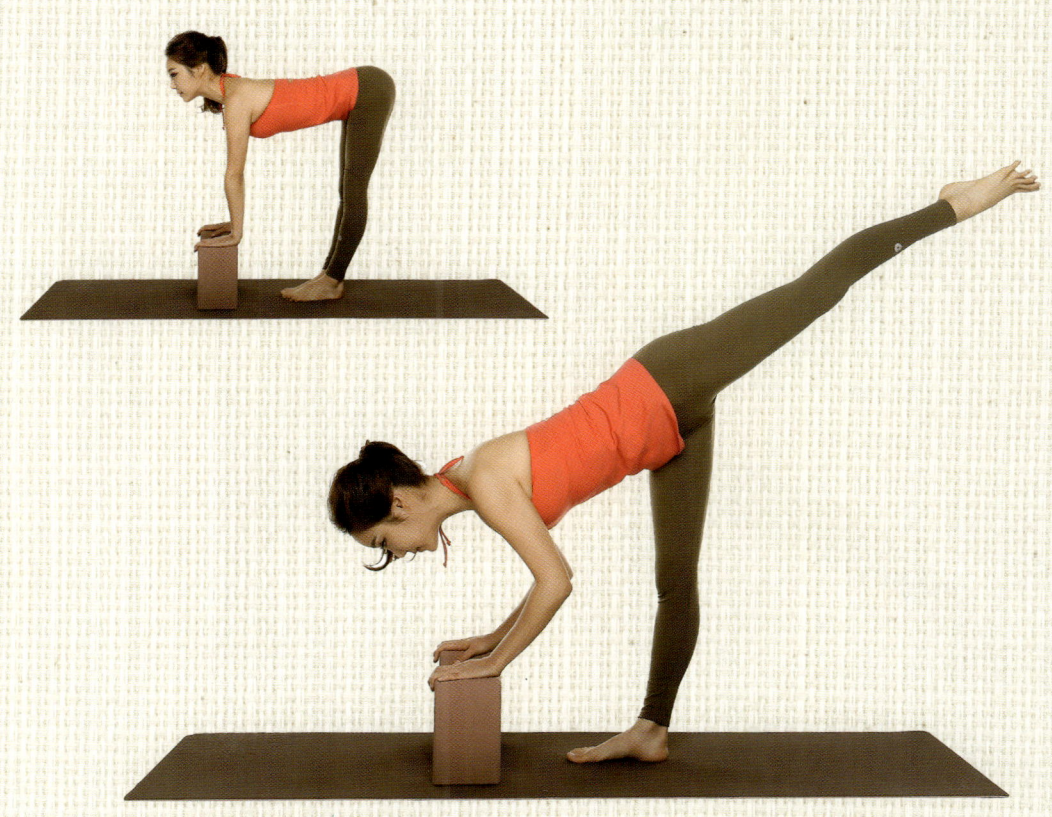

▶ 실행자 Tip

블록 위에 손을 얹고 실행하면 심신에 무리 없이 할 수 있다. 초보자는 다리를 많이 들어 올릴수록 등이 동그랗게 말리고 바닥을 지탱하는 다리의 무릎이 구부러질 것이다. 왼쪽 다리를 들어 올리는 최적의 범위는 등, 허리, 오른쪽 무릎을 편 상태가 유지되는 범위다. 경추부터 들어 올린 다리의 발 끝이 일직선이 될 수 있게끔 노력한다.

Main 04

측면으로 늘린 삼각 자세(변형)

Extended Side Angle Pose(variation) | 웃티타 파르스바코나아사나 Utthita Parsvakonasana

효과 허리와 복부지방 감소, 다리/엉덩이 탄력성 증가, 심장과 심폐기능 향상, 골반과 척추 교정, 발목/목 강화
유지시간 좌우 각각 25초~35초

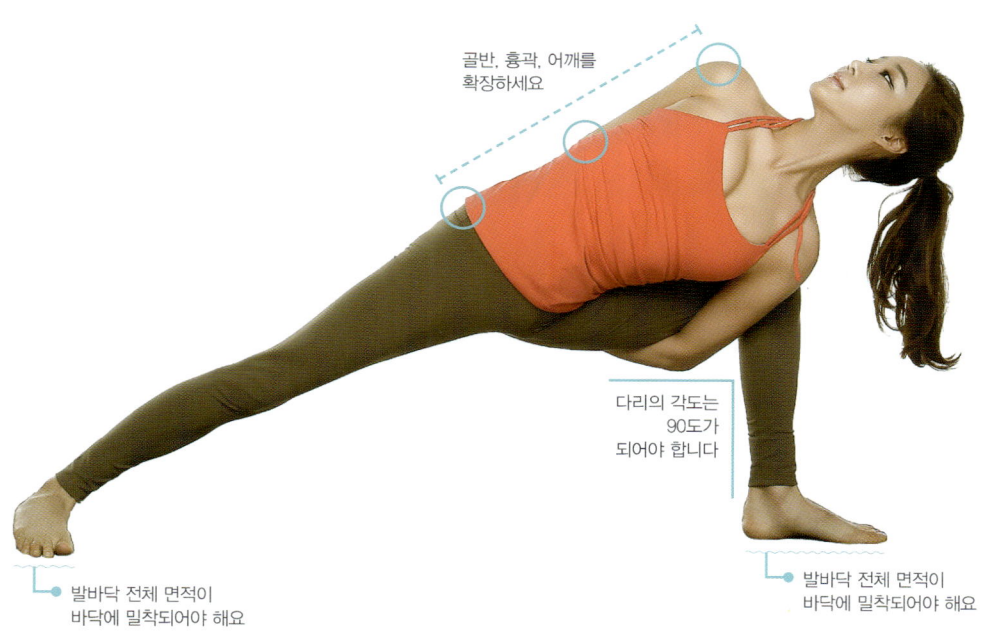

골반, 흉곽, 어깨를 확장하세요

다리의 각도는 90도가 되어야 합니다

발바닥 전체 면적이 바닥에 밀착되어야 해요

발바닥 전체 면적이 바닥에 밀착되어야 해요

(손 모양)

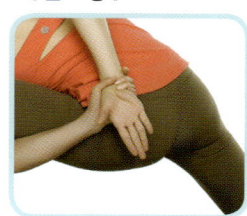

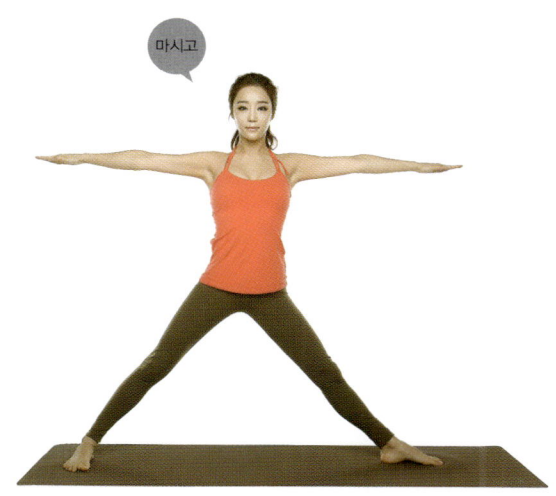

step 1 양다리를 어깨너비 두 배 이상으로 벌려 선다. 양팔을 옆으로 뻗어서 수평이 되도록 한다. 발의 너비는 손목 아래 발목이 있는 정도가 적당하다. 왼발을 열고 오른발을 닫는다.

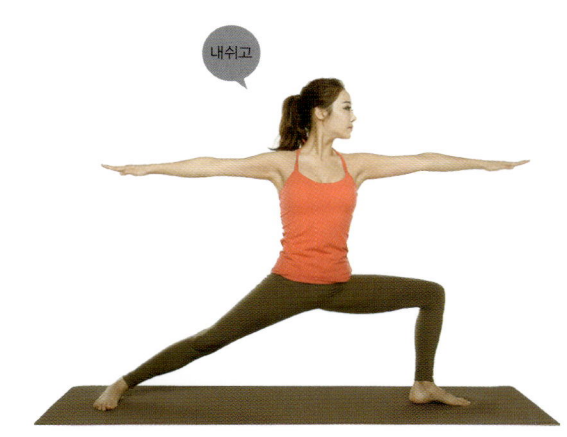

step 2 시선을 왼손 끝으로 가져가면서 왼쪽 무릎을 90도로 구부린다.

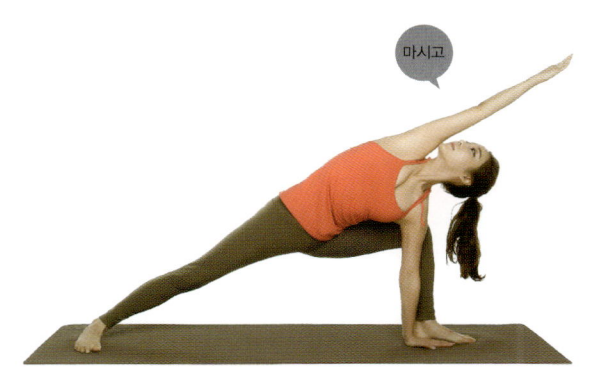

step 3 왼쪽으로 상체를 기울여서 왼손을 왼발 앞에 짚고 오른손은 오른쪽 다리와 연결이 되는 방향으로 멀리 뻗는다. 시선은 오른손 끝을 향한다.

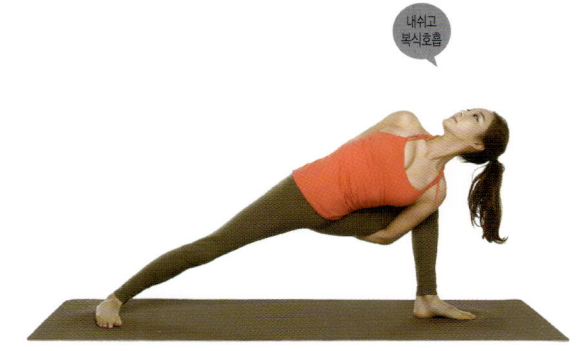

step 4 왼손을 다리 안쪽으로 보내어 오른손과 맞잡는다. 가능하다면 왼손이 오른쪽 손목을 잡고, 이것이 힘들다면 손가락끼리 맞잡는다. 손목을 잡을 수 있다면 왼손으로 오른쪽 손목을 힘껏 잡아당기면서 오른팔을 완전히 펴본다.

Coaching TIP

전문가와 함께하는 트레이닝

● 보조자 Tip

오른쪽 다리는 실행자의 오른쪽 골반을 열어주고 왼쪽 다리는 실행자의 왼쪽 엉덩이를 앞으로 밀어낸다. 오른손의 역할은 실행자의 오른쪽 어깨를 확장시키는 것이다. 또한 왼손으로는 실행자 무릎 위치를 고정시켜서 왼쪽 골반의 확장과 발바닥의 안정성을 도와야 한다.

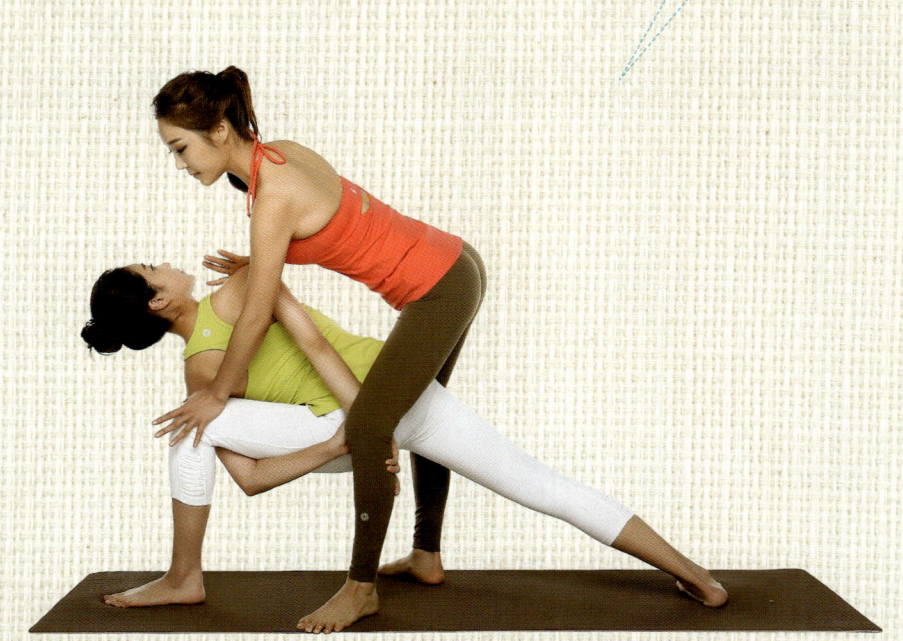

● 실행자 Tip

몸이 확장될 수 있는 보조를 받고 있기 때문에 골반과 어깨에 자극이 올 것이다. 그 자극을 수용하도록 하자. 통증에 너무 집착하거나 통증에서 도망가려고 한다면 자세를 이해할 수 있는 기회를 놓치고 만다. 깊은 호흡과 함께 최대한 몸을 펼치면서 보조자의 다리를 손으로 잡는다.

Restart TIP

초보자를 위한
셀프 트레이닝

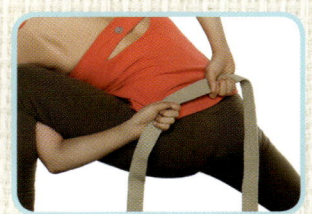

스트랩이나 수건을 사용하여 두 손을 최대한 가까운 위치에 두고 꽉 잡는다. 이때 손등이 몸과 마주해야 한다.

¤ 측면으로 늘린 삼각 자세 변형에서 연결되는 자세 ¤

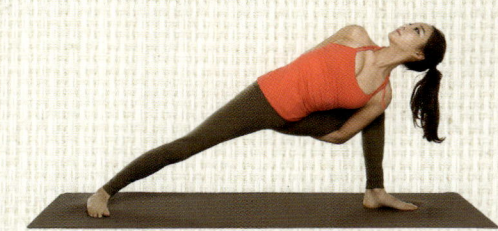

step 1 측면으로 늘린 삼각 자세 변형(웃티타 파르스바코나아사나 Utthita Parsvakonasana)에서 오른발을 왼발 가까이 이동할 준비를 한다.

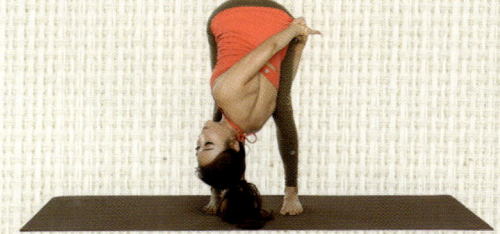

step 2 왼발과 오른발이 골반 너비 정도로 벌어질 수 있도록 오른발을 한번에 이동한다. 발의 모양이 11자 형태로 바르게 놓인 것을 확인한 뒤에 몸을 오른쪽 방향으로 최대한 회전한다. 반복되는 호흡에 의식이 확장되면 오른팔과 왼쪽 무릎을 점차적으로 펴낸다.

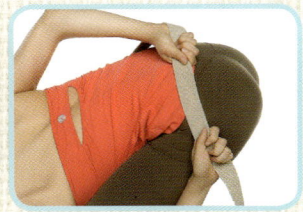

두 손을 맞잡지 못하는 사람은 스트랩을 이용한다.

Main 05

상체 측면으로 회전해서 기울이기 자세(변형)

Revolved Side Angle Pose(variation) | 파리브르타 파르스바코나아사나 Parivrtta Parsvakonasana

효과 신장/위장장애 예방, 복부 마사지 효과, 허리와 복부지방 감소, 다리/엉덩이 탄력성 증가,
심장과 심폐기능 향상, 골반과 척추 교정, 발목/목 강화
유지시간 좌우 각각 25초~35초

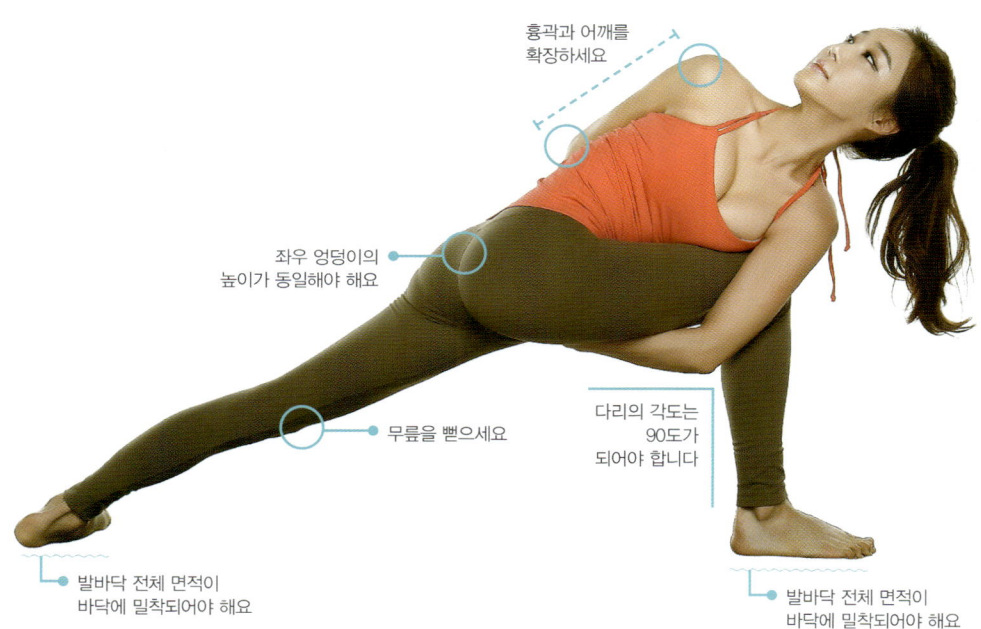

(손 모양)

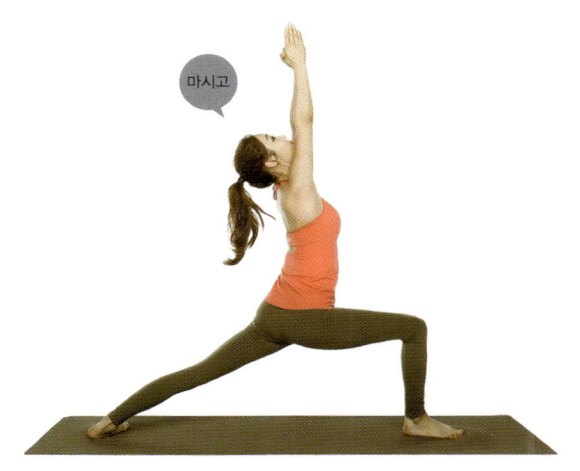

step 1 오른쪽 다리가 앞에, 왼쪽 다리가 뒤에 오도록 전사 자세를 행한다. 왼발은 뒤꿈치가 40도 정도 안쪽을 향하게 놓고, 오른쪽 무릎은 90도 구부린다. 척추를 최대한 쭉 늘리면서 합장한 손 끝까지 에너지를 보낸다.

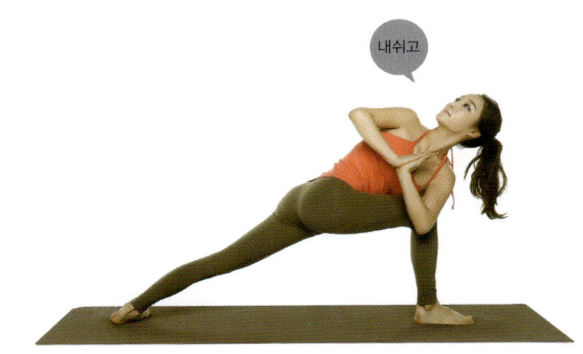

step 2 상체를 숙여 왼쪽 겨드랑이와 오른쪽 무릎 바깥쪽을 교차시키면서 양손 합장을 한다. 오른손이 왼손을 누르는 힘으로 몸을 회전해야 한다. 시선은 하늘을 향한다.

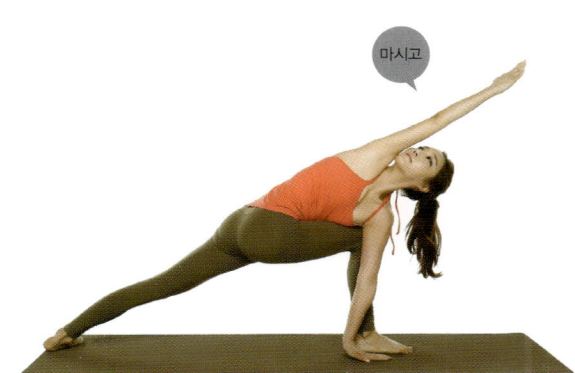

step 3 왼손을 오른발 바깥쪽에 짚는다. 몸통을 안정적으로 유지하기 위해서는 팔과 무릎이 완전히 교차되게 해서 서로 반대로 작용하는 힘을 느낄 수 있어야 한다. 오른팔은 왼쪽 다리와 자연스럽게 연결이 될 수 있게끔 뻗는다. 천골부터 정수리까지 길게 늘려준다. 시선은 오른손 끝을 향한다.

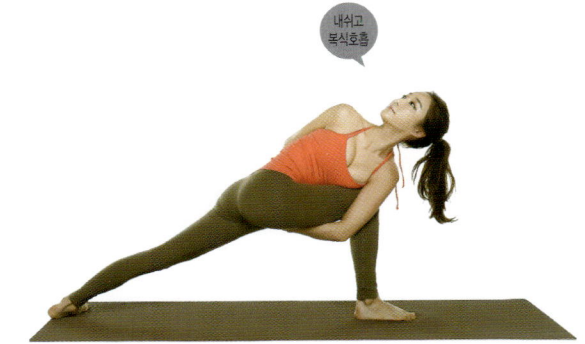

step 4 왼손을 다리 뒤로 보내어 오른손과 맞잡는다. 가능하다면 왼손이 오른쪽 손목을 잡고, 이것이 힘들다면 손가락끼리 맞잡는다. 손목을 잡을 수 있다면 왼손으로 오른쪽 손목을 힘껏 잡아당기면서 오른팔을 완전히 펴본다.

| Coaching TIP | 전문가와 함께하는
트레이닝 |

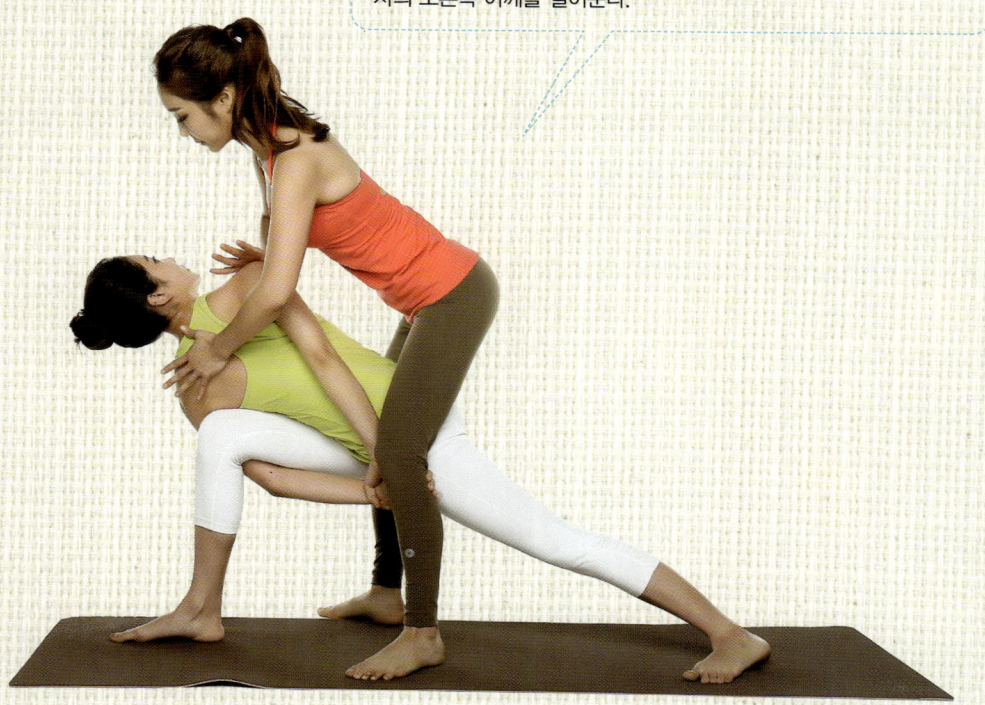

🚩 **보조자 Tip**

양다리로 실행자의 골반을 조여서 골반을 고정시켜준다. 그 다음, 왼손으로는 실행자의 왼쪽 견갑골 부위를 밀어내고 오른손으로는 실행자의 오른쪽 어깨를 열어준다.

🚩 **실행자 Tip**

양발의 발바닥을 바닥에 완전히 밀착시킨다. 특히 왼발의 발바닥과 바닥 사이에 조금의 공간도 없도록 (발바닥 안으로 개미 한 마리도 지나가지 못할 정도로) 하체에 힘을 가한다. 그럼 왼쪽 무릎이 완전히 펴질 것이다. 몸을 최대한 회전하면서 손으로 보조자의 다리를 잡는다. 몸을 역회전시키면 호흡이 불편해지기 때문에 호흡을 조절하는 데 주의를 기울인다.

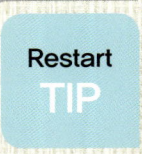

초보자를 위한 셀프 트레이닝

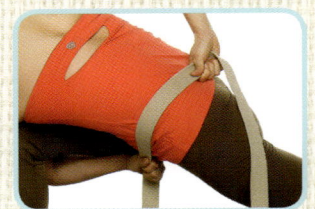

스트랩이나 수건을 사용하여 두 손을 최대한 가까운 위치에 두고 꽉 잡는다. 이때 손등이 몸과 마주해야 한다.

¤ 상체 측면으로 회전해서 기울이기 자세 변형에서 연결되는 자세 ¤

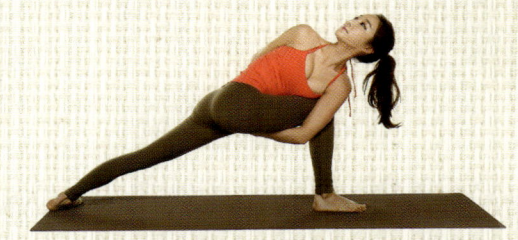

step 1 상체 측면으로 회전해서 기울이기 자세 변형(파리브르타 파르스바코나아사나 Parivrtta parsvakonasana)에서 왼쪽 무릎을 오른발 가까이로 이동할 준비를 한다.

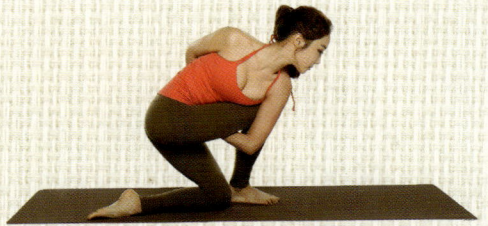

step 2 이 과정에서는 용감하게 이동하되, 견고하고 안전하게 심신을 컨트롤할 수 있어야 한다. 왼쪽 무릎을 오른발 뒤꿈치 바깥쪽으로 조심스레 이동한다.

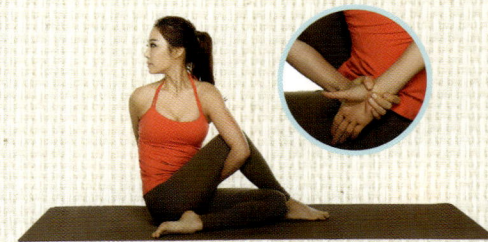

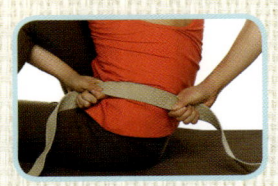

두 손을 맞잡지 못하는 사람은 스트랩을 이용한다.

step 3 엉덩이를 바닥에 댄다. 바닥에 쿵 주저앉지 않으려면 왼쪽 다리의 힘을 사용하면서 천천히 앉아야 한다. 다리를 움직이는 단계에서도 손은 계속 고정시킨다. 이렇게 완성된 자세가 아르다 마첸드라아사나 Ardha Matsyendrasana이다.

Main 06

현인의 자세 1

에카 파다 코운딘야아사나 Eka Pada Koundinyasana

효과 손목/어깨/목/골반 관절 강화, 인내력과 집중력 향상, 코어 발달, 요추와 천추의 기능 저하 방지, 전신근력 향상
유지시간 좌우 각각 25초~35초

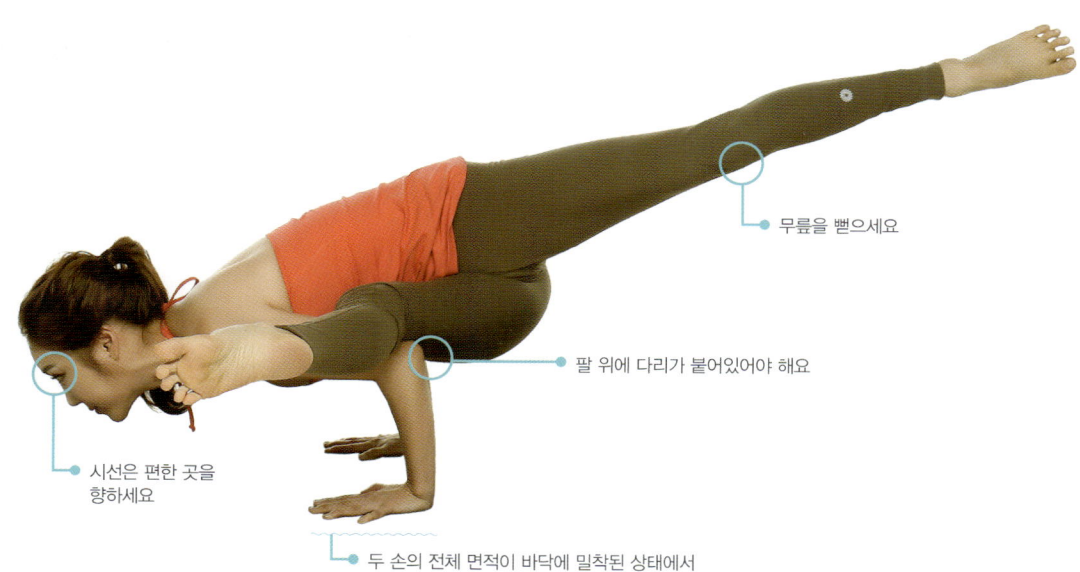

• 무릎을 뻗으세요
• 팔 위에 다리가 붙어있어야 해요
• 시선은 편한 곳을 향하세요
• 두 손의 전체 면적이 바닥에 밀착된 상태에서 바닥에 강하게 저항합니다

step 1   두 손을 바닥에 짚고 쪼그리고 앉는다. 뒤꿈치를 들어 올려 두 무릎을 왼쪽으로 이동시킨 후, 왼팔 겨드랑이와 오른쪽 무릎 바깥쪽이 교차되게 한다. 양손의 간격은 어깨너비만큼 벌린다.

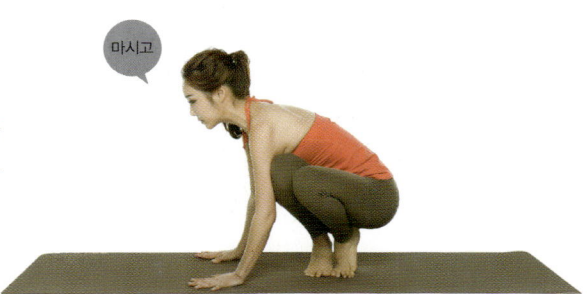

step 2   무게중심을 앞으로 가져와 양팔을 구부린다. 이제 오른쪽 다리만 편다. 이때 오른쪽 다리가 반드시 왼팔 위에 붙어있어야 한다.

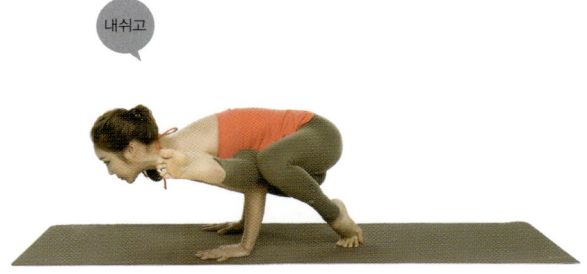

step 3   조금 더 무게중심을 앞으로 가져온다. 그래야만 왼쪽 다리를 들어 올릴 수 있다. 양손, 어깨, 가슴의 힘을 충분히 사용하면서 왼발을 바닥에서 떨어뜨린다. 그 다음, 천천히 왼쪽 무릎을 펴낸다.

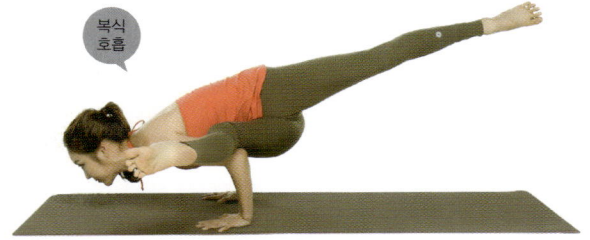

Coaching TIP
전문가와 함께하는
트레이닝

● 보조자 Tip
실행자의 오른쪽 어깨와 오른쪽 엉덩이를 받쳐서 들어 올린다.

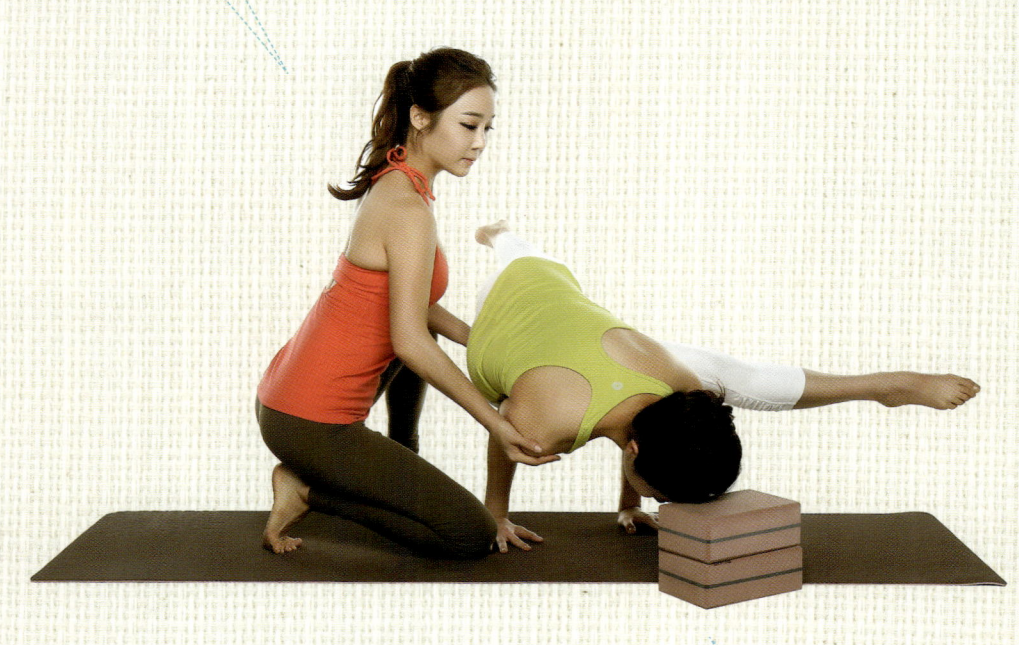

● 실행자 Tip
블록을 적당한 위치에 두고 이마를 블록 위에 댄다. 두 다리를 펼 수 없다면 구부린 상태에서 실시해도 좋다. 이 자세를 할 때 무조건 버티는 힘으로 도전해서는 안 된다. '어느 부위의 힘이 어떻게 작용하는가? 무슨 기능이 자세를 완성시키는가?'를 관찰하고 이해하면서 실시한다.

Restart TIP

초보자를 위한
셀프 트레이닝

실행법
무릎에 받치는 볼스터가 없다면 블록을 두 개 사용해도 좋다. 블록 하나는 이마에 받치고 또 하나는 무릎에 받친다. 도구의 위치가 자세를 용이하게 하기 때문에 도구의 위치를 잘 파악해야 한다. 이 자세가 완성되었다면 고개를 들어 이마를 블록에서 떨어뜨리는 연습을 해본다.

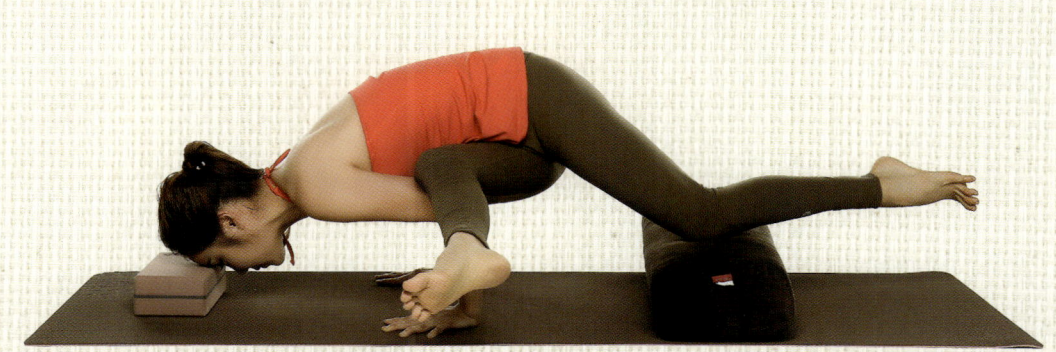

Main 07

현인의 자세 2
에카 파다 코운딘야아사나 Eka pada Koundinyasana

효과 손목/어깨/목/골반 관절 강화, 인내력과 집중력 향상, 코어 발달, 요추와 천추의 기능 저하 방지, 전신근력 향상
유지시간 좌우 각각 25초~35초

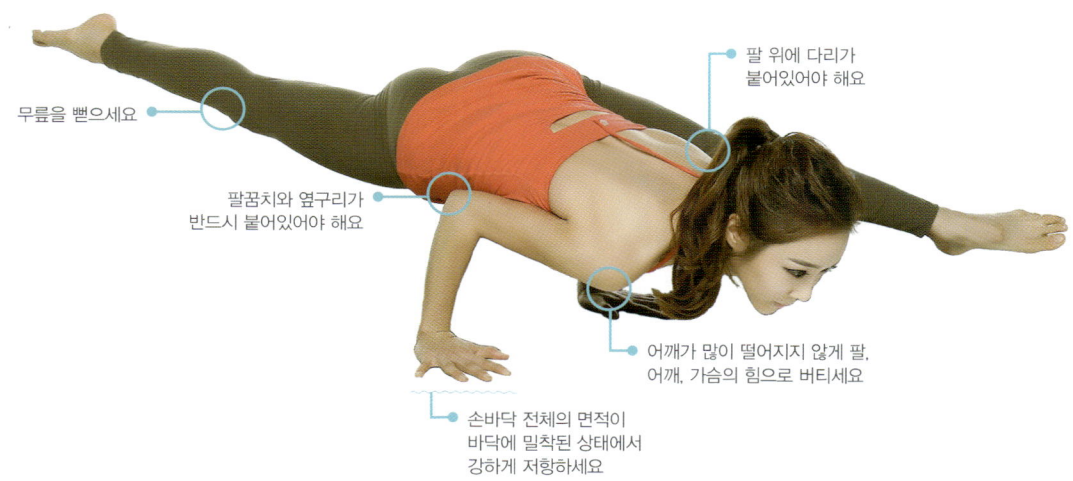

- 무릎을 뻗으세요
- 팔꿈치와 옆구리가 반드시 붙어있어야 해요
- 팔 위에 다리가 붙어있어야 해요
- 어깨가 많이 떨어지지 않게 팔, 어깨, 가슴의 힘으로 버티세요
- 손바닥 전체의 면적이 바닥에 밀착된 상태에서 강하게 저항하세요

step 1 왼쪽 다리가 앞에, 오른쪽 다리가 뒤에 놓이게끔 깊은 런지 자세를 취한다. 왼쪽 어깨를 왼쪽 무릎 안으로 넣어 양손을 어깨너비만큼 벌려 바닥에 짚는다.

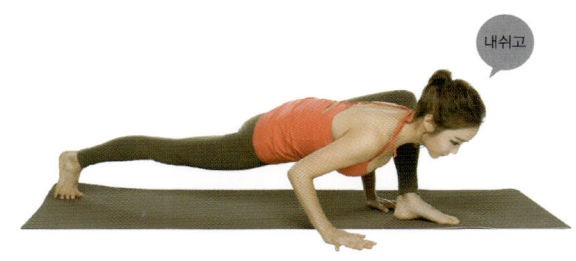

step 2 무게중심을 조금 앞으로 가져와 왼쪽 다리를 뻗는다. 이때 왼쪽 다리는 반드시 왼팔 위에 붙어있어야 한다.

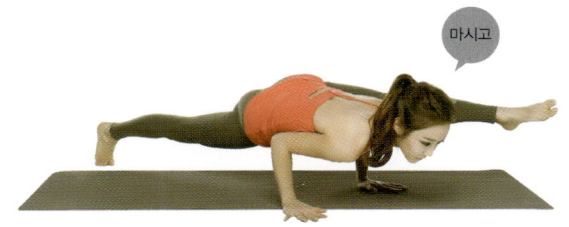

step 3 무게중심을 완전히 앞으로 가져와 오른발을 바닥에서 떨어뜨린다. 양발의 발등을 펴서 발 끝까지 에너지를 보내고 오른쪽 다리는 골반의 힘으로 더 많이 들어 올린다. 어깨가 더 이상 아래로 떨어지지 않도록 손은 바닥에 저항하고 팔은 몸을 지탱한다.

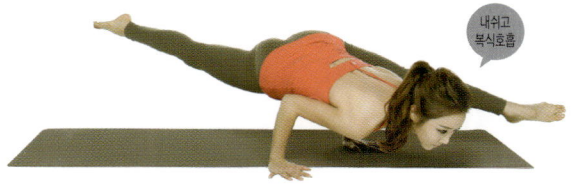

Coaching TIP
전문가와 함께하는
트레이닝

● 보조자 Tip

실행자 몸 전체를 살핀 후에 바른 정렬을 만들어준다. 그 다음 왼쪽 다리와 오른팔이 떨어지지 않게 잡아준다.

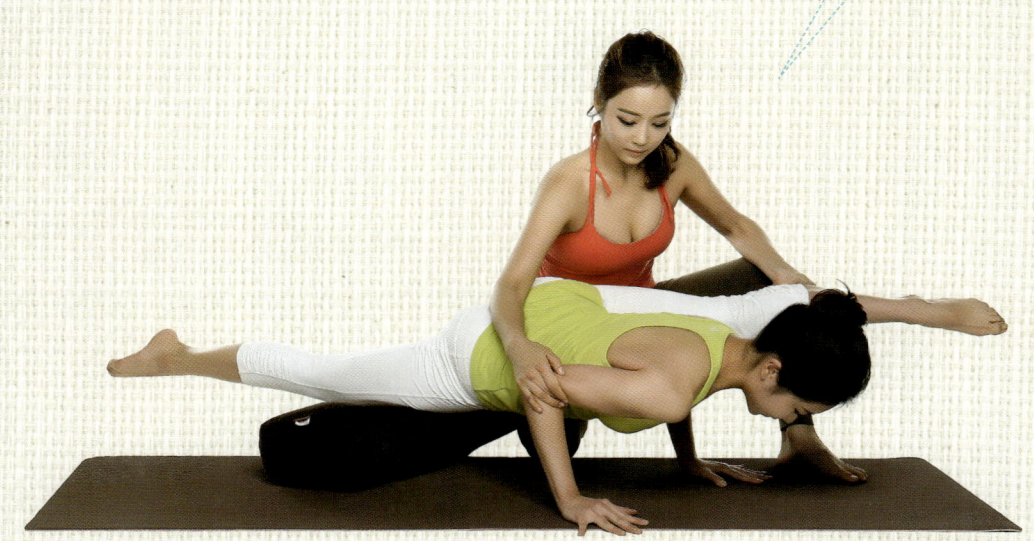

● 실행자 Tip

뒤로 뻗어진 다리의 무릎 아래 볼스터나 블록을 대고 실행한다. 어깨로 버틸 수 있는 힘이 부족할수록 손바닥이 바닥에 강하게 저항해야 한다. 이 자세를 버틸 수 있는 기본체력은 팔 굽혀 엎드리기(차투랑가 단다아사나$^{Chaturanga\ Dandasana}$)에서 나온다. 따라서 이 자세가 많이 버거울 경우에는 팔 굽혀 엎드리기 자세를 먼저 훈련하는 것이 좋다.

Restart TIP

초보자를 위한
셀프 트레이닝

○ 실행법

블록 하나는 이마에 받치고 또 하나는 무릎에 받친다. 도구의 위치가 자세를 용이하게 하기 때문에 도구의 위치를 잘 파악해야 한다. 다리 유연성이 부족해서 왼쪽 무릎을 펴지 못할 경우에는 무릎을 구부려도 상관없다. 자세가 완성되었다면 고개를 들어 이마를 블록에서 떨어뜨리는 연습을 해 본다.

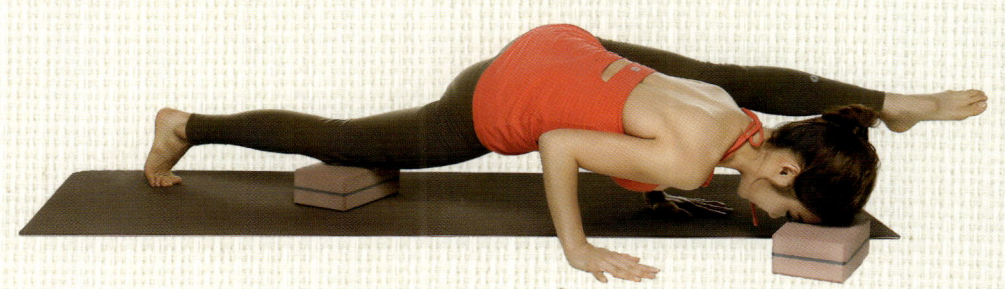

Main 08

현인의 자세 3
드위 파다 코운딘야아사나 Dwi Pada Koundinyasana

효과 척추/복부/골반/어깨의 파워 증가, 결장의 독소 제거, 손목/팔꿈치 관절 강화, 인내력과 집중력 상승
유지시간 좌우 각각 25초~35초

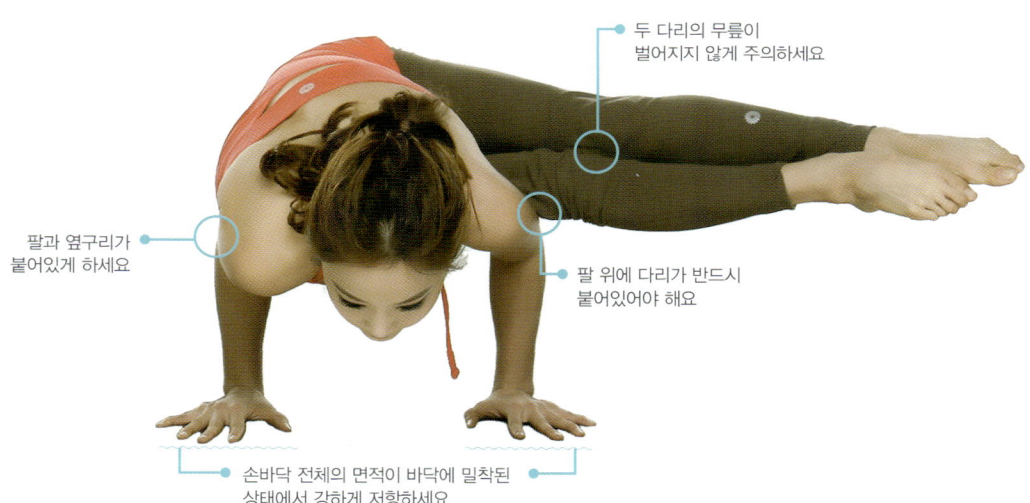

- 두 다리의 무릎이 벌어지지 않게 주의하세요
- 팔과 옆구리가 붙어있게 하세요
- 팔 위에 다리가 반드시 붙어있어야 해요
- 손바닥 전체의 면적이 바닥에 밀착된 상태에서 강하게 저항하세요

step 1   두 손을 바닥에 짚고 쪼그리고 앉는다. 뒤꿈치를 들어 올려 두 무릎을 왼쪽으로 이동시킨 후, 왼팔 겨드랑이와 오른쪽 무릎 바깥쪽이 교차되게끔 한다. 양손은 어깨너비만큼 벌린다.

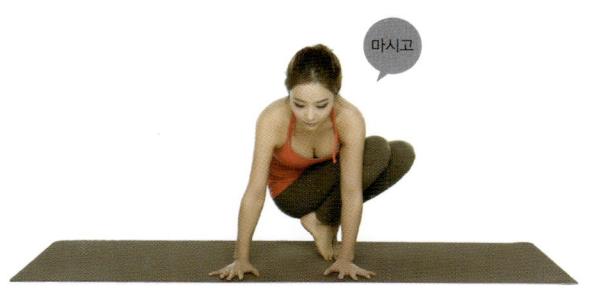

step 2   무게중심을 앞으로 가져와 양팔을 구부린다. 이때 오른쪽 다리는 반드시 왼팔 위에 붙어있어야 한다. 양발을 바닥에서 살짝 떨어뜨린다.

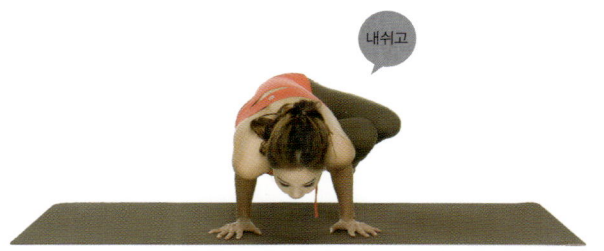

step 3   두 무릎을 가지런히 모은 상태로 서서히 뻗는다. 전신 근력과 고도의 집중력이 필요한 자세다. 시선을 한곳에 두고 호흡으로 에너지를 증가시킨다.

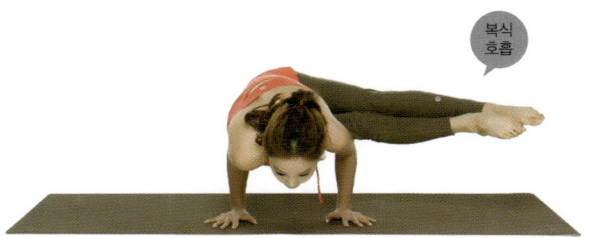

Coaching TIP
전문가와 함께하는 트레이닝

🏷️ **보조자 Tip**
실행자의 오른쪽 어깨와 오른쪽 엉덩이를 받쳐서 들어 올린다.

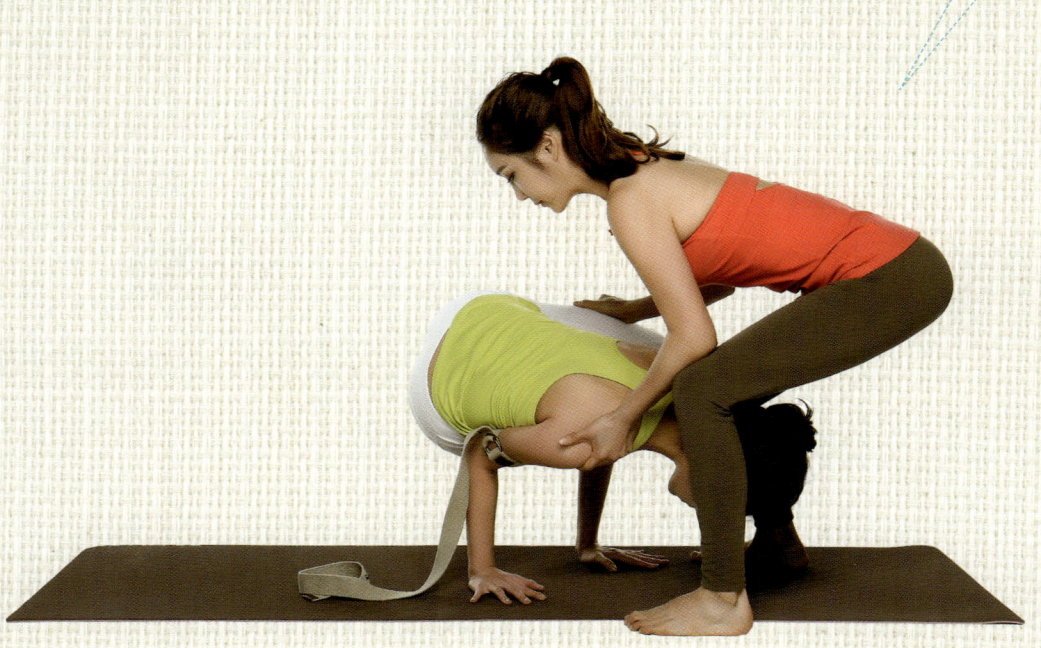

🏷️ **실행자 Tip**
팔꿈치 위에 스트랩을 차고 하면 힘이 분산되어 어깨가 무너지는 현상을 막을 수 있다. 보조자에게 의존하지만 말고 100%의 의지력과 집중력으로 호흡, 마음, 육체를 조절한다.

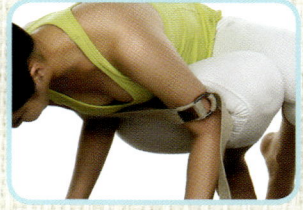

Restart TIP

초보자를 위한
셀프 트레이닝

> **실행법**
>
> 블록이나 볼스터를 적당한 위치에 두고 이마에 기댄다. 몸이 완전히 접힌 상태를 유지해서 발을 들어 올려야 한다. 가능하다면 고개를 들어 볼스터에서 이마를 떨어뜨려본다. 이 자세는 비틀기 기능과 팔로 균형을 잡는 기능을 가장 기본으로 한다. 따라서 만약 이 자세가 어렵다면 반 물고기 신 자세(아르다 마첸드라아사나 Ardha Matsyendrasana)와 팔 굽혀 엎드리기 자세(차투랑가 단다아사나 Chaturanga Dandasana)를 충분히 연습한 후에 시도하도록 한다.

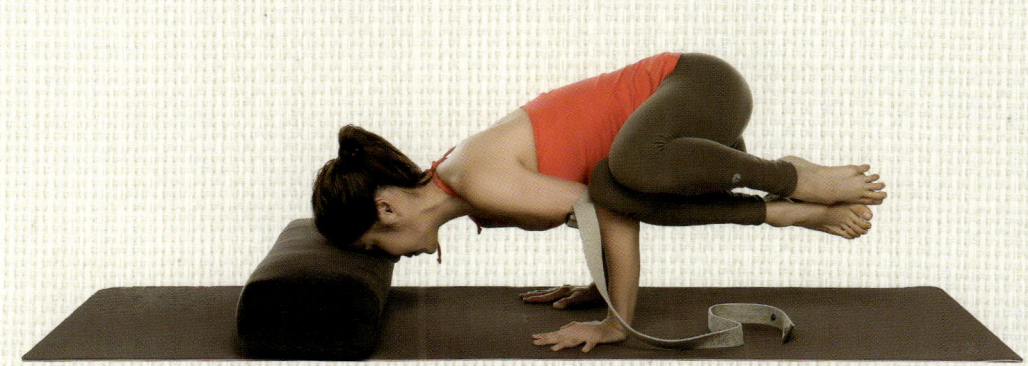

Main 09

반 연꽃 자세로 상체 숙이는 자세
Half Bound Lotus Forward Bend Pose |
아르다 받다 파드마 파스치모타나아사나 Ardha Baddha Padma Paschimottanasana

효과 전립선 비대증에 도움, 간장과 비장 기능 조절 및 강화, 발목/다리/골반/허리 유연성 향상, 만성 냉증에 도움
유지시간 좌우 각각 35초~45초

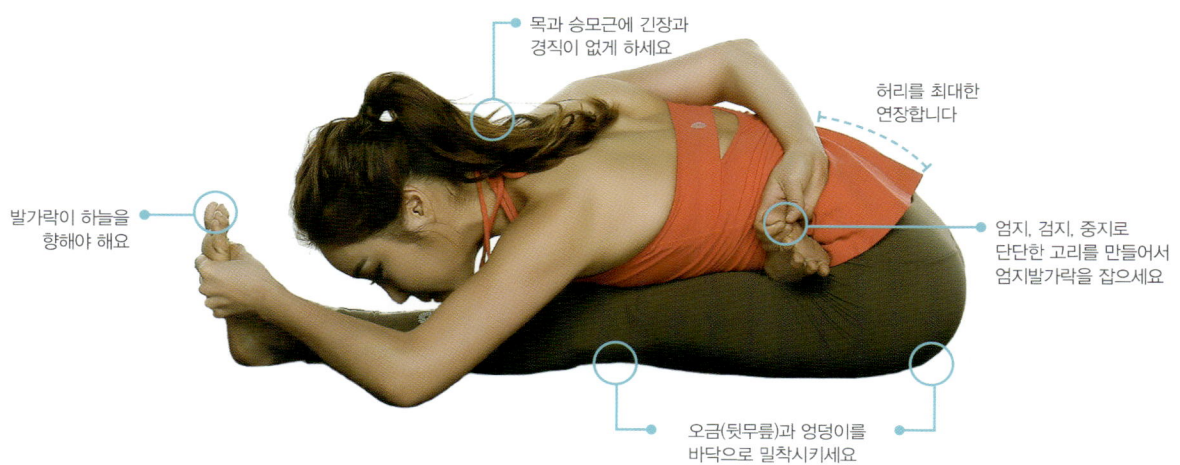

- 목과 승모근에 긴장과 경직이 없게 하세요
- 허리를 최대한 연장합니다
- 발가락이 하늘을 향해야 해요
- 엄지, 검지, 중지로 단단한 고리를 만들어서 엄지발가락을 잡으세요
- 오금(뒷무릎)과 엉덩이를 바닥으로 밀착시키세요

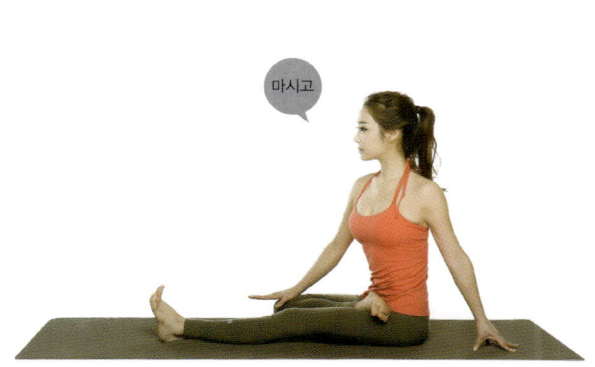

step 1 두 다리를 뻗고 앉은 상태에서 오른발 발등을 왼쪽 골반 가까이 올린다. 왼쪽 발목은 꺾는다. 왼손은 바닥에 짚고 오른손은 오른쪽 무릎을 지그시 누르면서 긴장되어 있는 골반을 달랜다.

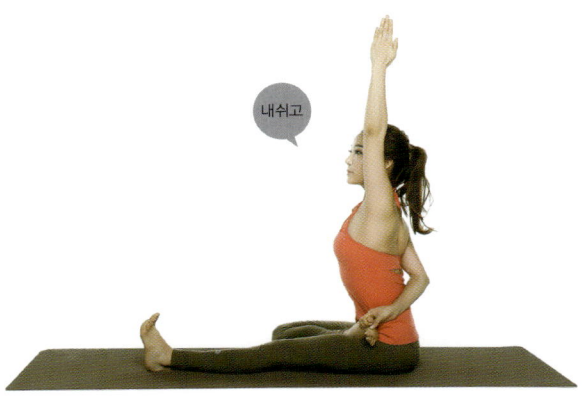

step 2 오른손 엄지, 검지손가락을 오른발 엄지발가락 안쪽에 끼운 다음, 엄지손가락으로 엄지발가락을 감싸 쥔다. 척추를 세워 왼팔을 높게 뻗어 올린다.

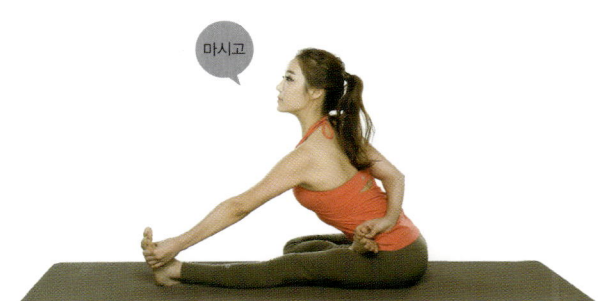

step 3 왼손으로 왼쪽 발바닥 바깥 부분을 잡는다. 척추를 최대한 쭉 펴면서 다음 단계를 준비한다.

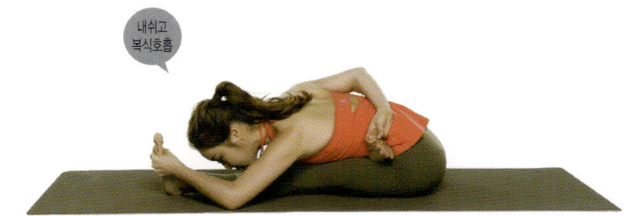

step 4 상체를 완전히 숙여 이마와 정강이가 가까워지도록 한다. 오른쪽 어깨가 활짝 열린 상태를 유지하면서 왼쪽 다리에 힘을 가하여 오금을 바닥으로 누른다. 목과 어깨에 불필요한 긴장이 없도록 주의한다.

Coaching TIP

전문가와 함께하는
트레이닝

🔶 **보조자 Tip**

실행자의 등을 앞으로 쓸어주듯 지그시 눌러주고, 왼쪽 어깨가 올라가지 않도록 승모근 부위를 내려준다. 만약 이 자세에서 실행자가 오른손으로 오른발을 잡지 못하고 있다면 보조방법을 바꿔야 한다. 실행자의 오른쪽 팔꿈치를 안으로 당겨서 오른발을 잡을 수 있게끔 도와준다.

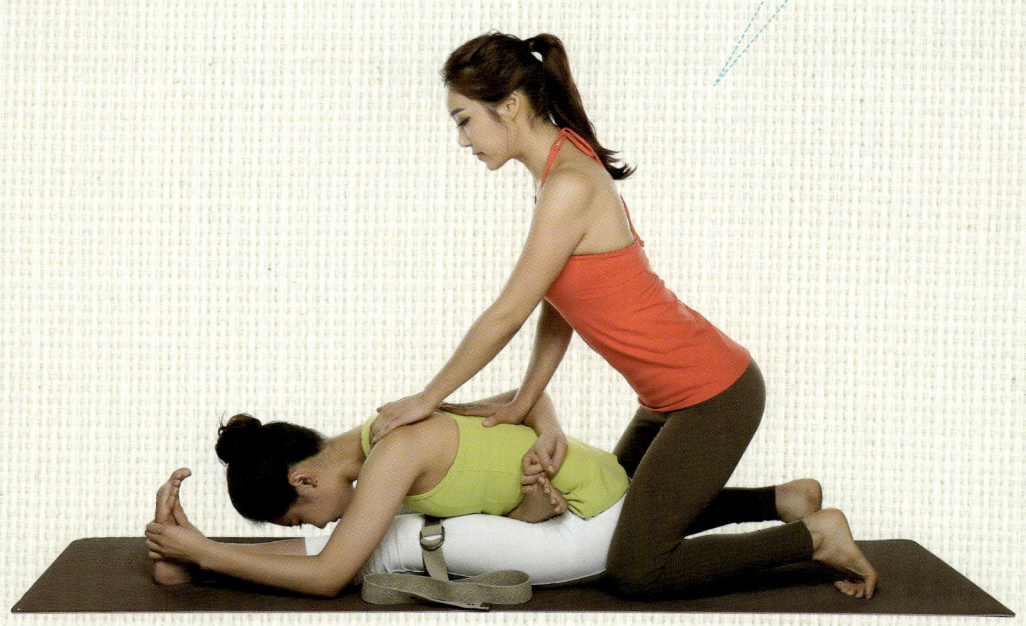

🔶 **실행자 Tip**

스트랩을 묶고 하면 양다리 무릎이 벌어지지 않기 때문에 좀 더 안정적으로 자세를 취할 수 있다. 보조자와 함께 호흡하면서 마시는 숨에 가슴과 오른쪽 어깨를 확장시키고 내쉬는 숨에 전굴의 정도를 더해간다. 상체를 숙일 때는 반드시 상체가 신전된 상태, 목과 어깨에 긴장이 없는 상태를 유지하도록 한다. 왼쪽 다리에 힘을 가해 오금을 바닥으로 누른다.

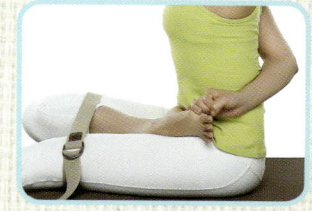

Restart TIP

초보자를 위한
셀프 트레이닝

> **실행법**
> 왼쪽 무릎 아래 매트를 말아 넣는다. 여분의 매트가 없다면 담요를 말아 넣는다. 오른발의 발등에 스트랩이나 수건을 걸어 오른손으로 잡는다. 오른손이 오른발과 가까워질 수 있게 손을 이동해서 꽉 움켜쥔다. 이때 손등이 몸과 마주해야 한다. 왼손으로 왼발 발바닥을 잡고 호흡을 마실 때는 미세하게 상체를 늘리고 내쉴 때는 상체를 숙인다.

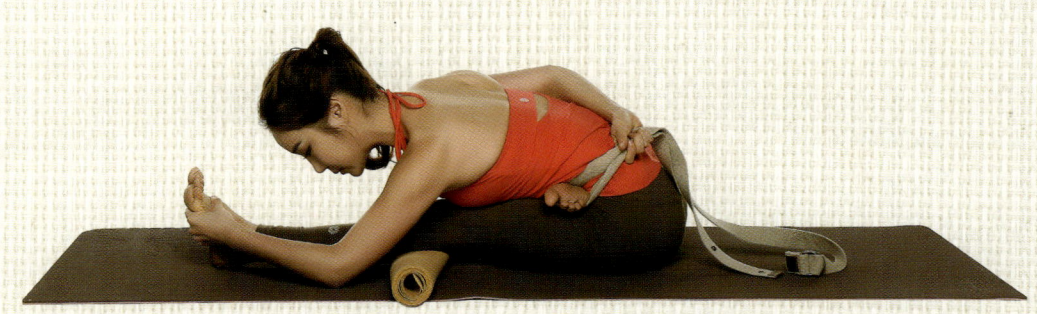

Main 10

박쥐 자세

Bat Pose | 우파비스타 코나아사나 Upavistha Konasana

효과 허벅지 지방 감소, 골반 교정, 하체의 부종과 피로 제거, 배뇨 장애 및 성기능 개선, 생리불순 치료
유지시간 30초~40초

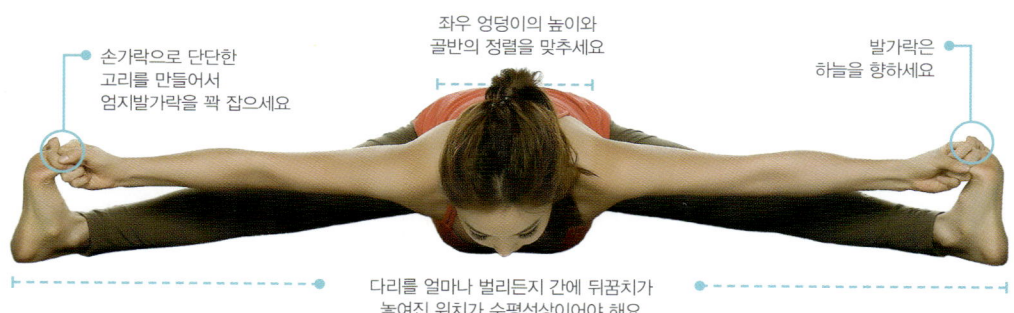

- 손가락으로 단단한 고리를 만들어서 엄지발가락을 꽉 잡으세요
- 좌우 엉덩이의 높이와 골반의 정렬을 맞추세요
- 발가락은 하늘을 향하세요
- 다리를 얼마나 벌리든지 간에 뒤꿈치가 놓여진 위치가 수평선상이어야 해요

step 1 　다리를 최대한 벌려 앉아, 척추를 꼿꼿하게 세운다. 발목은 꺾어서 발가락이 몸통 방향을 향하게 한다.

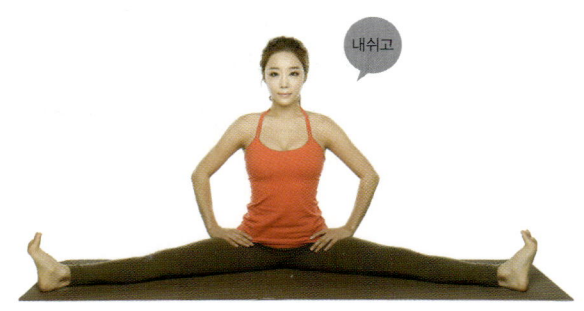

step 2 　양손 엄지와 검지손가락을 엄지발가락 안쪽에 끼운 다음, 엄지손가락으로 엄지발가락을 감싸 쥔다.

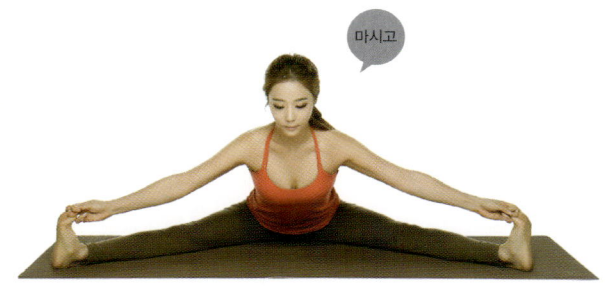

step 3 　천천히 상체를 숙인다. 이때 가슴이 바닥으로 푹 내려앉는 것이 아니라 이마부터 꼬리뼈까지 평평해질 수 있도록 해야 한다. 골반과 허리에 힘을 싣는다면 어깨와 팔을 포함한 상체 전체의 높이가 동일해질 수 있다. 이 자세에서 주의할 점은 상체가 내려갈수록 발목이 안쪽으로 꺾이지 않게 발목, 무릎, 골반을 계속 바깥쪽으로 열어주는 것이다.

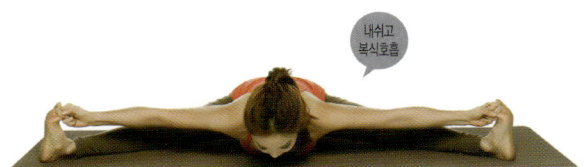

| Coaching TIP | 전문가와 함께하는 **트레이닝** |

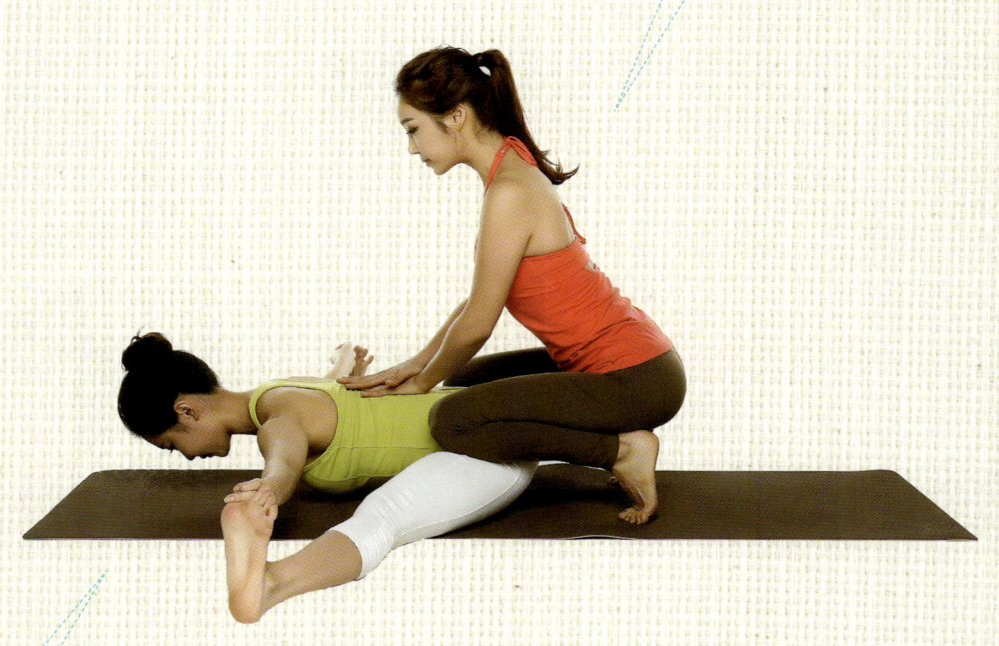

● 보조자 Tip

양다리 정강이 부분을 실행자의 골반 바로 옆 허벅지에 댄다. 실행자의 상체가 내려갈 때 골반이 함께 따라 내려갈 것이다. 이를 방지하기 위해서 보조자의 다리의 힘으로 실행자의 허벅지를 끌어당긴다. 손은 실행자의 허리나 등을 앞으로 쓸어주듯 지그시 눌러준다.

● 실행자 Tip

배와 가슴이 바닥에 닿는 것은 중요하지 않다. 골반이 열린 상태(발가락이 하늘을 향한 상태)를 유지하면서 척추가 완전히 펴지도록 하는 것이 핵심이다. 고개는 너무 숙이지도, 들지도 말고 목을 길게 늘린다. 이 자세는 다리, 골반, 허리의 힘과 유연성이 모두 필요하다.

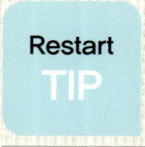

초보자를 위한
셀프 트레이닝

🔸 실행법

무릎 아래 블록을 받치거나 수건을 돌돌 말아 넣는다. 볼스터가 있다면 볼스터에 상체를 기대어 힘을 뺀다. 볼스터가 없다면 팔꿈치를 바닥에 대고 실시한다. 이 자세가 편하다면 그 이유는 무릎과 등이 구부러져 있기 때문이다. 수련을 통해 점차적으로 무릎과 등을 펴는 연습을 해보자.

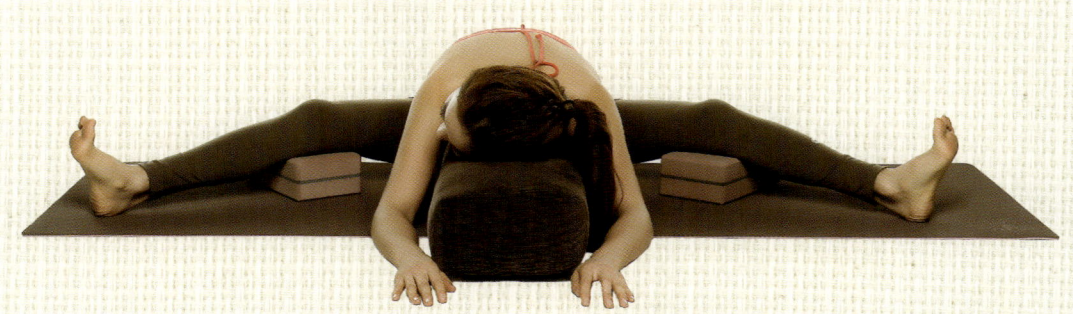

Main 11 원숭이 대장 자세
Lord of the Monkeies Pose | 하누만아사나 Hanumanasana

효과 좌골 신경통 예방, 하체의 부종 및 결함 치료, 엉덩이/허리/목 단련 및 탄력성 증가, 다리/골반 교정 및 유연성 향상
유지시간 좌우 각각 35초~45초

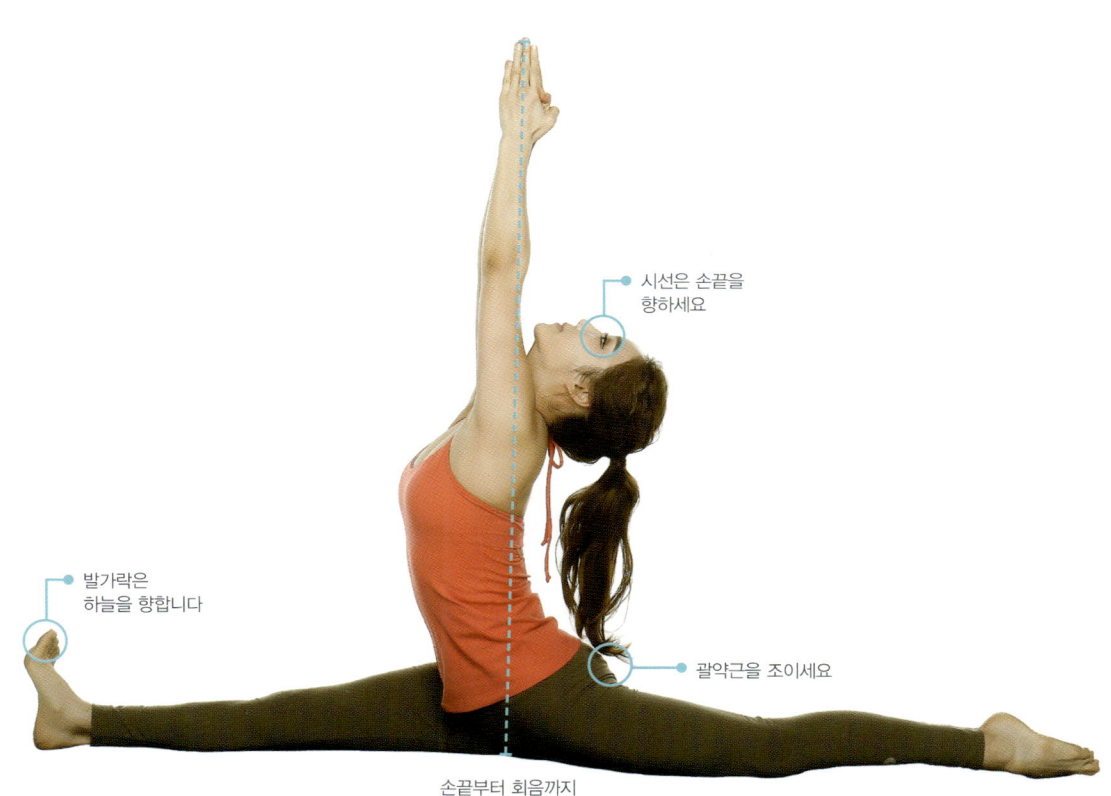

- 시선은 손끝을 향하세요
- 발가락은 하늘을 향합니다
- 괄약근을 조이세요
- 손끝부터 회음까지 수직이 되어야 해요

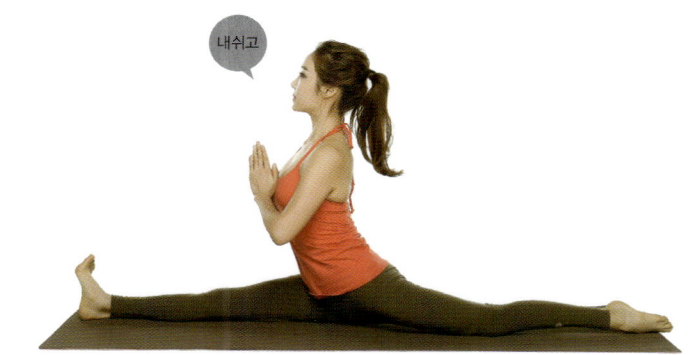

step 1   오른쪽 다리를 앞으로, 왼쪽 다리를 뒤로 뻗어서 다리 전체가 바닥에 닿도록 한다. 상체를 세우고 양손을 가슴 앞으로 가져와 합장한다. 무게중심이 오른쪽으로 치우쳐서 골반의 정렬이 깨지지 않도록 괄약근을 조이고, 왼쪽 대퇴사두근(앞쪽 허벅지)을 바닥으로 단단하게 밀착시킨다. 오른쪽 발목은 꺾는다.

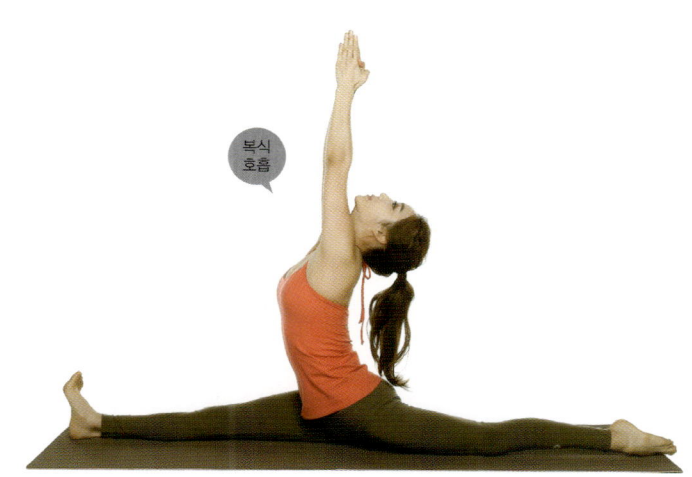

step 2   합장한 손을 위로 뻗어 올리면서 시선이 손끝을 따라간다. 손끝부터 회음부까지 수직이 되게끔 한다. 자세를 유지하는 동안은 호흡에 집중하고 감각을 주시한다.

Coaching TIP

전문가와 함께하는
트레이닝

🔸 보조자 Tip

보조자의 목을 실행자가 잡을 수 있도록 도와준다. 두 무릎은 구부려서 실행자의 척추에 댄다. 무릎으로 실행자의 허리를 누르면서 실행자의 팔이 완전히 펴졌는지 확인한다. 이제 손으로 실행자의 어깨와 가슴에 정렬을 맞춘다. 무릎을 더 구부릴수록 실행자는 강도 높은 보조를 받을 수 있다.

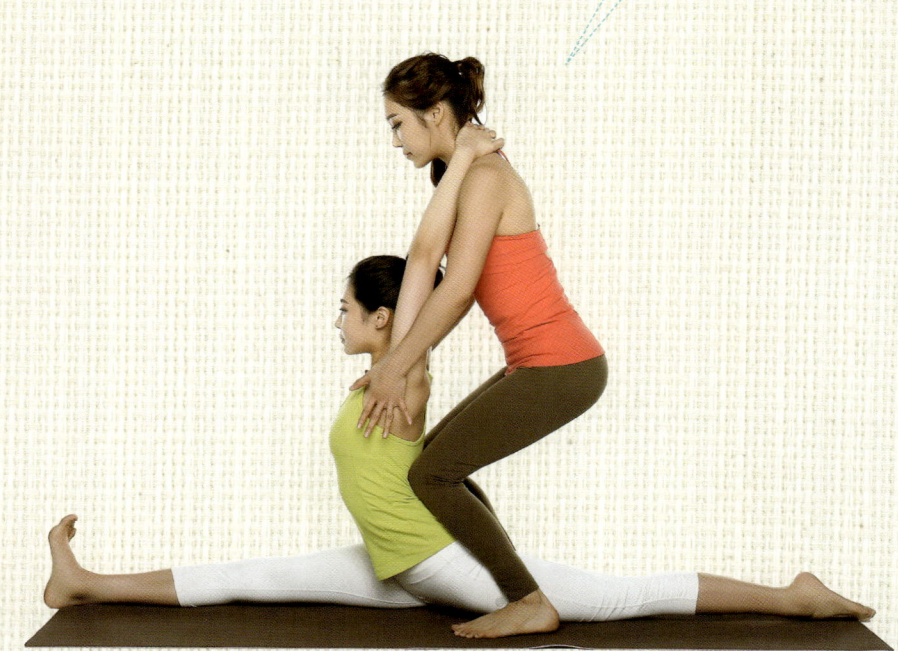

🔸 실행자 Tip

보조자의 목 뒤에 양손 깍지를 끼운다. 괄약근에 힘을 주고 호흡에 집중하면서 허벅지, 골반, 허리의 의식을 깨운다.

Restart TIP

초보자를 위한
셀프 트레이닝

> **실행법**
> 양손으로 블록을 잡고 다리 관절의 가동범위를 조절한다. 신체의 바른 정렬과 안정성, 그리고 호흡이 우선이 되어야 한다. 무작정 다리를 많이 벌리려는 노력은 심신에 아무런 도움이 되지 않는다. 통증이나 불편함의 정도가 감당되는 범위 안에서 행하며, 전 단계나 다음 단계를 생각하지 말고 현재에 온전히 머무른다.

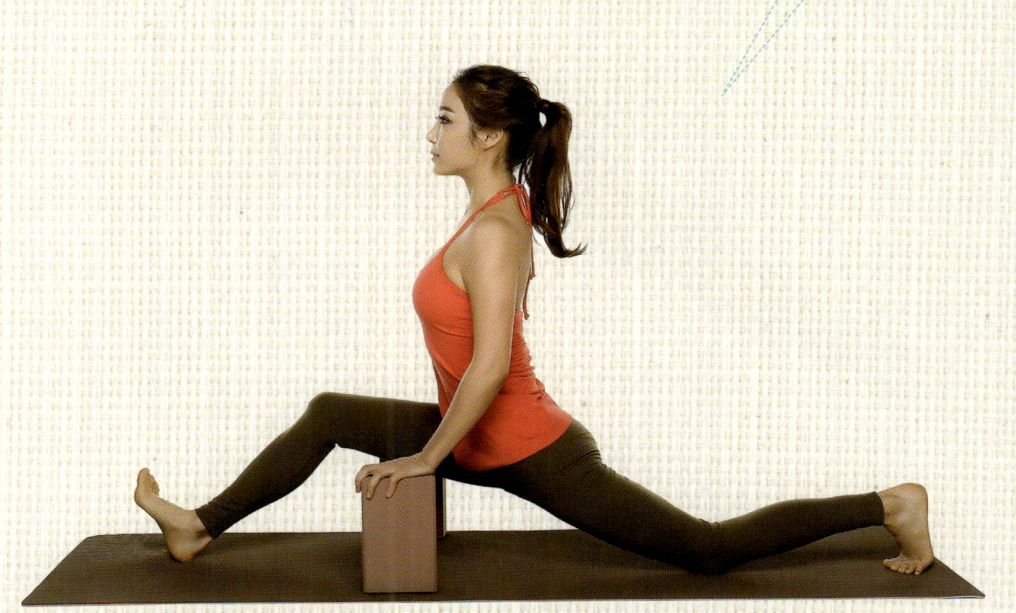

Main 12 우아한 역 아치 자세

Inverted Arch Pose | 드위 파다 비파리타 단다아사나 Dwi Pada Viparita Dandasana

효과 송과선/뇌하수체/갑상선/부신 기능 조절 및 강화, 목/등/허리/어깨 유연성 향상 및 근력 강화, 요추/천추의 불균형과 퇴행 방지

유지시간 30초~40초

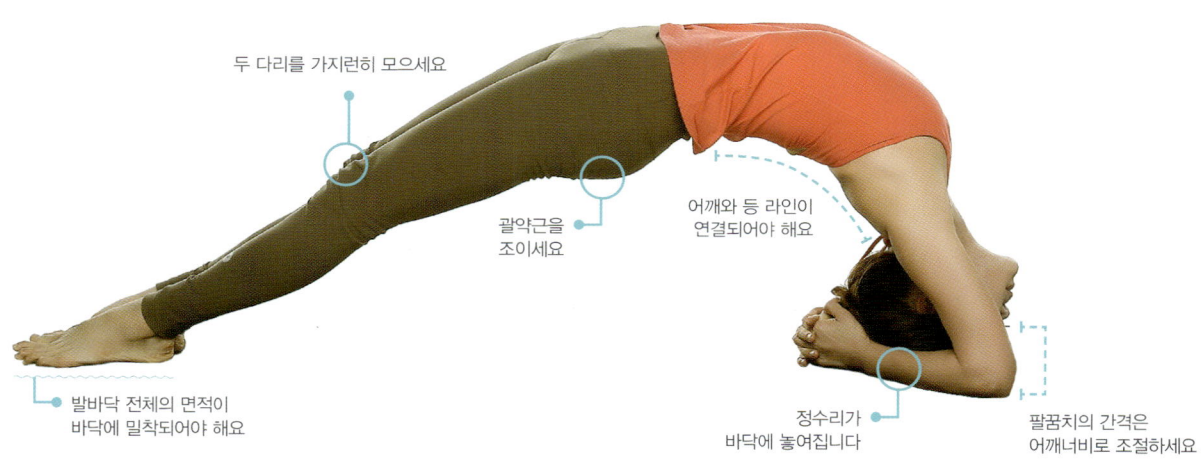

- 두 다리를 가지런히 모으세요
- 괄약근을 조이세요
- 어깨와 등 라인이 연결되어야 해요
- 발바닥 전체의 면적이 바닥에 밀착되어야 해요
- 정수리가 바닥에 놓여집니다
- 팔꿈치의 간격은 어깨너비로 조절하세요

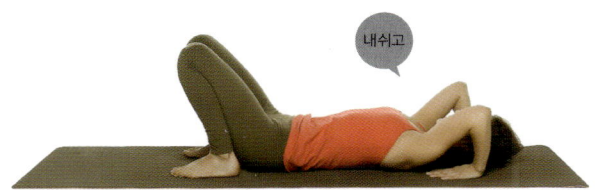

step 1   두 다리와 발을 골반 너비 정도로 벌리고 누운 다음, 발바닥을 바닥에 댄다. 열 손가락을 벌려 두 손을 귀 옆에 짚는다.

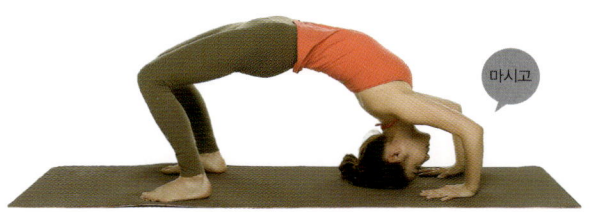

step 2   엉덩이와 머리를 동시에 들어 올려 정수리를 바닥에 댄다. 이때 팔꿈치가 어깨너비 이상 벌어지게 되면 턱이 들리게 된다. 그 자세는 축을 무너뜨릴 뿐 아니라 목에 고통을 주기 때문에, 팔꿈치의 너비를 잘 조절하자.

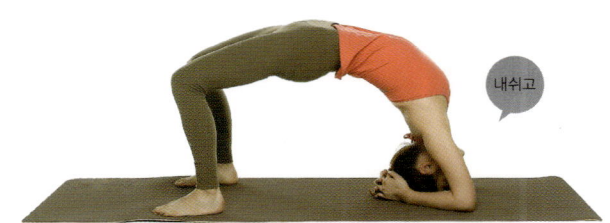

step 3   양손을 머리 뒤로 가져가 깍지를 낀다. 손과 팔꿈치는 삼각형 모양을 이룬다. 팔꿈치가 어깨너비 이상 벌어지지 않게 주의한다.

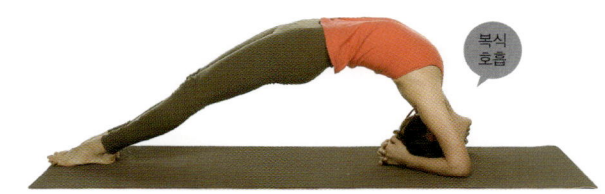

step 4   한쪽씩 다리의 무릎을 펴서 양다리를 가지런히 모은다. 괄약근에 힘을 주고 목부터 발가락 끝까지 신체의 전면이 확장되게 한다.

| Coaching TIP | 전문가와 함께하는
트레이닝 |

● 보조자 Tip

실행자의 팔꿈치가 벌어지지 않도록 양발로 막아준다. 두 손으로는 실행자의 견갑골을 잡아당기면서 어깨와 가슴을 더 많이 확장시켜준다.

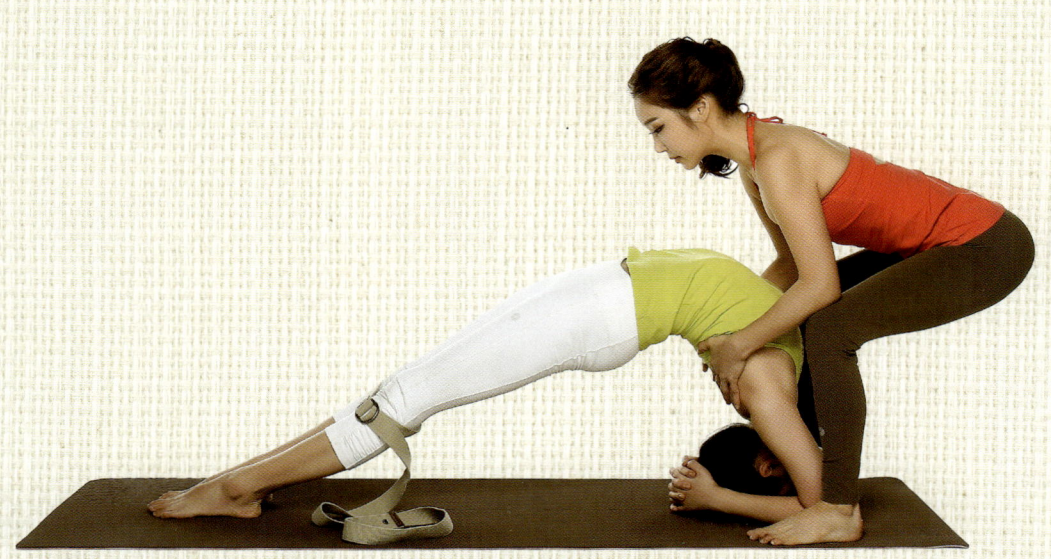

● 실행자 Tip

다리에 스트랩을 매고 하면 좀 더 안전하고 견고하게 할 수 있다. 중요한 것은 발바닥 전체가 바닥에 붙어야 하는 것이다. 발목을 이완하면서 발바닥이 바닥을 누르면 자연스럽게 그 힘은 하체로 전달된다. 그리고 그 작용을 몸이 인식했다면 괄약근도 자연스럽게 조여질 것이다.

Restart TIP

초보자를 위한
셀프 트레이닝

실행법

요추에 자극을 줄이기 위한 방법이다. 무릎 위에 스트랩을 맨다. 스트랩의 너비는 골반 너비 정도로 조절한다. 뒤꿈치를 바짝 들어 올리고 어깨, 등, 허리, 골반의 이완을 충분히 느낀다.

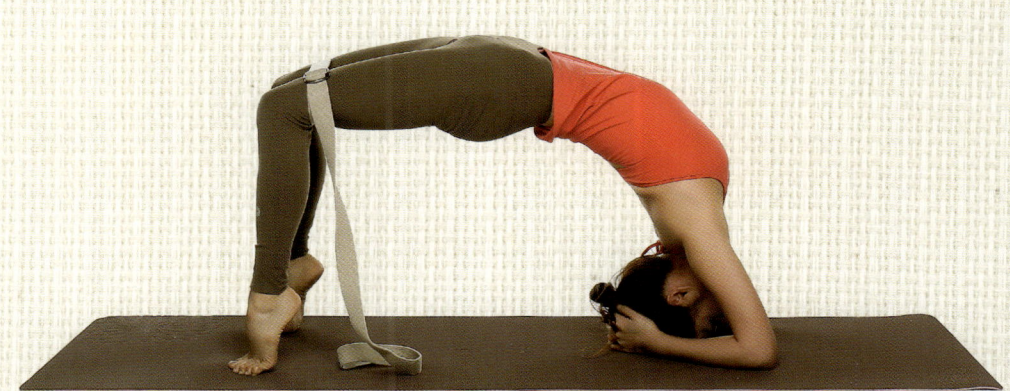

Main 13

위로 한쪽 다리 차올린 활 자세
One Leg Kick Bow Pose | 에카 파다 우르드바 다누라아사나 Eka Pada Urdhva Dhanurasana

효과 심신의 강인함/유연함 강화, 근골격 질환 및 부조화 형태 개선, 전신 근력 강화, 골반/허리/어깨 유연성 향상, 통제력/자립심 향상
유지시간 좌우 각각 25초~35초

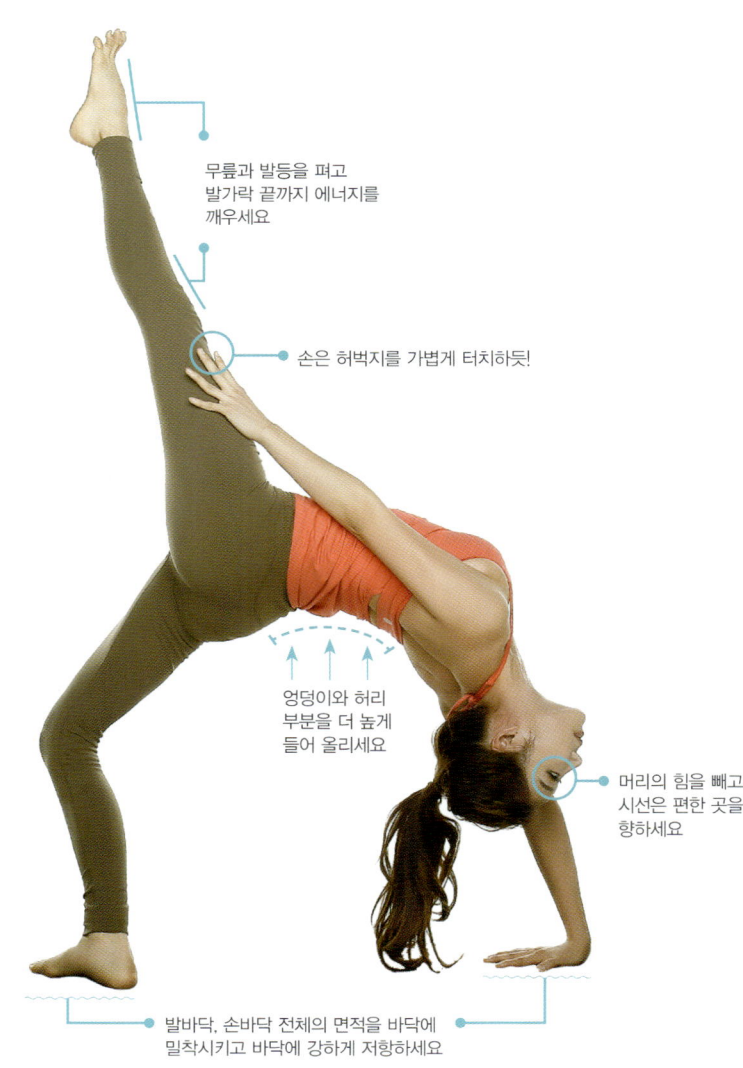

무릎과 발등을 펴고 발가락 끝까지 에너지를 깨우세요

손은 허벅지를 가볍게 터치하듯!

엉덩이와 허리 부분을 더 높게 들어 올리세요

머리의 힘을 빼고 시선은 편한 곳을 향하세요

발바닥, 손바닥 전체의 면적을 바닥에 밀착시키고 바닥에 강하게 저항하세요

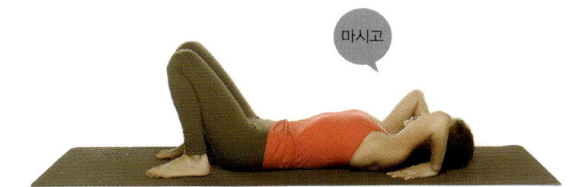

step 1 두 다리와 발을 골반 너비 정도로 벌리고 누운 다음, 발바닥을 바닥에 댄다. 열 손가락을 벌려 두 손을 귀 옆에 짚는다.

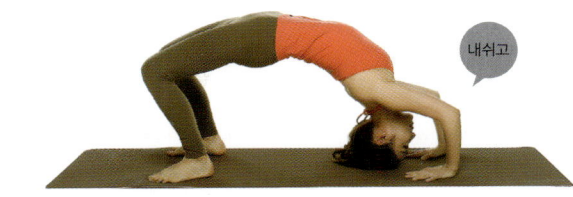

step 2 엉덩이와 머리를 동시에 들어 올려 정수리를 바닥에 댄다. 이때 팔꿈치가 어깨너비 이상 벌어지게 되면 턱이 들리게 된다. 그 자세는 축을 무너뜨릴 뿐 아니라 목에 고통을 주게 된다. 팔꿈치의 너비를 잘 조절하자.

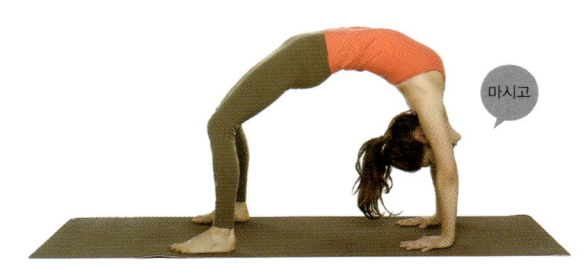

step 3 힘차게 팔을 뻗어 올려 위로 향한 활 자세(우르드바 다누라아사나 Urdhva Dhanurasana)를 만든다.

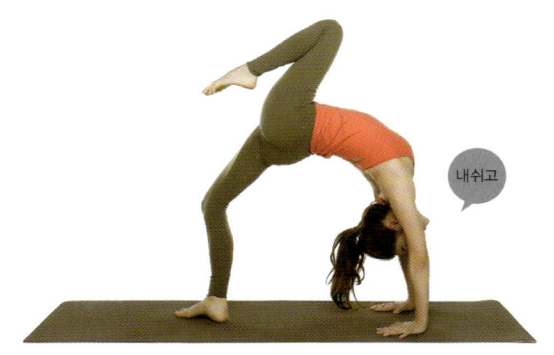

step 4 왼쪽 무릎을 최대한 들어 올린다. 한쪽 다리를 들어 올렸다고 해서 무게중심이 한쪽으로 기울어지면 안 된다.

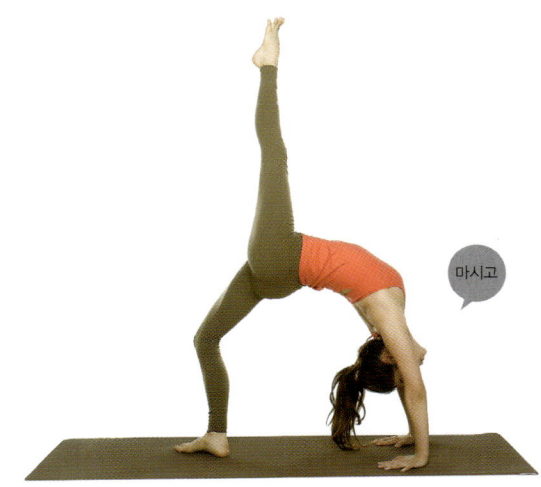

step 5 왼쪽 무릎을 뻗는다. 왼발의 발등을 펴고 다섯 발가락을 쫙 벌려서 발끝까지 에너지를 깨운다.

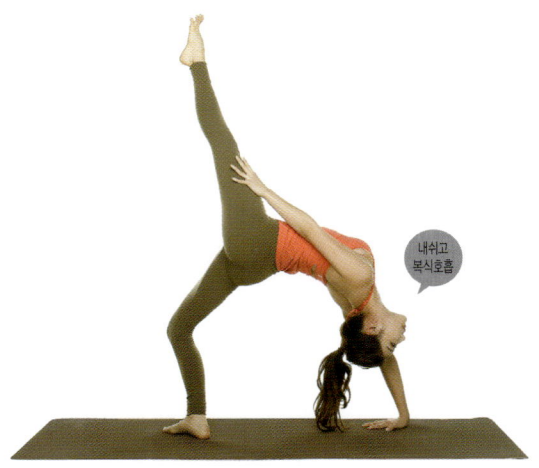

step 6 왼팔을 들어 올려 왼손을 왼쪽 허벅지 위에 댄다. 모든 무게를 오른손과 오른발이 지탱하고 있기 때문에 그 지지대의 역할이 매우 중요한 순간이다. 오른쪽 손바닥과 오른쪽 발바닥을 바닥과 더 친밀하게 만들어 흔들리지 않도록 한다.

Coaching TIP
전문가와 함께하는
트레이닝

● 보조자 Tip

보조자의 왼쪽 허벅지로 무너지는 실행자의 오른쪽 허리를 받쳐주고 왼손으로 실행자의 왼쪽 허리를 잡아준다. 오른손으로는 실행자의 왼쪽 발목 뒷부분을 잡아서 끌어당겨준다.

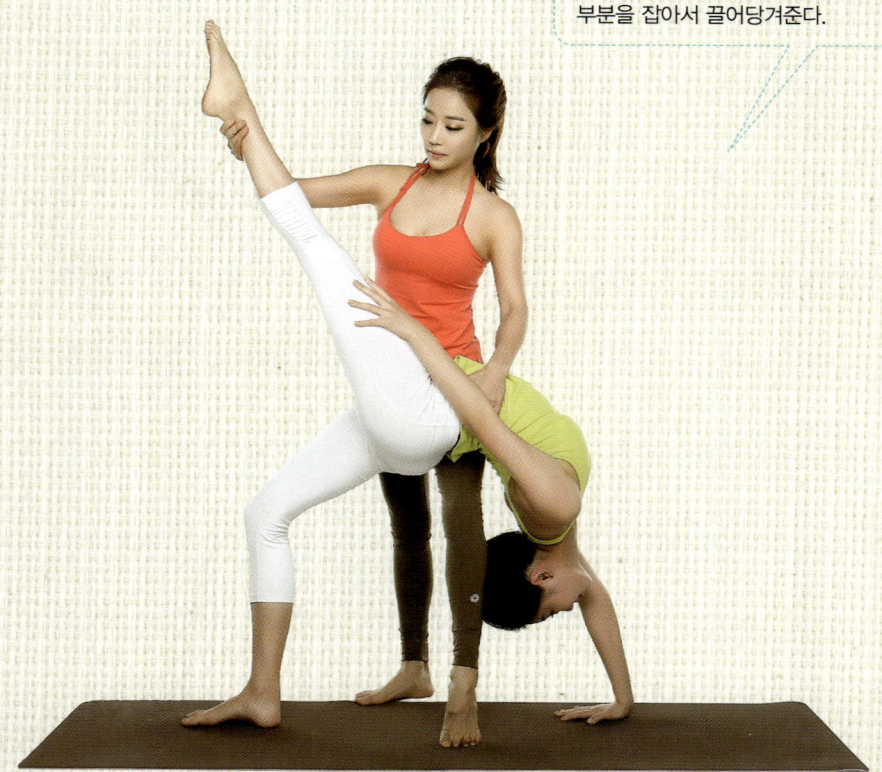

● 실행자 Tip

지지대의 안정성이 가장 중요하다. 오른손, 오른발이 바닥을 밀어내는 강력한 힘으로 철저하게 위험에 대비한다. 시선을 한군데에 두고 집중력이 흩어지지 않도록 주의하며 호흡한다.

Restart TIP

초보자를 위한 셀프 트레이닝

● 실행법

이 자세는 요추에 자극을 줄이기 위한 방법이다. 블록 위에 발바닥을 대고 누워, 무릎 위에 스트랩을 맨다. 스트랩의 너비는 골반 너비 정도로 조절한다. 팔을 뻗기 어려운 사람은 정수리를 바닥에 대고 머무른다. 팔을 뻗을 수 있다면 힘차게 팔을 뻗어낸다. 자세가 완성되면 아픈 부위나 이완이 되는 부위에 마음과 정성을 쏟는다.

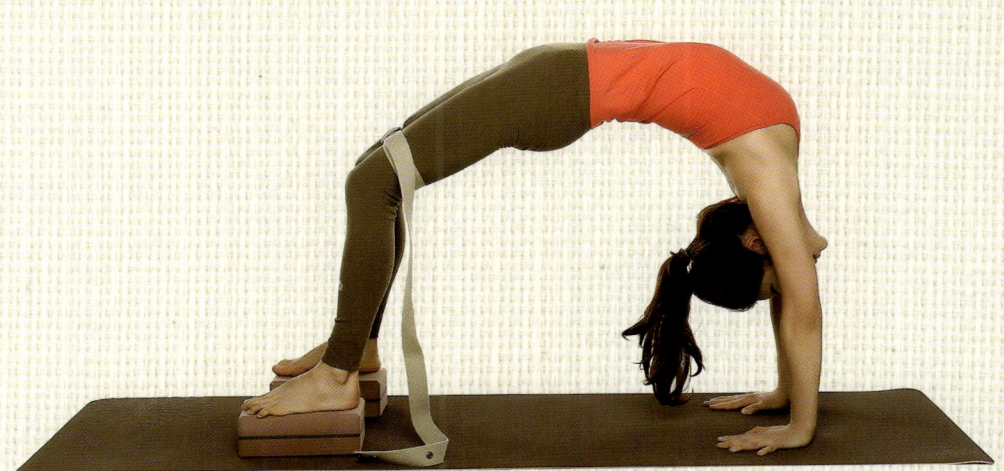

Main 14

머리로 서기 자세(변형)

Headstand Pose(variation) | 묵타 하스타 시르사아사나 ^{Mukta Hasta Sirsana}

효과 감정/행동 제어, 뇌세포의 활성화, 원기 회복, 감기/가슴 떨림/만성피로에 도움, 집중력/균형감각 향상, 뇌하수체/송과선의 기능 개선, 수면 부족/활력 부족인 사람에게 충분한 에너지 공급

유지시간 40초~50초

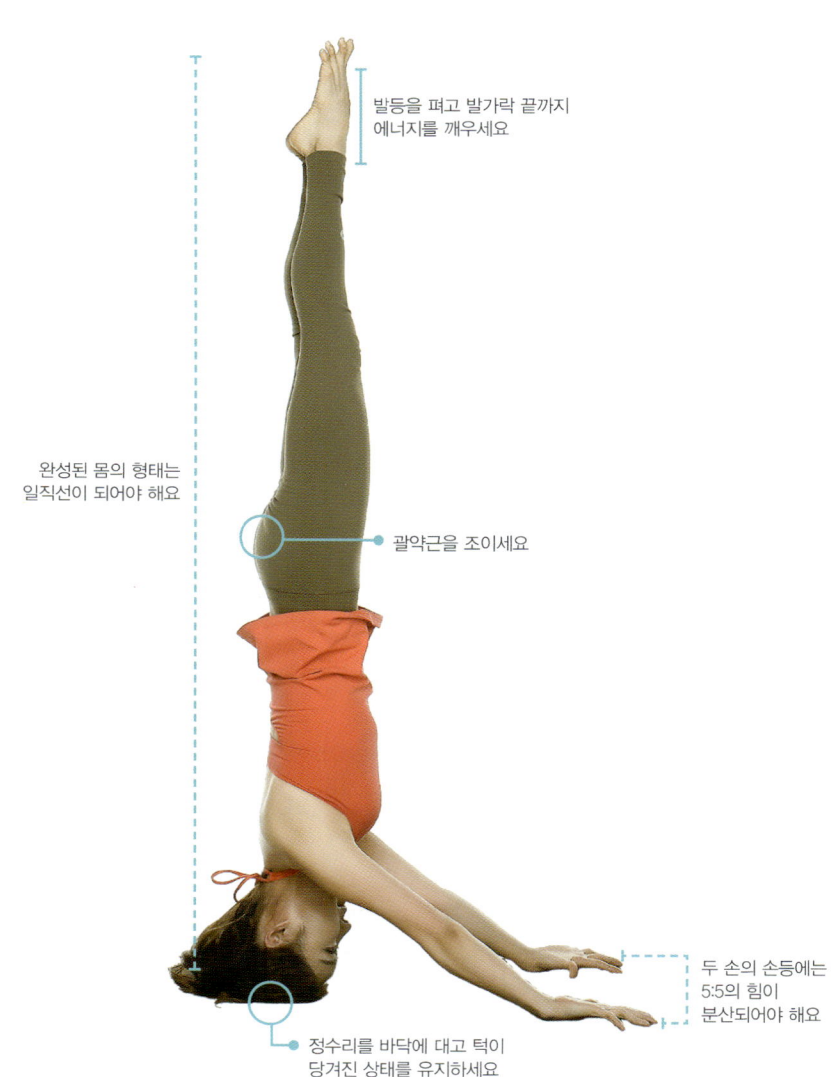

발등을 펴고 발가락 끝까지 에너지를 깨우세요

완성된 몸의 형태는 일직선이 되어야 해요

괄약근을 조이세요

두 손의 손등에는 5:5의 힘이 분산되어야 해요

정수리를 바닥에 대고 턱이 당겨진 상태를 유지하세요

step **1** 이 자세는 처음부터 끝까지 균형을 잘 유지해야 하기 때문에 천천히 나아가도록 한다. 정수리와 발끝을 바닥에 놓고, 팔을 뻗어서 손등을 바닥에 댄다. 손의 간격은 어깨너비로 벌린다.

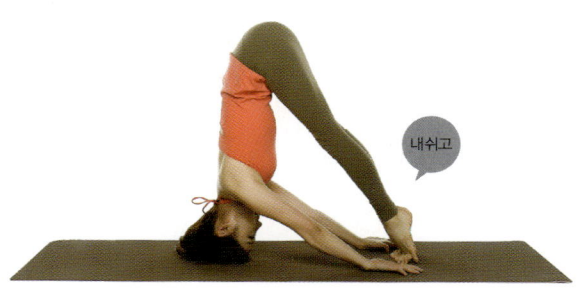

step **2** 발끝을 골반의 높이만큼 들어 올린다. 이때 몸이 90도가 되어야 한다.

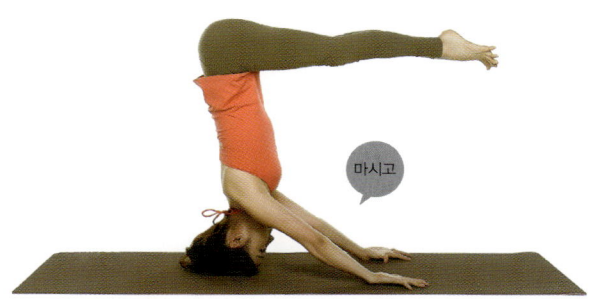

step **3** 골반을 서서히 펴내면서 발끝을 차올린다. 발끝부터 정수리까지 수직이 되어야 한다. 중심이 흔들린다면 오른쪽 손등과 왼쪽 손등으로 저울질하듯 균형을 잡는다.

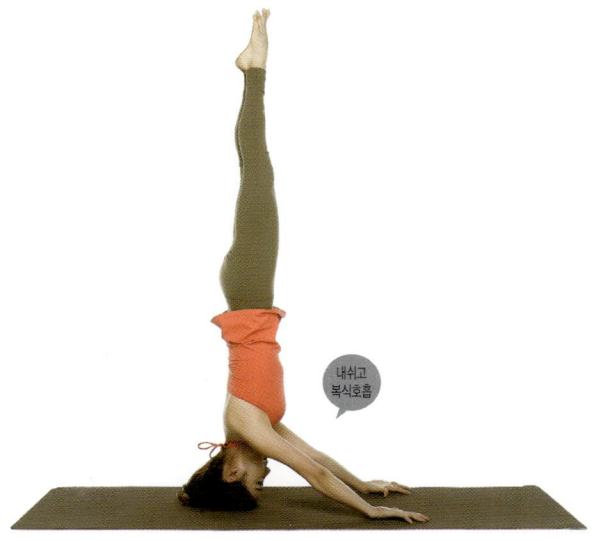

Coaching TIP

전문가와 함께하는
트레이닝

● 보조자 Tip

무릎으로 실행자의 견갑골을 받쳐주고 손으로 실행자의 발목을 잡아준 다음, 천천히 들어 올려준다. 실행자의 무릎이 다 펴지면 팔꿈치로 실행자의 다리를 모아준다. 손바닥으로는 발등을 잡아준다.

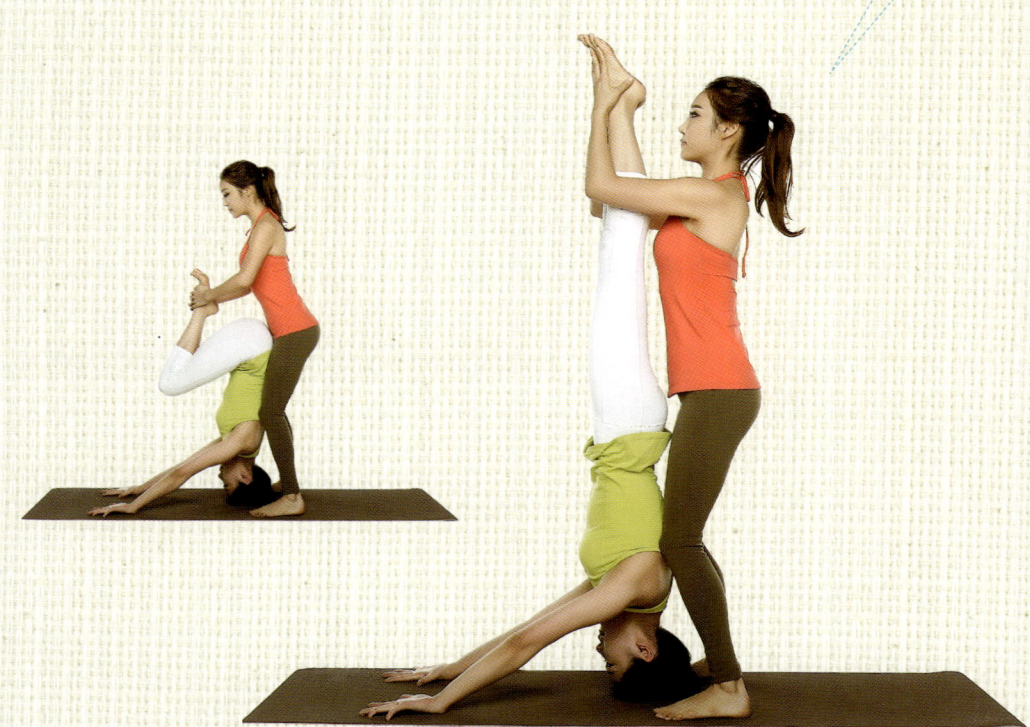

● 실행자 Tip

손등이 바닥을 누를 때 어깨에 불필요한 힘이 들어가면 안 된다. 어깨는 귀와 멀리 떨어지게 공간을 두어 뒷목이 길어지게 한다. 다리를 들어 올릴 때는 먼저 무릎을 구부려서 보조자에서 등과 허리를 기댄 후, 천천히 무릎을 뻗는다. 정수리부터 엄지발가락까지 에너지를 보내면서 복부와 허리에 힘이 빠지지 않도록 주의한다.

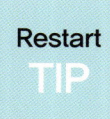 **Restart TIP**

초보자를 위한 셀프 트레이닝

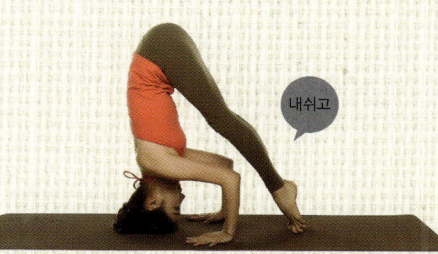

step 1 정수리와 손의 위치가 정삼각형이 되어야 한다. 엉덩이와 발끝이 수직이 되는 위치에서 삼각지대(머리와 두 손)를 더 튼튼하게 만든다.

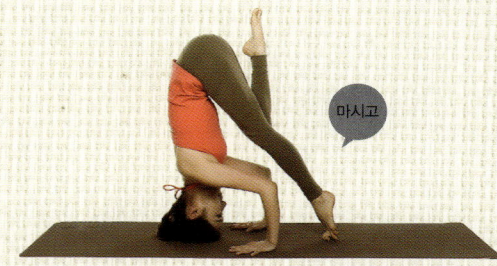

step 2 오른쪽 무릎을 구부린다. 다리를 위로 차올리지 말고 왼쪽 무릎과 오른쪽 무릎이 붙어있도록 한다.

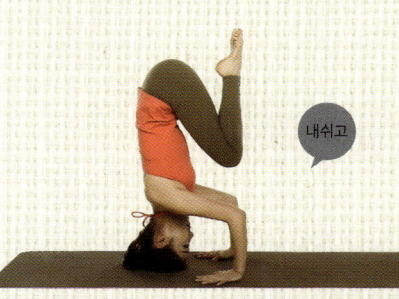

step 3 왼쪽 다리도 구부린다. 다리를 바닥에서 슬며시 떼어내는 느낌으로 균형을 유지하면서 천천히 행한다.

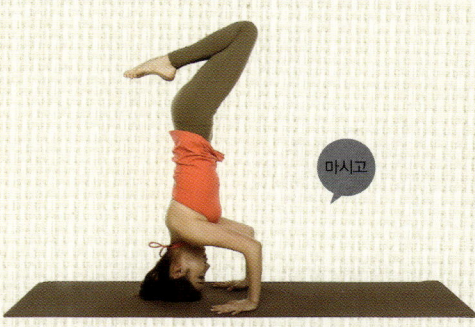

step 4 상체의 축이 흔들리지 않도록 조절하면서 서서히 무릎을 들어 올린다.

step 5 무릎을 완전히 뻗는다. 발끝부터 정수리가 일직선이 될 수 있도록 하고 팔꿈치가 벌어지지 않게 주의한다.

Main 15

팔꿈치로 서는 자세(변형)
Elbowstand Pose(variation) | 핀차 마유라아사나 Pincha Mayurasana

효과 심신의 조절능력/집중력/인내력/판단력 강화, 어깨/목/척추/골반 강화, 심장 마사지 효과, 전신으로 기혈 순환이 활발해짐, 수족 냉증 개선

유지시간 중심을 유지할 수 있는 한계

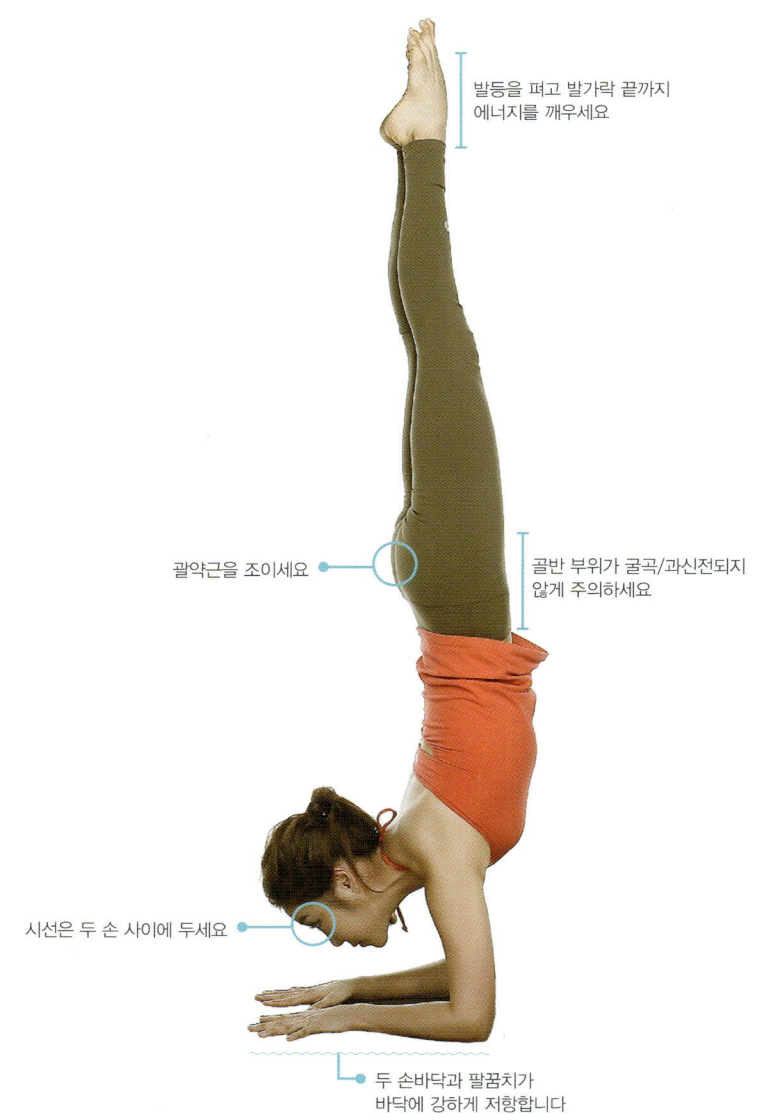

- 발등을 펴고 발가락 끝까지 에너지를 깨우세요
- 골반 부위가 굴곡/과신전되지 않게 주의하세요
- 괄약근을 조이세요
- 시선은 두 손 사이에 두세요
- 두 손바닥과 팔꿈치가 바닥에 강하게 저항합니다

step **1** 아래로 향한 견 자세(아도무카 스바나아사나 Adhomukha Svanasana)에서 다리를 가지런히 모은다. 팔꿈치를 어깨너비 간격만큼 바닥에 대고 뒤꿈치를 들어 올린다. 이때 반드시 어깨부터 팔꿈치까지 수직이 되어야 한다.

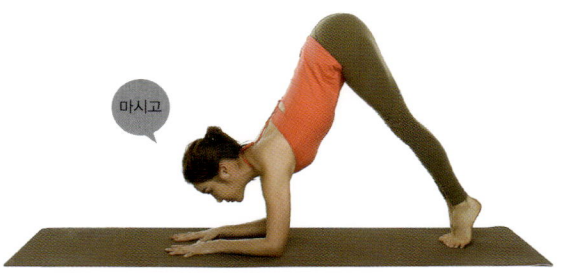

step **2** 팔꿈치의 너비를 한 번 더 확인한 다음, 한쪽 다리를 위로 차올린다. 이제 바닥에 놓은 발을 떼어낼 준비를 한다.

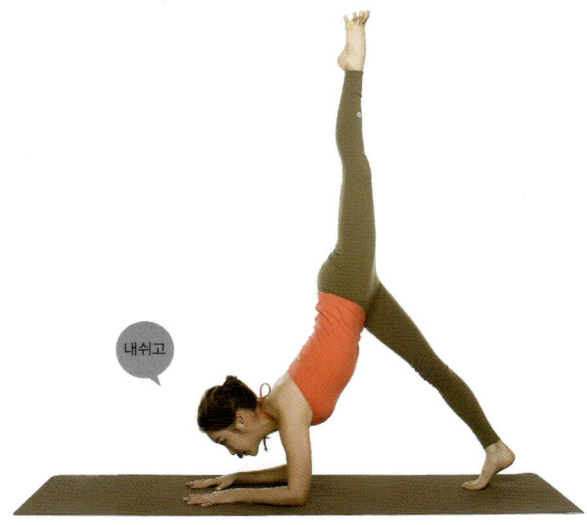

step **3** 바닥에 놓인 다리도 조심스럽게 차올리면서 양다리를 모은다. 어깨가 앞으로 밀릴수록 자세는 불안해질 것이다. 손과 팔꿈치로 바닥에 강하게 저항하면서 그 힘을 몸통으로 전달시킨다. 발끝부터 팔꿈치가 일직선이 되게끔 노력한다.

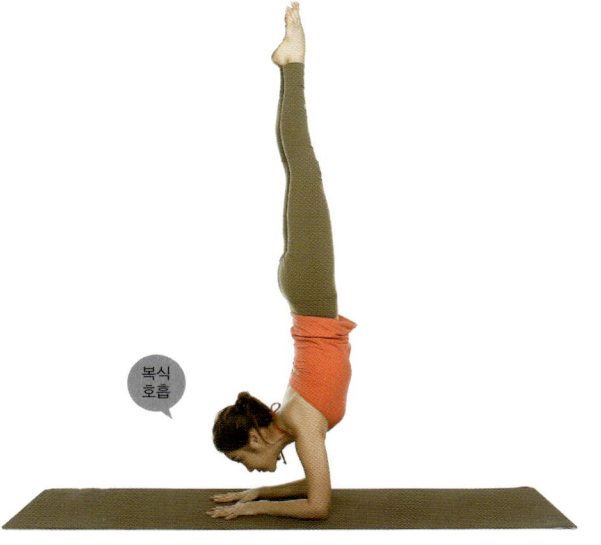

| Coaching TIP | 전문가와 함께하는 **트레이닝** |

● 보조자 Tip

보조자의 무릎으로 실행자의 견갑골을 받쳐주고 손으로는 실행자의 발목을 잡아준 다음, 천천히 들어 올려준다. 실행자의 무릎이 다 펴지면 팔꿈치로 실행자의 다리를 모아준다. 손바닥으로는 발등을 잡아준다.

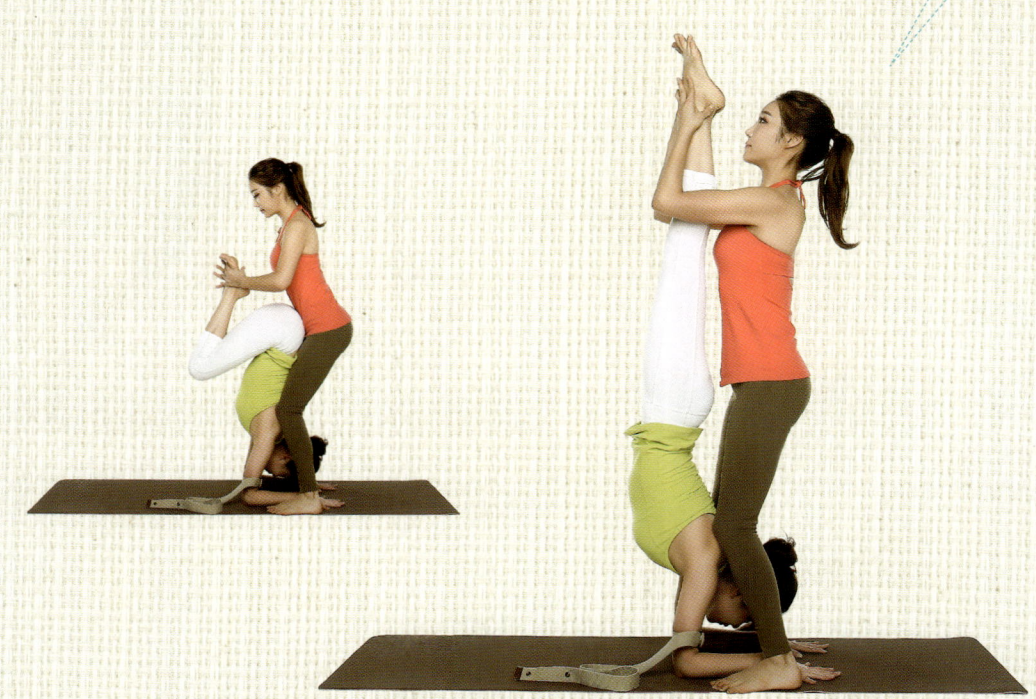

● 실행자 Tip

팔꿈치 위에 스트랩을 매고 자세를 취하면 팔꿈치가 벌어지는 현상을 막을 수 있다. 몸의 중력이 어깨에 떨어질 때에 그 중력에 맞설 수 있는 힘도 제공한다. 팔약근을 강하게 조이고 계속해서 그 중력에 저항한다.

Restart TIP

초보자를 위한
셀프 트레이닝

실행법
팔꿈치 위에 스트랩을 매고 어깨와 팔꿈치가 수직이 되도록 엎드린다. 이 방법은 중력에 저항하는 훈련이다. 유연성보다는 근력이 더 많이 필요하다. 몸이 평평하게 된 상태에서 1분 이상 호흡하며 버틴다.

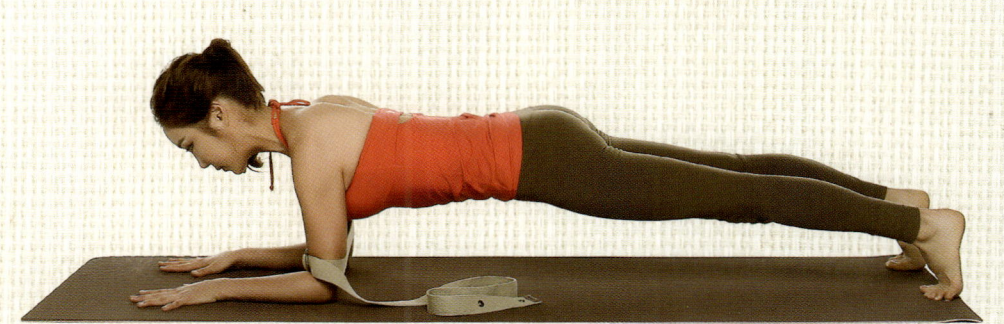

Main 16

거꾸로 된 나무 자세
Downward Tree Pose | 아도 무카 브륵샤아사나 Adho Mukha Vrksasana

효과 심신의 조절능력/집중력/인내력/판단력 강화, 어깨/목/척추/골반 강화, 심장 마사지 효과, 전신의 기혈 순환이 활발해짐, 수족 냉증 개선

유지시간 중심을 유지할 수 있는 한계

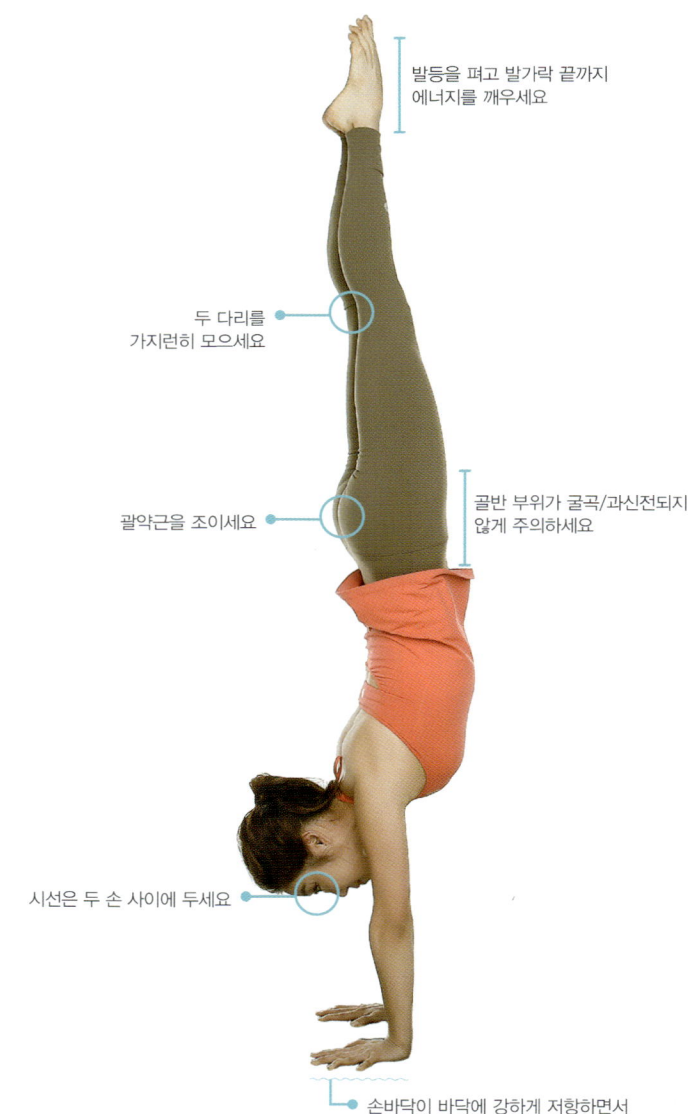

- 발등을 펴고 발가락 끝까지 에너지를 깨우세요
- 두 다리를 가지런히 모으세요
- 골반 부위가 굴곡/과신전되지 않게 주의하세요
- 괄약근을 조이세요
- 시선은 두 손 사이에 두세요
- 손바닥이 바닥에 강하게 저항하면서 힘의 전달과 분산을 잘 조절해야 해요

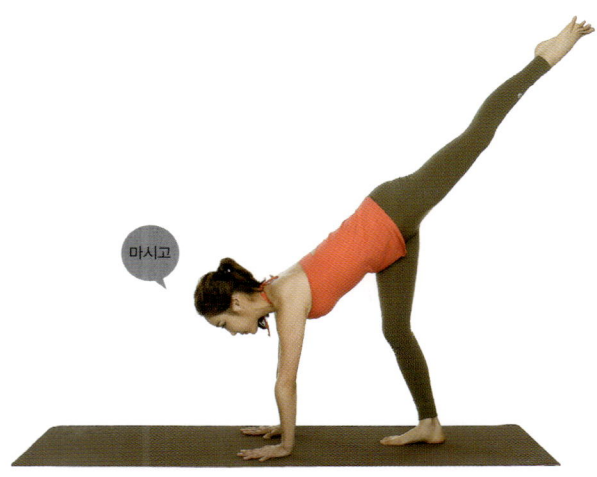

step 1   열 손가락을 짝 벌려서 양손을 어깨너비 간격만큼 바닥에 짚는다. 어깨부터 손목까지 손이 수직이 되어야 한다. 한쪽 다리는 바닥에 두고, 다른 한쪽 다리를 위로 차올린다.

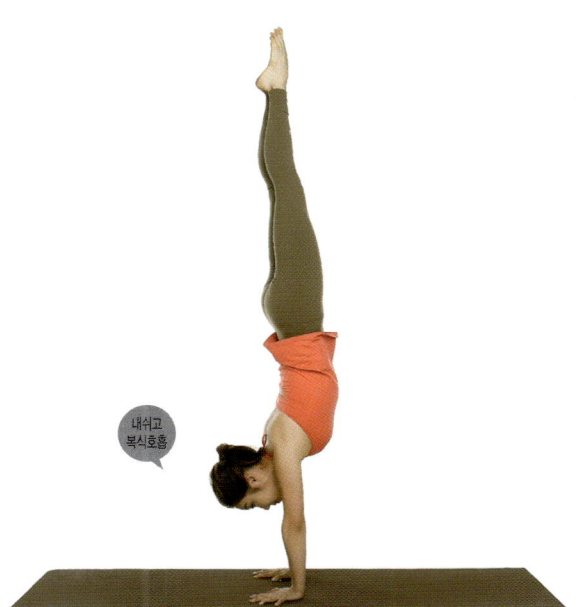

step 2   바닥에 있는 다리도 차올려서 두 다리를 가지런히 모은다. 허리가 아치 형태가 되지 않게끔 코어의 힘을 사용하여 발끝부터 손끝까지 일직선을 만들어본다. 난이도가 높은 자세일수록 호흡과 응시(드리시티 Drishti)를 중시해야 한다.

Coaching TIP

전문가와 함께하는 트레이닝

🚩 **보조자 Tip**

실행자의 왼발을 보조자의 왼쪽 허벅지 위에 올릴 수 있도록 도와준다. 오른손으로는 실행자의 오른쪽 발목을 잡는다. 실행자가 왼쪽 다리를 들어 올리면 두 다리의 발목을 잡아준다. 보조자가 서 있는 위치를 잘 파악하여 실행자의 몸이 수직이 될 수 있게끔 한다.

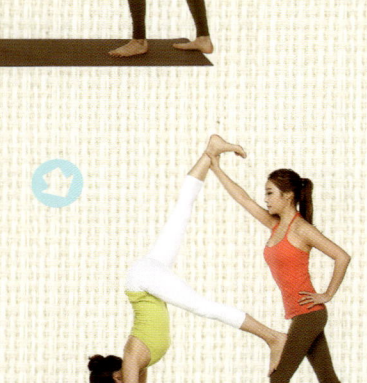

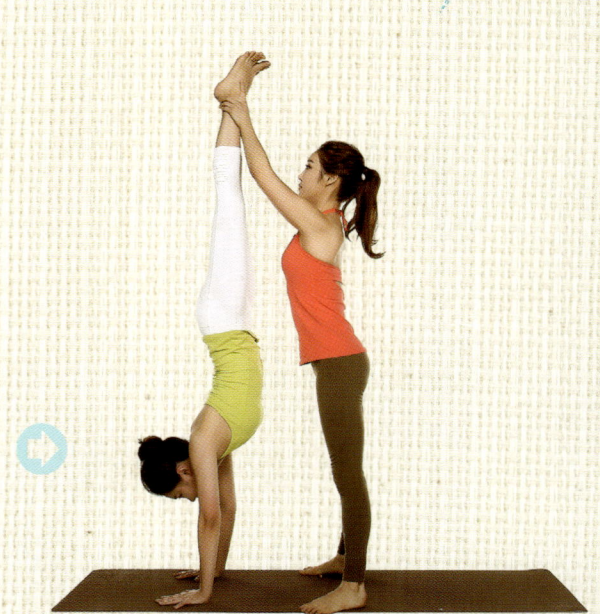

🚩 **실행자 Tip**

심신이 가능하다면, 두려움을 버리고 용기 있게 나아가자. 1단계에서는 실행자의 왼발을 보조자의 허벅지에 안전하게 대야 하고, 2단계에서는 실행자가 왼쪽 무릎을 펴면서 어깨를 조금 더 앞으로 기울어야 한다. 마지막 단계에서는 몸의 중력을 손과 어깨로 저항하면서 확고하고 견고하게 머물러야 한다.

Restart TIP

초보자를 위한
셀프 트레이닝

● 실행법

보조자가 없다면 벽을 이용해도 좋다. 가장 중요한 것은 정확하게 90도의 형태를 만드는 것이다. 이는 형태만을 말하지 않는다. 몸, 마음, 호흡, 이 세 가지 기능과 의식의 수준을 높여야만 이를 이룰 수 있을 것이다.

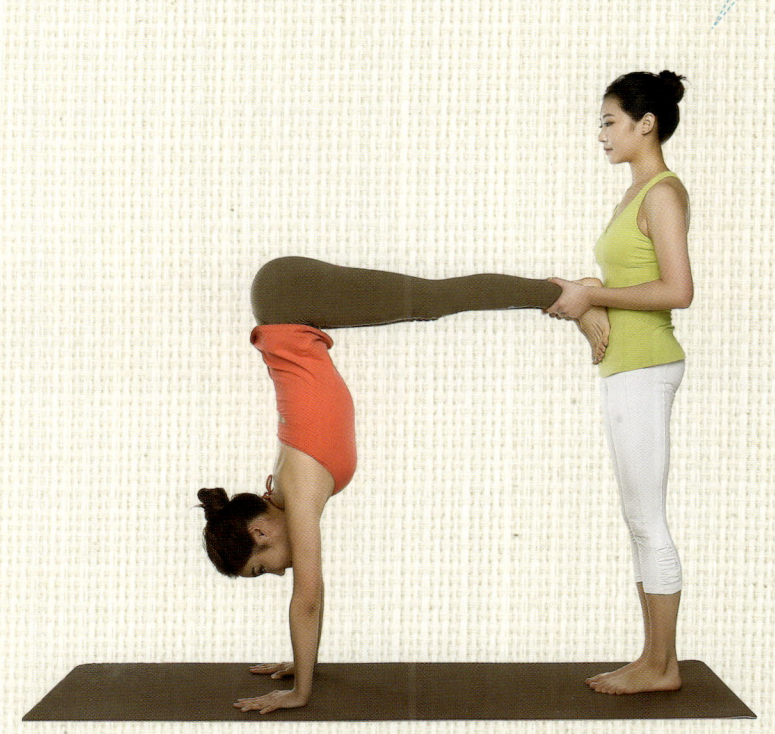

Main 17

시체 자세
Corpse Pose | 사바아사나 Savasana

유지시간 5분~12분

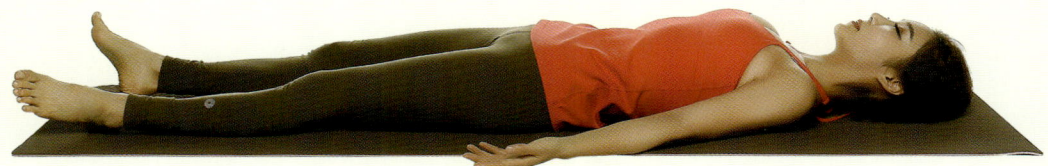

실행방법

① 편안하게 눕는다. 양쪽 다리를 골반 너비 이상으로 벌린 다음, 두 발의 힘을 완전히 뺀다. 두 손은 몸에서 15~20센티 정도 떨어진 곳에 둔다. 손바닥이 하늘을 향하게 하고 손에 들어간 힘도 완전히 뺀다.
② 온몸 구석구석 마디마디가 편안한 지 살핀 후, 불편한 부위를 다시 편안한 위치에 놓는다.
③ 호흡을 관찰한다. 처음부터 호흡에 너무 집착하거나 지나친 의식을 두면 새로운 긴장이 생긴다. 반대로 호흡을 관찰하지 못하면 호흡을 자각하지 못한다. 아주 조금씩, 천천히 호흡의 길이와 깊이를 더해간다.
④ 깨어있는 의식으로 자연스럽게 흐르는 호흡은 온몸의 세포로 전달될 것이다. 동시에 몸의 감각도, 마음의 동요도 고요해질 것이다.
⑤ 몸과 바닥이 분리되지 않고 하나가 된 것처럼 그 넓고 깊은 고요함 속에서 편안함, 따뜻함, 포근함을 충분히 느낀다.
⑥ 일어날 때는 갑작스러운 행동을 피해 천천히 조심스럽게 일어난다.

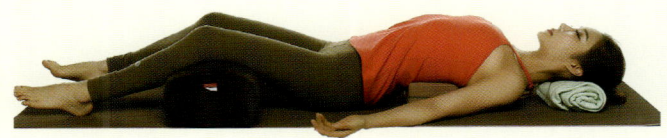

일자허리, 등이 굽고 흉곽이 좁아진 상태에 있는 사람, 폐와 심장이 약한 사람은 볼스터, 블록, 베개, 쿠션 등을 무릎과 등 아래 받치고 실시한다. 목은 가장 편안한 상태로 둔다.

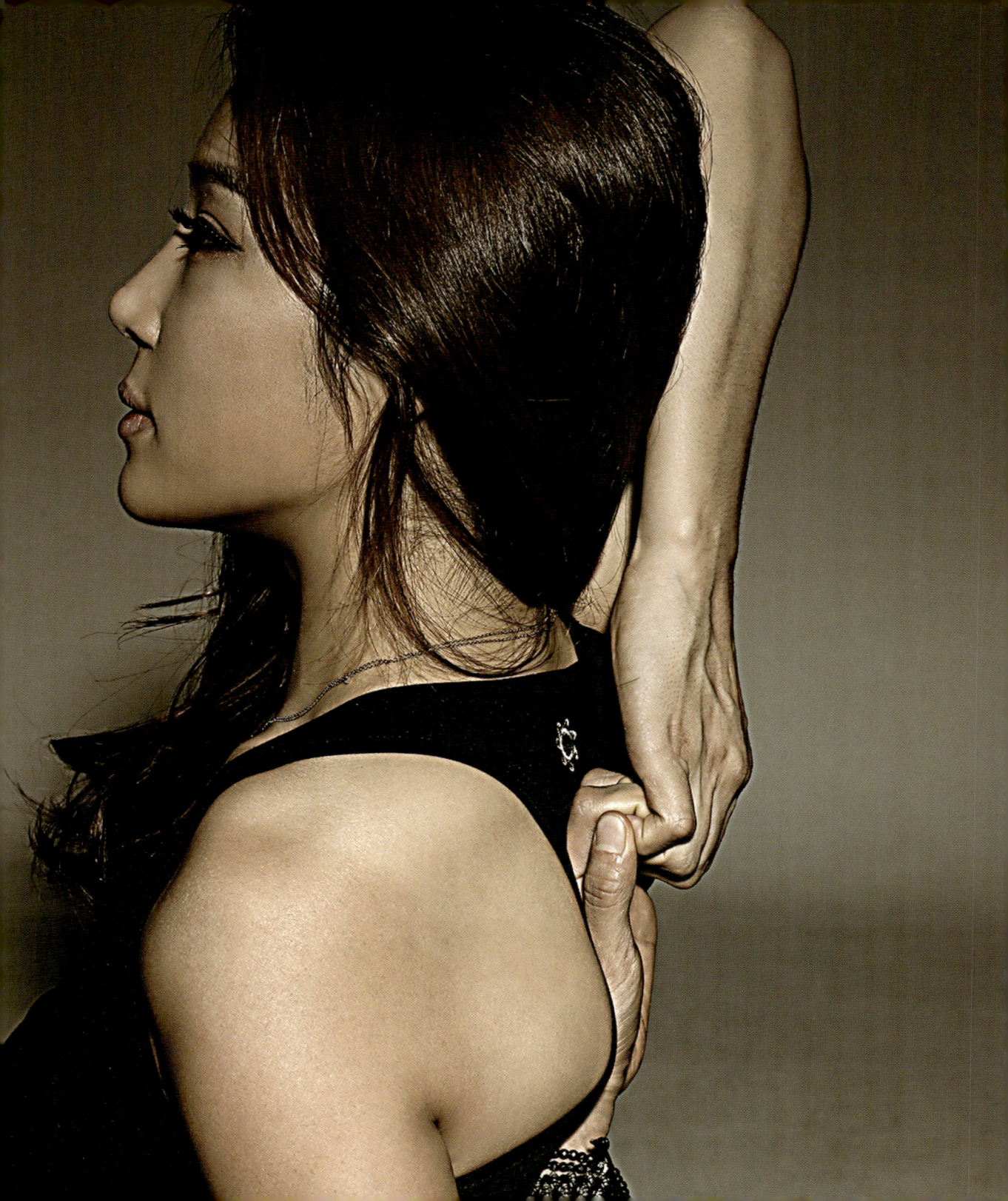

Nadia's
RESTART
YOGA
Solution

Part 5

마음의 공간과 여유

다양한 좌법의 종류

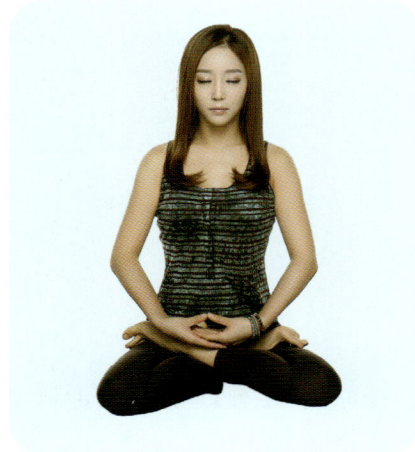

연꽃 자세
파드바사나 Padmasana

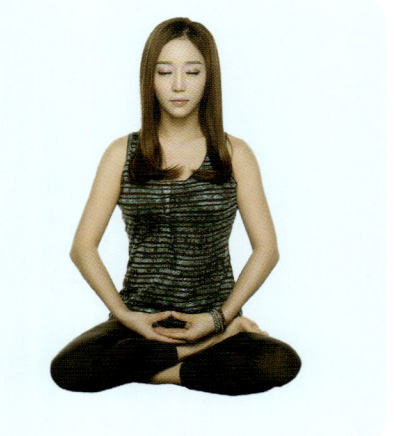

반 연꽃 자세
아르다 파드바사나 Ardha Padmasana

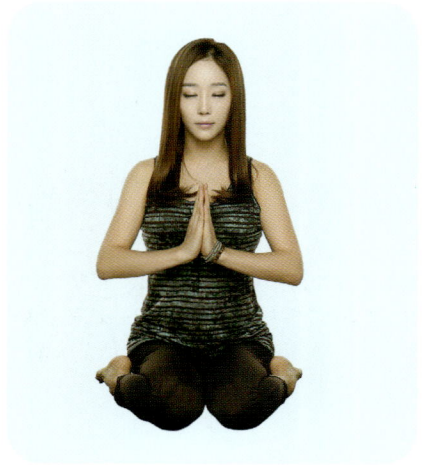

영웅 자세
비라사나 Virasana

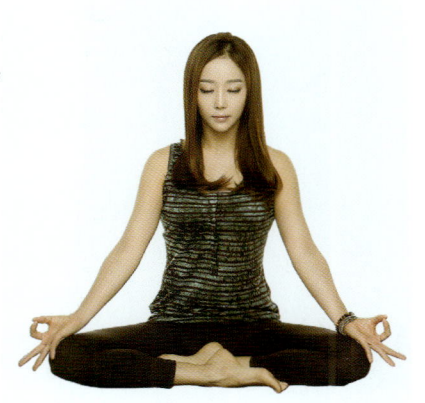

편한 자세
수카사나 Sukhasana

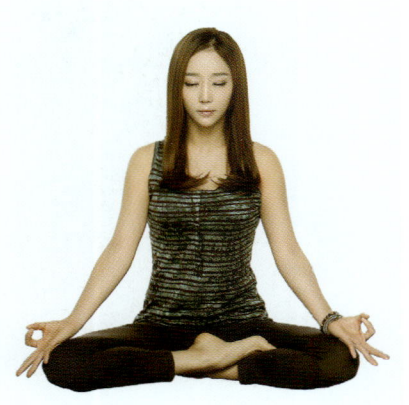

달인 자세
싯다사나 Siddhasana

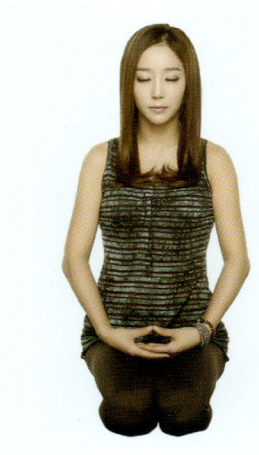

금강 자세
와즈라사나 Vajrasana

다양한 무드라의 종류

무드라Mudra란 일반적으로 '상징적인 몸짓', '진리의 움직임' 등으로 해석되는데, 의식의 고정과 확장을 위한 의지적 표현을 의미하며 고정되거나 움직이는 것 모두를 포함한다.

고대로부터 전해져온 종교 의식들 중에는 손의 위치와 자세가 인간의 특정한 의식 상태를 나타낸다고 본 경우가 많다. 또한 손의 다양한 모양들을 신의 언어라고 표현하기도 했다. 현대의 모든 종교 문화에서도 무드라는 종교적 행위를 구성하는 주요 요소다. 밀교나 불교의 결인, 기독교인들의 아트만잘리무드라Atmanjali Mudra를 예로 들 수 있다. 또 다른 종교에서는 두 손을 하늘 높이 들어 올려 신을 부르기도 하고 악령을 물리치기 위해 손뼉을 치기도 한다. 이처럼 무드라는 '신과의 맺음'으로 영적인 힘을 발휘하는 손짓이자 의지의 표현이다.

요가에서의 손 무드라는 몸, 마음, 영혼을 결합하여 우주의 에너지와 통일시키는 것을 목표로 삼는다. 명상을 할 때나 요가 자세 수행 시, 자신의 관념과 대상을 제어하고 의식의 조화와 에너지의 균형을 이루는 데 도움이 될 것이다.

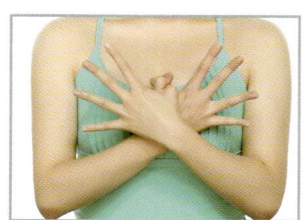

가루다 무드라 Garuda Mudra

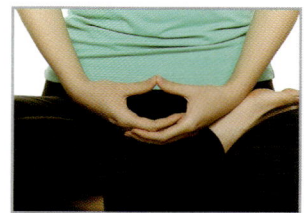

디야니 무드라 Dhyani Mudra

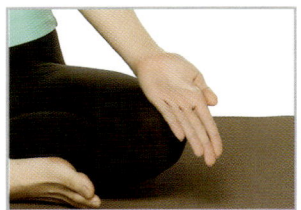
푸쉬파퓨타 무드라 Pushpaputa Mudra

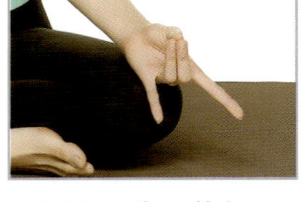
아파나 무드라 Apana Mudra

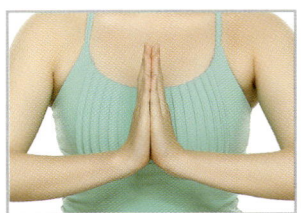
아트만잘리 무드라 Atmanjali Mudra

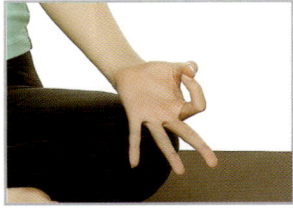
즈나나 무드라 Jnana Mudra

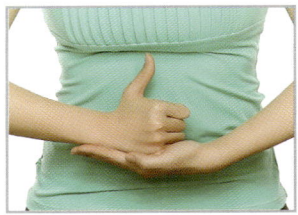
쉬바링가 무드라 Shivalinga Mudra

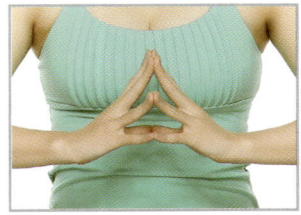
하키니 무드라 Hakini Mudra

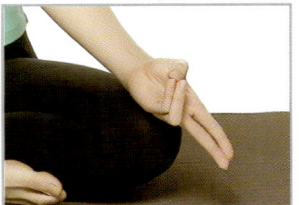
프라나 무드라 Prana Mudra

일상 속 쉬운 명상

삶의 모든 순간은 너무나 빨리 지나가 버려서 그 순간순간을 온전히 알아차리기가 힘들다. 마음은 지금까지의 순간들보다 언제나 '그 이상의 것'으로 향하게 되고, 우리는 끊임없이 외부 세계로 이끌린다.

우리가 육체 수행을 하고 명상을 하는 이유는 내면의 나(육체 너머의 존재), 즉 진정한 존재를 기억하고 깨닫기 위함이다. 몸과 마음에 혼란이 올 때마다 가슴에 중심을 바로잡고 그 가슴에 잠시 머물러 신성한 마음 센터에서 보내는 메시지에 귀를 기울여보라. 그 깨달음의 지혜를 사용한다면 당신은 결코 길을 잃지 않을 것이다.

쾌락이나 일의 성취, 칭찬, 오감의 만족 등과도 같은 일시적인 기쁨에 흔들리지 말자. 이와는 다른 진정한 행복, 그것은 자기를 이해하고 용서하며 사랑하고 깨닫는 훈련을 통해 발견할 수 있다는 사실을 꼭 기억해야 한다. 행복도, 건강도 실천하는 자의 몫이다.

명상의 기본단계

+ 바라보기 Look : 마음을 바라본다.
+ 받아들임 Accept : 모든 것을 수용한다.
+ 알아차림 Aware : 마음의 상태를 알아차린다.
+ 반응하기 Action : 그에 따라 지혜롭게 행동하고 대응한다.

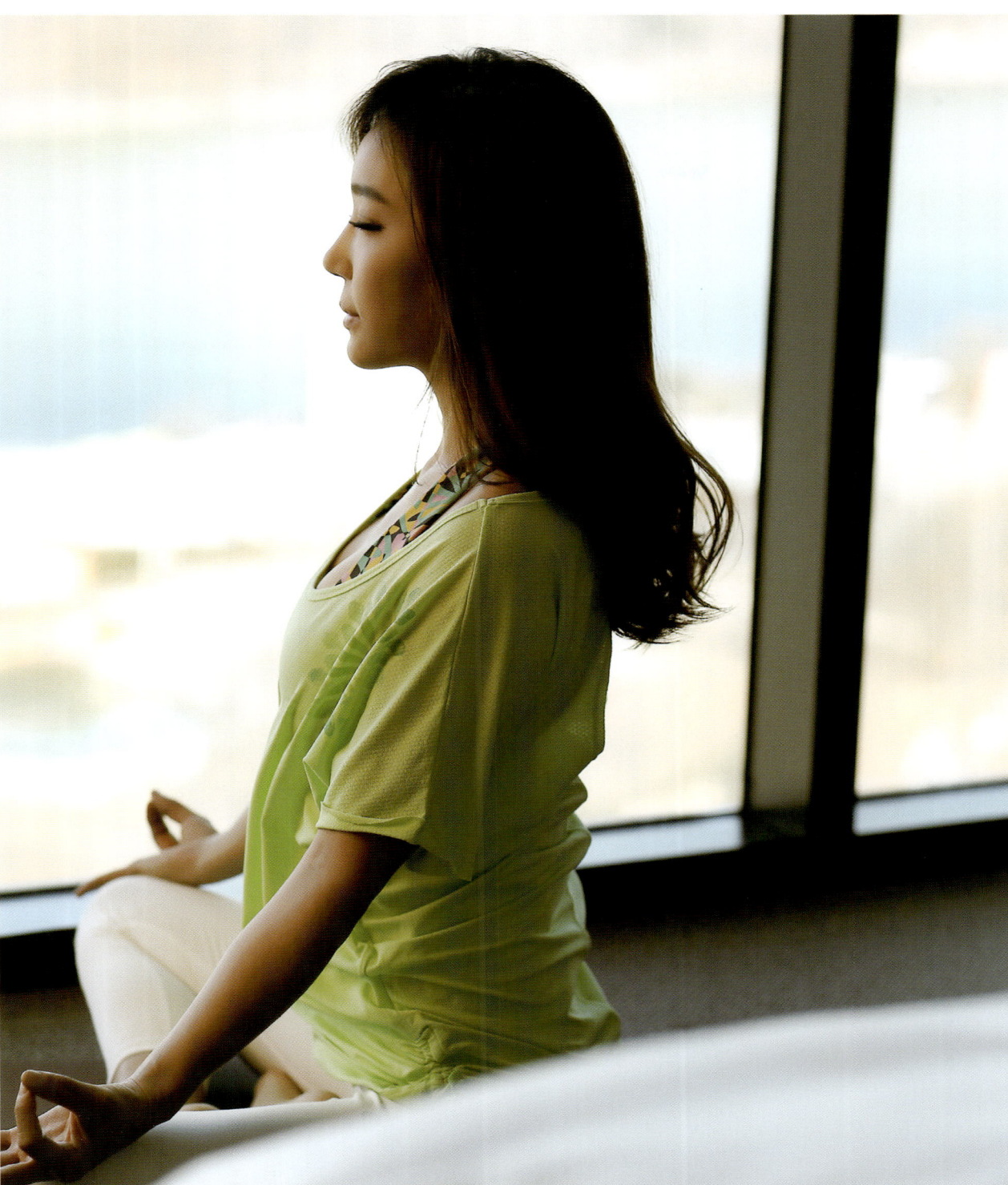

쉬운 명상법

① 공기가 탁하지 않고 소음이 없는, 안락한 휴식이 가능한 곳에 자리를 잡는다.
② 자신이 오랫동안 앉아있을 수 있는 편안한 좌법으로 앉는다. 이때 몸에 불필요한 긴장이나 경직이 없도록 한다.
③ 선택한 좌법과 어울리는 손 무드라를 행하고 움직이지 않기 위한 준비를 한다.
④ '나는 명상으로 들어갈 것이다, 깨어있는 의식으로 집중할 것이다'라는 말을 마음속에 새긴다.
⑤ 지그시 눈을 감고 입을 다문 채 호흡이 들어오고 나가는 것을 코끝의 감각으로 집중해서 느껴본다.
⑥ 편안하고 안정된 호흡으로부터 내적 공간을 키워 나간다.
⑦ 심신을 고요하게 하고 자기 안에서 어떤 일이 일어나든 그것을 바라보고 허용한다.
⑧ 내 안에 일어나는 모든 작용(감정, 이미지, 소리)을 차분하게 관조하고 자각한다. 그 생각들은 하늘 위에 떠다니는 구름과도 같은 자연스러운 현상이니 관찰 대상에 관여하거나 집착하지 말라.
⑨ 의식이 확장될수록 그것들로부터 후퇴하게 되고 무의식의 영역으로 조금씩 들어갈 것이다. 이때에 마음은 점점 고요해지고 잡념은 서서히 사라진다. 욕망에 초연해지며 내적 평화를 경험한다.
⑩ 그렇게 집중된 상태, 깨어있는 의식으로 내면에 머무를 수 있을 만큼 머무른다.
⑪ 존재의 중심에서 고요함, 안정됨, 편안함을 충분히 느낀 후, 깊은 호흡을 세 번 하면서 일상의 의식으로 돌아온다. '바로 이 순간, 이 자리에 내가 온전하게 존재하고 있다!'라는 의식으로 명상을 마친다.

명상의 효과

+ 산화질소의 분출이 촉진되어 면역 기능을 강화시킨다.
+ 생기, 활력, 행복을 유도하는 신경전달물질 '세로토닌'의 분비를 촉진시킨다.
+ 부교감 신경의 활성화와 자율 신경계의 안정으로 심리적 편안함을 유도한다.
+ 말초 혈관을 확장하고 혈류의 순환을 도와 심장을 튼튼하게 한다.
+ 깊고 원활한 호흡이 림프 순환을 개선시킨다.
+ 뇌에 혈액과 산소 공급이 원활해져서 눈과 머리가 맑아진다.

매일매일 실천하는 명상은 심신의 정화와 건강, 내면의 평화뿐만 아니라 '집중력, 주의력, 통찰력, 판단력, 사고력, 창의력, 상상력, 기억력, 직관력, 분별력'의 기능 중, 자신에게 부족했던 부분들을 서서히 채워나갈 수 있도록 해준다.

세 명이 함께하는 아사나

아무리 훌륭한 골격을 가졌더라도 자세가 바르지 못하면 체형도 그 빛을 발하지 못할 뿐 아니라 여러 가지 통증에 시달리는 경우가 많다. 이번에 소개하는 자세들은 세 명이 짝을 지어 한 명은 실행자가 되고 두 명이 보조를 하는 특별한 형태의 아사나Asana이다.

요가 자세를 수행할 때 신체 기능 조절이 어려워 용쓰고 버티느라 자각을 못하는 사람, 고난이도 자세를 실천하는 데 있어 심리적 두려움이 앞서는 사람, 육체의 안정성, 탄력성, 균형성, 평형성의 조화가 깨진 사람에게 매우 효과적이다.

셀 수 없이 많은 요가 자세들 중에서도 심신의 안정과 활력, 몸의 유연성과 힘, 통증완화와 자세교정에 손꼽히는 자세들이기 때문에 '혼자 열심히 하는 것'보다 '깊이 있게 제대로' 요가의 효율성을 높일 수 있는 이점이 있다.

하지만 이 자세들은 결코 움직임만을 다루는 가벼운 작업이 아니다. 생명을 이루는 모든 체계를 바로잡는 정밀 작업이다. 그래서 혼자 하는 자세보다 더 진지하게 임해야 한다. 서로 호흡과 마음이 맞지 않으면 심리적 부담 및 부상의 확률이 크다. 보조자는 위험으로부터 실행자를 안전하게 보호하고 지켜주는 튼튼한 도구가 되어야 하고, 실행자는 보조자에게 이끌려가는 개념을 넘어 본인의 능력을 최대치로 상승시켜 시너지를 내야 한다. 개별적 도전정신과 모험심이 아닌 뭉쳐진 에너지와 열기를 팽창시킴으로써 더 큰 결과를 낳게 해야 한다.

시작하기 전에 실행자는 충분한 준비운동을 하고 보조자는 실행자의 몸과 마음이 준비되었는지를 확인한 뒤 실시한다. 그리고 첫 단계는 안정성을 찾았는지 주시하는 과정이니 반드시 몸에 기반을 바로잡은 뒤에 관절을 움직여야 한다. 무엇보다 호흡에 집중하고 자세가 완성되면 전체적 균형과 조화를 이루고 있는지 검토하고 조정한다. 이것은 보조자와 실행자 모두가 함께해야 할 의무이자 책임이다. 이렇게 함께하는 요가는 집중력과 자각능력을 키우고 친밀도와 만족도를 높일 수 있다.

각각의 자세는 몸 컨디션과 불편한 정도에 따라 짧게는 1분, 길게는 3분 정도 유지하고 2세트를 반복해서 실시한다.

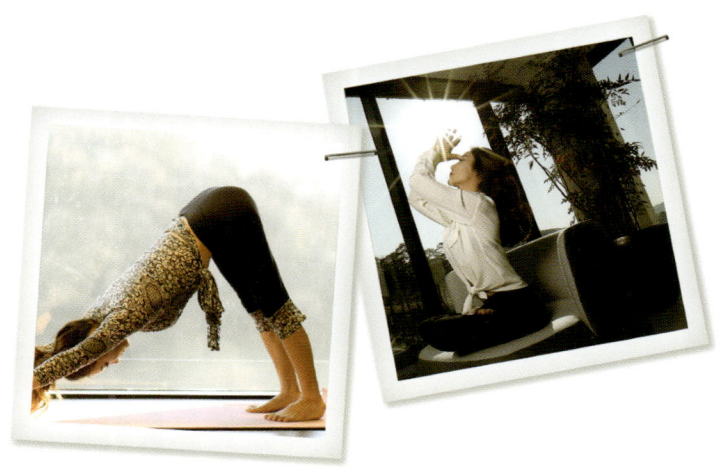

얼굴을 아래로 향한 견 자세
Downward Facing Dog Pose | 아도 무카 스바나아사나 Adho Mukha Svanasana

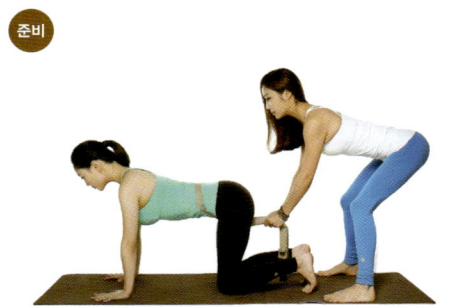

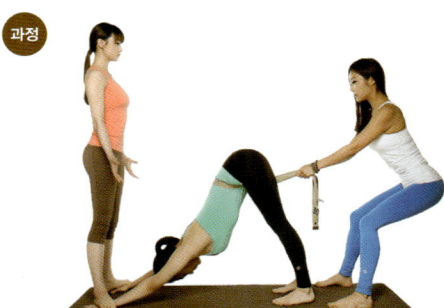

| 실행자 | 손은 어깨너비, 무릎은 골반 너비만큼 벌려 기어가는 자세로 엎드린다. 어깨 아래 손목이 놓여야 하고 골반 아래 무릎이 놓여야 한다. 발목을 꺾어 열 개의 발가락으로 바닥을 지탱한다.

보조자 1   스트랩 중간 부분으로 실행자의 허리 부분을 감싼 뒤, 치골을 지나 허벅지 사이로 스트랩을 빼낸다. 양손으로 스트랩을 잡는다.

실행자   서서히 무릎을 펴서 땅과 몸이 연결되는 각도가 삼각형이 되게끔 한다. 머리의 힘을 빼고 손바닥과 발바닥으로 바닥을 강하게 밀어낸다. 척추와 무릎을 최대한 펴도록 노력한다.

보조자 1   자세를 낮춰 스트랩을 잡아당긴다. 이때 스트랩이 너무 올라가거나 낮아지지 않게 조절하면서 잡아당긴다.

보조자 2   실행자의 손등이 아프지 않게 발의 위치를 잘 조절하여 실행자의 손등 위에 조심스레 올라선다. 움직이지 않도록 주의한다.

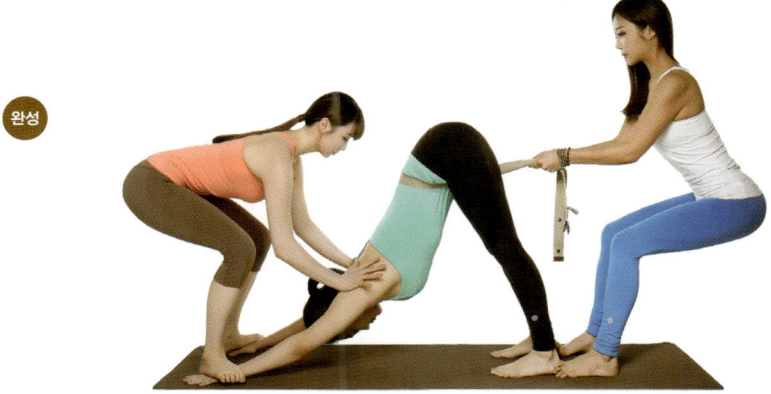

실행자	자극이 있는 곳에 의식을 두면서 깊고 안정된 호흡을 한다.
보조자 1	엄지발가락과 검지발가락을 집게 모양으로 만들어 실행자의 아킬레스건 부위에 끼운 뒤, 실행자의 발바닥 전체가 바닥에 닿게 꾹 누른다. 이것이 실행자에게 무리가 된다면 뒤꿈치가 살짝 떠 있는 상태에 머무르게 한다.
보조자 2	자세를 낮추어 실행자 어깨의 상태와 각도를 손으로 조절해준다.

유연성을 돕는 부위 아킬레스, 종아리, 대퇴이두, 척추, 어깨

효과 심신의 활력 증가, 어깨의 경직과 관절염 경감, 원기회복, 다리의 부종과 피로 제거, 뇌세포의 활성화, 고혈압을 낮춤

누운 영웅 자세
Fixed Firm Pose | 숩다 비라아사나 Supta Virasana

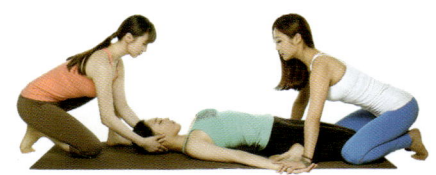

준비

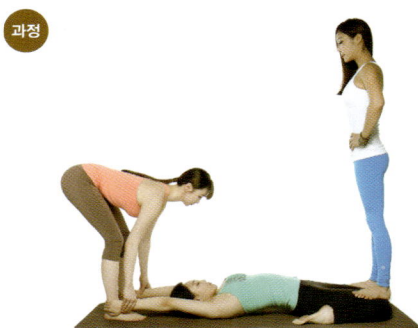

과정

실행자	누운 영웅 자세를 취한다. 골반이 뻣뻣해서 이 자세가 고통스러운 사람은 한쪽 다리씩 실천해도 좋다.
보조자 1	실행자의 무릎이 벌어지지 않게 무릎으로 실행자의 다리를 조인다. 실행자의 손을 잡아 아래로 당긴 후, 손바닥을 지그시 누른다. 이것은 어깨가 올라가는 것을 바르게 잡아주기 위해서이다.
보조자 2	양손으로 실행자의 머리를 천천히 잡아당기면서 뒷목을 늘려준다. 턱이 올라가지 않게 하고 목과 어깨의 긴장을 없애준다.
실행자	팔을 위로 들어 올려 보조자 2의 발목을 잡는다.
보조자 1	실행자의 허벅지 위해 조심스레 올라가 선다. 선 상태에서는 몸이 흔들리거나 발의 위치가 움직이지 않도록 주의한다.
보조자 2	실행자가 만세를 불렀을 때 두 손이 있는 위치에 자신의 뒤꿈치가 놓이게 선다. 자세를 낮추어 실행자의 손목을 잡아 자신의 발목을 단단하게 잡을 수 있게 돕는다.

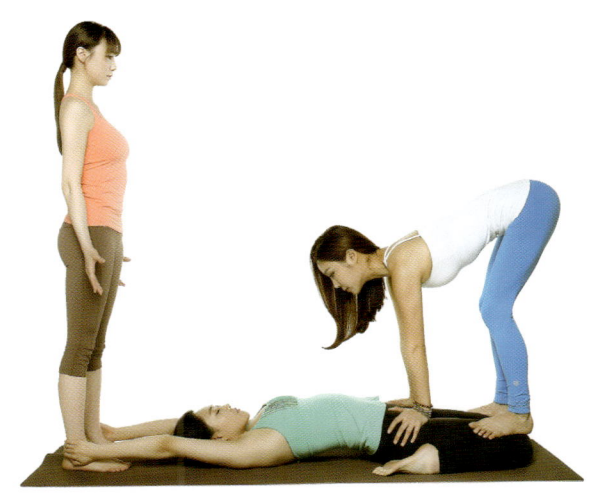

실행자	깊고 안정된 호흡을 실시하면서 몸의 긴장이 서서히 사라지게 한다. 뱉는 숨에 등과 허리를 바닥으로 더 밀착시키려고 노력한다.
보조자 1	실행자와 함께 호흡하면서 양손으로 실행자의 고관절을 지그시 눌러준다. 골반의 높이가 다르다면 밸런스를 맞추면서 누른다.
보조자 2	산 자세로 선다. 실행자를 보호하는 마음으로 자신의 몸이 흔들리거나 발이 움직이지 않도록 주의해야 한다.

유연성을 돕는 부위	발목, 무릎, 고관절, 허리, 복부, 어깨
효과	고관절과 무릎관절의 통증 완화, 골반 교정 및 강화, 평발 치료, 오십견 예방, 횡격막 운동

위로 향한 활 자세
Upward Bow Pose | 우르드바 다누라아사나 Urdhva Danurasana

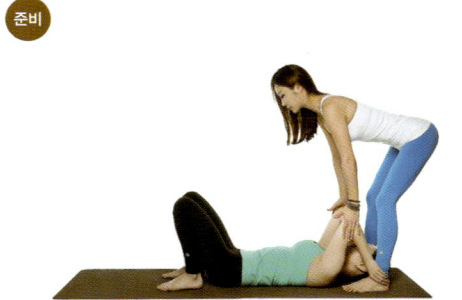
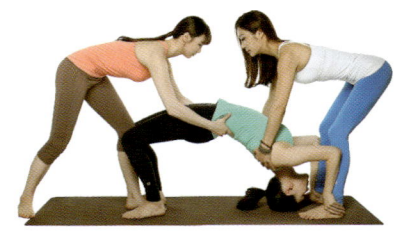

실행자	바르게 누운 상태에서 무릎을 구부려 다리를 골반 너비로 벌린 다음, 발바닥에 빈틈이 없이 바닥으로 고정시킨다. 양팔을 구부려 보조자 1의 발목을 안전하게 잡는다. 이때 엄지손가락이 안쪽을 향하게 한다.
보조자 1	실행자의 귀 옆에 선다. 다리의 너비는 실행자의 어깨너비와 같아야 한다. 실행자의 팔꿈치가 벌어지지 않게 정확한 각을 만들어준다. 정확한 각이란 실행자의 손, 팔꿈치, 어깨의 선이 자연스럽게 연결되는 것을 말한다.

실행자	보조자 1의 '하나, 둘, 셋' 구령에 맞추어 손으로 보조자 1의 발목을 힘껏 누르고 올라와 정수리를 바닥에 댄다. 이때 발과 무릎, 팔꿈치가 벌어지지 않게 주의한다.
보조자 1	실행자의 견갑골에 손을 댄 다음, '하나, 둘, 셋'을 외치는 동시에 실행자의 몸을 들어 올린다. 이때는 실행자의 머리를 바닥에 대는 것이 목적이므로 적당히 들어 올려야 한다.
보조자 2	실행자의 발 사이에 한쪽 발을 두고 나머지 한쪽 발은 뒤로 빼내어 양손으로 실행자의 허리를 잡는다. 힘이 분산되지 않도록 팔꿈치는 실행자의 몸에 살짝 댄다.

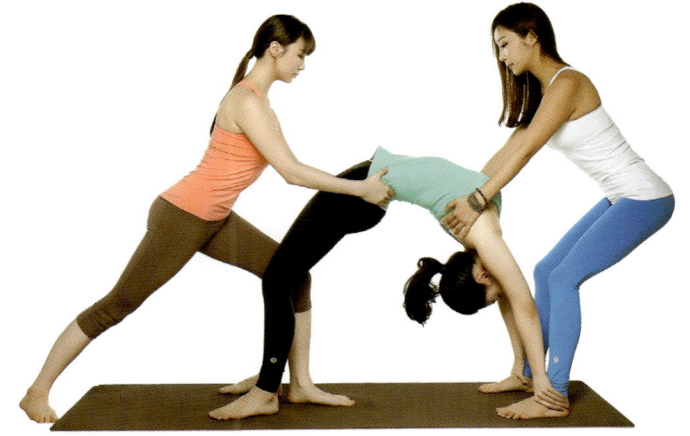

완성

실행자   두 보조자가 강한 후굴을 유도할 것이다. 하지만 혼자 하는 것보다 더 편안하게 느껴질 것이다. 몸이 최대한 신전된 상태로 안전하게 후굴이 이루어지기 때문이다. 괄약근에 힘을 주어 안심하고 호흡한다. 호흡과 감각에 집중한다.

보조자 1   보조자 2와 눈을 마주하고 '하나, 둘, 셋'의 구령에 맞추어 동시에 실행자를 들어 올린다. 너무 위로만 들어 올리면 실행자가 발목을 놓칠 수 있으니 자세를 살짝 낮추어 실행자의 가슴을 자신의 몸통 쪽으로 당기면서 들어 올린다.

보조자 2   보조자 1의 '하나, 둘, 셋' 구령에 맞추어 동시에 실행자를 들어 올린다. 마찬가지로 너무 위로만 들어 올리면 실행자의 허리에 무리가 될 수 있으니 자세를 살짝 낮추어 실행자의 치골을 자신의 몸통 쪽으로 당기면서 들어 올린다.

유연성을 돕는 부위   골반, 허리, 등, 목, 어깨, 흉부

효과   손목과 팔 강화, 심신의 경쾌함과 활력 증가, 얼굴의 부종 제거, 7개의 차크라 각성, 두뇌 이완

아기 자세
Child Pose | 바라아사나 Balasana

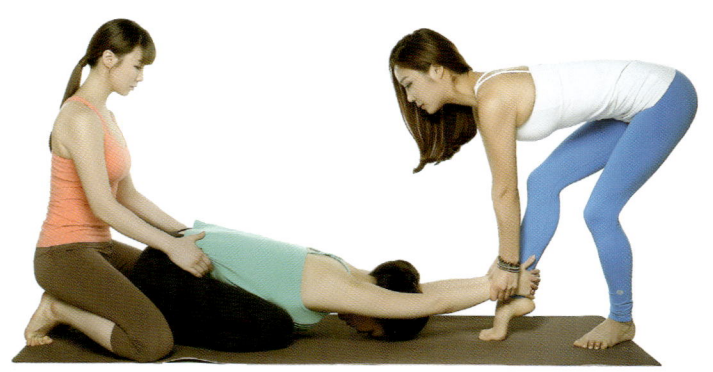

실행자	무릎을 꿇고 앉아 아기 자세를 취한다. 양팔을 위로 뻗어서 보조자 1의 발목을 깍지 낀 손으로 잡는다.
보조자 1	실행자가 아기 자세를 한 상태에서 양팔을 위로 뻗었을 때 실행자의 두 손이 놓인 자리의 중간에 한발을 내딛어 선다. 다른 한 발은 편안한 위치에 둔다. 앞발의 뒤꿈치를 들어 올려 실행자가 자신의 발목을 잡을 수 있게 도와준다.
보조자 2	두 눈으로 실행자 골반의 위치와 상태를 체크한다. 틀어졌다면 실행자의 고관절을 잡고 맞춰준다.

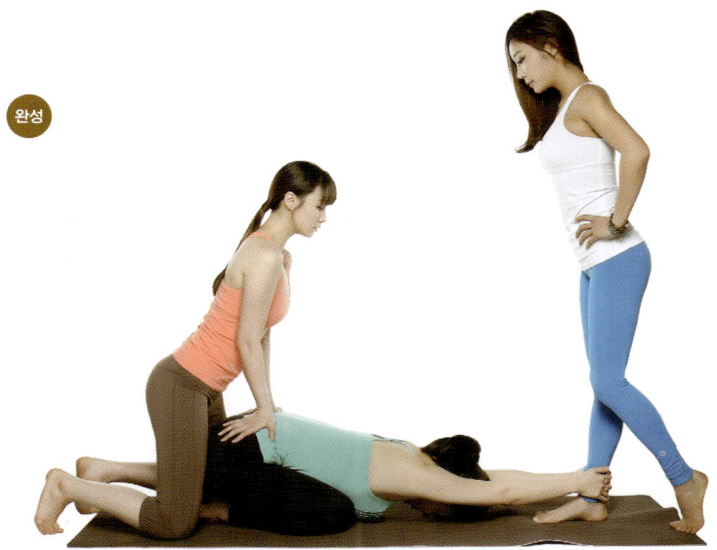

완성

실행자	목 부분이 불편하다면 이마의 위치를 조정한다. 깍지 낀 손이 풀리지 않게 주의하고 복부와 등의 팽창과 수축을 느끼면서 편안하게 호흡한다.
보조자 1	들고 있던 뒤꿈치를 바닥으로 꾹 누르면서 실행자의 어깨가 이완되도록 늘려준다.
보조자 2	보조자 1이 뒤꿈치를 내리는 동시에 실행자의 무게중심이 앞으로 딸려가지 않도록 손바닥으로 실행자의 허리를 눌러준다. 두 손에 압력을 가할 때에는 손가락의 방향을 뒤로 둬야 보조가 편안하다.

유연성을 돕는 부위 발목, 무릎, 골반, 허리, 어깨

효과 경직된 몸과 마음의 이완, 고관절과 허리의 통증 완화, 심박 수와 혈압 조절, 소화력 촉진

심신의 안정과 휴식을 위한 기본자세

아기 자세
Child Pose | 바라아사나 Balasana

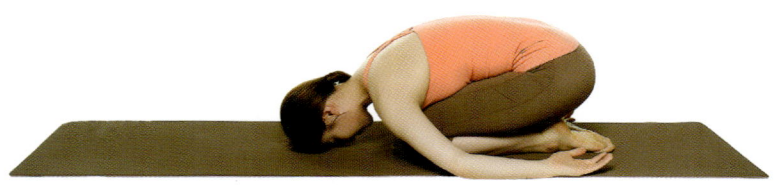

이 자세는 태아를 지키는 생명의 바다, 그 양수 안에서 아기가 쉬고 있는 모습과 비슷하다 하여 아기 자세라 불린다. 양수의 기능은 태아의 활동 공간, 체온 유지, 태아 보호, 신진대사와 폐 기능 촉진 등이다. 이 자세도 그것과 비슷한 효과를 지닌다. 육체활동 제어, 체온 유지, 자기 보호, 휴식, 부드러운 심폐운동, 척추와 골반의 이완 등을 돕는다. 다시 말하면 인간의 본질, 즉 고통이 없는 편안함, 새근새근한 호흡, 깨끗하고 순수한 마음을 느낄 수 있는 편안한 휴식 자세다.

효과
+ 호흡을 구체적으로 살피고 느낄 수 있다.
+ 심신에 안정감과 평온함을 준다.
+ 등, 허리, 골반의 이완을 돕는다.
+ '탄생과 시작'에 대한 새로운 이해를 돕는다.

유지시간 2분 ~ 3분

언제 하는가?
후굴 자세를 한 다음 | 호흡이 불편하고 어지러울 때 | 마음이 불안하고 초초할 때 |
허리와 골반에 통증이 있을 때

실행방법
① 양쪽 다리를 가지런히 모아 무릎을 꿇고 앉는다. 다리를 모으는 것이 많이 불편하다면 골반 너비만 큼 벌린다.
② 상체를 숙여서 이마를 바닥에 대고 양손은 발 옆에 편안하게 내려놓는다. 이때 손바닥이 위를 향하게 한다.
③ 뒤꿈치와 엉덩이가 붙은 상태를 유지하고 온몸의 긴장을 없앤다. 특히 목과 어깨에 힘을 뺀다.
④ 눈을 감고 들숨에는 복부와 등의 이완과 팽창을, 날숨에는 복부와 등의 수축을 반복적으로 느끼면 서 편안하게 호흡한다.
⑤ 그렇게 2분~3분 동안 호흡에 집중하면서 깊은 이완에 잠긴다.
⑥ 숨을 크게 마시고, 깊이 내쉬면서 등을 동그랗게 말아 시선은 배꼽을 향하고 상체를 일으킨다. 등이 평평해지면 제일 마지막에 고개를 들어 올린다.

악어 자세

Crocodile Pose | 마카라아사나 Makarasna

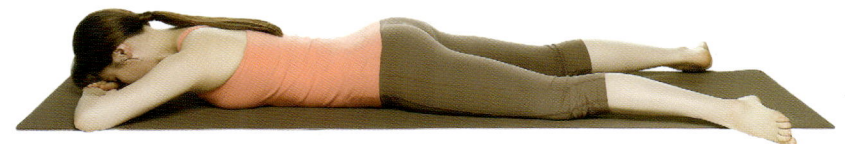

이 자세는 악어 자세, 또는 엎드린 송장 자세로 불린다. 쉬는 자세로 많이 활용되고 응용되지만 요가 자세의 '쉼'은 그냥 쉬는 것과 엄연히 다르다. 자세의 명칭, 그 의미를 가슴에 새기고 호흡과 감각에 집중해야 한다. 단순한 형태로 쉬는 자세처럼 보이지만 몸과 마음을 진지하게 구석구석 살피는 작업이 필요하다. 후굴 자세 다음에 해주면 호흡을 안정시키고 허리 통증을 서서히 경감시키기에 매우 효과적이다.

효과
+ 복식호흡을 연습하는 자세로 탁월하다.
+ 신체의 틀어짐을 바로잡고 산만한 마음을 차분하게 만들어준다.
+ 이 자세 전과 후에 행한 자세와 이점들을 통합하고 강화시킨다.
+ 엎드려서 하는 후굴 자세 이후 긴장과 통증을 경감시킨다.

유지시간 3분 ~ 5분

언제 하는가?
엎드려서 실시하는 후굴 자세 준비와 정리 시 | 복식호흡을 연습할 때 | 집중력이 필요할 때 |
엎드려서 명상을 할 때

실행방법

① 매트에 배를 대고 엎드린다.
② 양발을 어깨너비만큼 벌려 발의 모양(뒤꿈치가 안으로 향하거나 바깥으로 향하는 모양)을 자신이 편한 상태로 놓는다.
③ 정수리-회음부-양발 사이의 중간지점. 이 위치가 일직선이 되었는지 감각으로 체크하면서 바른 정렬을 만든다.
④ 팔을 구부려 양손을 포갠 다음, 포개진 손등 위에 이마를 살포시 댄다. 이때 턱이 들리지 않아야 목에 불편함이 없다.
⑤ 눈을 감고 들숨에는 복부와 등의 이완과 팽창을, 날숨에는 복부와 등의 수축을 반복적으로 느끼면서 편안하게 호흡한다.
⑥ 그렇게 3분~5분 동안 호흡에 집중하면서 심신의 안정을 찾는다.
⑦ 이 자세를 마치면 다리를 벌린 상태에서 발목을 바르게 하고(발바닥이 하늘을 향하고 발등이 바닥에 놓이도록) 아기 자세로 돌아온다.
⑧ 숨을 크게 마시고, 깊이 내쉬면서 등을 동그랗게 말아 시선은 배꼽을 향하고 상체를 일으킨다. 등이 평평해지면 제일 마지막에 고개를 들어 올린다.

시체 자세
Corpse Pose | 사바아사나^{Savasana}

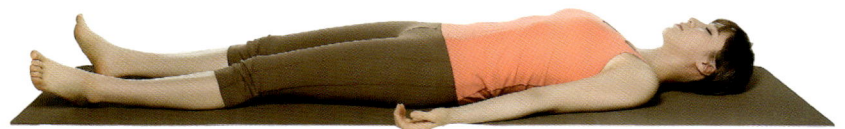

사바^{Sava}는 송장으로 해석된다. 그래서 이 자세는 이완, 포기, 죽음을 훈련하는 자세다. 인간은 일생동안 저항하는 데 엄청난 양의 에너지를 소모한다. 끊임없이 새로운 것에 도전하고 직면한다. 그러다가 예고 없이 병에 걸리기도 하고, 피할 수 없는 상처와 아픔을 겪기도 하고, 준비되지 않은 죽음을 맞이하기도 한다. 이 자세는 쉬어가는 삶, 재충전의 필요성, 휴식의 진정한 의미를 일깨워준다.

> 시체 자세의 목표는 다음과 같다.
> 1. 모든 욕구를 잠재워 '깊은 휴식'을 취하는 것이다. 이것은 몸과 마음의 긴장을 완전히 없애버리는 훈련이다.
> 2. 상징적인 '죽음을 체험'하는 것이다. 이것은 그 어떤 것에도 관여, 저항, 집착하지 않는 훈련이다.
> 3. '다시 태어남'을 느끼는 것이다. 이것은 가벼움과 상쾌함, '자기진화'에 대한 새로운 목표를 갖기 위한 훈련이다.

효과
+ 몸 전체의 높이가 같은 자세이므로 심장의 긴장을 줄이고 편안하고 깊은 호흡을 돕는다.
+ '완전한 쉼' 안에서 마음의 고요와 평화, 자유를 느낀다.
+ 에너지를 충전하는 동안 자연 치유의 과정(세포분열 촉진, 항상성 유지, 프라나의 막힘없는 순환)을 경험한다.
+ '체념과 죽음'에 대한 새로운 이해를 돕는다.

유지시간 5분 ~ 10분

언제 하는가?
요가 수련 후 | 잠이 오지 않을 때 | 호흡이 불안하거나 심신의 안정이 필요할 때 | 누운 명상 시

실행방법
01. 매트 위에 등을 대고 바르게 눕는다.
02. 양발을 어깨너비 정도로 벌리고, 양손은 몸에서 15~20cm 떨어진 곳에 둔다. 이때 손바닥이 위를 향하게 한다.
03. 정수리-회음부-양발 사이의 중간 지점, 이 위치가 일직선이 되었는지 머리를 들어 올려 눈으로 체크한다. 그리고 턱을 살짝 당기면서 다시 바닥에 머리를 댄다.
04. 눈을 감고 척추의 균형이 한쪽으로 기울여지지 않게 의식한다. 자세가 불편하면 등을 살짝 들어 올려 견갑골을 안으로 모아 허리 쪽으로 끌어내린다.
05. 미간, 양손, 양발의 힘을 완전히 뺀다. 그럼 온몸에 힘이 빠질 것이다.
06. 호흡의 흐름을 관찰하면서 서서히 더 안정되고 편안한 호흡으로 이끈다.
07. 마시는 숨에는 가슴이 후련하고 개방됨을, 내쉬는 숨에는 가슴이 평온하고 따뜻함을 느낀다.
08. 그렇게 5분~10분, 더 길게는 15분 이상 충분한 휴식에 잠긴다.
09. 깊은 이완에서 깨어나기 위해 손가락과 발가락을 천천히 움직인다.
10. 양팔은 위로 들어 올리고 무릎을 구부려 왼쪽으로 새우잠을 자듯 옆으로 눕는다.
11. 서서히 상체를 일으켜서 앉는다. 이때 목에 힘이 들어가지 않도록 머리를 가장 나중에 들어 올려야 한다.
12. 이 자세 후에는 자극적인 모든 것(찬물이나 뜨거운 물 섭취, 큰 목소리, 뜨거운 물이나 차가운 물로 샤워하기, 곧바로 식사하기, 무거운 것 들기, 그 외 체력을 쏟는 일 등)을 피하도록 한다.

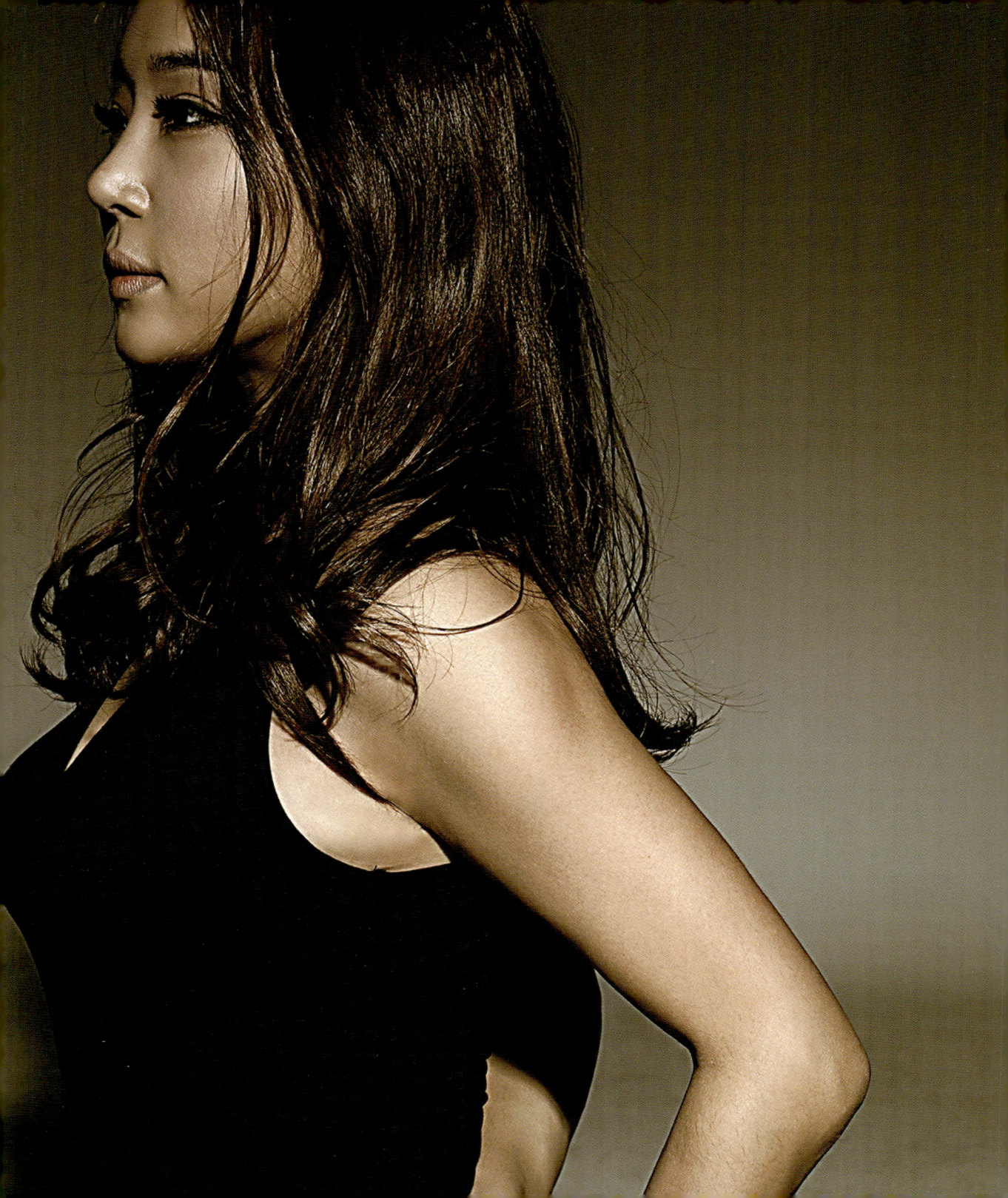

Nadia's RESTART YOGA Solution

Part 6

요가 철학 &
요가 생리학의 핵심

요가의 8단계

요가의 정의와 통합적 체계는 파탄잘리^{Patanjli}의 요가수트라^{Yogasutr}에서 처음으로 정립되었다. 이 문헌에서는 요가의 8단계(아쉬탕가 요가$^{Astanga\ Yoga}$)를 제시했는데, 여기서 정립된 8단계의 수련 체계는 다양한 갈래의 요가 수련법에 있어 공통적인 지침이 되고 있다.

8단계의 수련 체계는 우리가 윤리적, 도덕적, 육체적, 감정적, 정신적 산만함과 고통이 없는 조화로운 삶을 살기 위한 완벽한 시스템이며, 인간의 온전한 성장을 위한 바른 바탕이라 할 수 있다.

1단계와 2단계는 카르마 요가$^{Karma\ Yoga}$에 속한다. 이 요가는 행위의 요가이며, 우리 일상의 모든 행위가 곧 요가라고 여긴다. 카르마 요가는 요가의 시작이면서 끝이기도 하고, 가장 낮은 단계의 요가이면서 가장 높은 단계의 요가이기도 하다.

카르마 요가의 핵심은 우리 삶의 소소한 것에서부터 깊은 관심과 열정을 바치는 모든 것에 이르기까지, 대가를 생각하지 않고 오로지 진실된 마음으로 행하는 것이다. 살아있는 모든 존재를 귀히 여기고 내 생각, 행위, 말로 인해 남에게 상처를 주지 않아야 한다. 마음의 동요를 잘 다스려서 긍정의 에너지만을 활용하고, 과거의 잘못된 행동으로부터 좋지 않은 흔적을 남기지 않도록 한다. 또한 자신의 선택으로 인한 실패와 성공에 대해 남의 탓을 하지 않는다.

이 카르마 요가에서 강조되는 강력한 지침(야마^{Yama}, 니야마^{Nayama})은 바른 삶을 위한 인간의 도리이자 기본 규칙이다. 이것을 잘 이해하고 지키는 것, 그것은 우리의 비생산적인 행동습관과 이기적 행동의 벽을 넘어 나, 타인, 나와 연결된 세상의 모든 것과 조화로운 관계를 형성한다. 우주의 리듬을 깨지 않는 평화롭고 아름다운 삶으로 안내하는 것이다.

⊙ 1단계 금계법 – 야마 Yama

인간의 윤리 의식에 바탕을 둔 사회적 금지사항
+ 아힘사 Ahimsa : 해치지 않기
+ 사트야 Satya : 진실됨
+ 아스테야 Asteya : 훔치지 않기
+ 브라마차리아 Brahmacharya : 감각의 절제
+ 아파리그하라 Aparigraha : 무소유

⊙ 2단계 권계법 – 니야마 Nayama

스스로 지켜야 할 덕목인 개인적 준수사항
+ 샤우차 Shaucha : 자기정화
+ 산토샤 Santosha : 만족
+ 타파스 Tapas : 자기훈련
+ 스와드야야 Svadyaya : 자아탐구
+ 이슈와라 프라니다나 Ishvara Pranidhana : 자포자기 않기

3단계, 4단계, 5단계는 하타 요가$^{Hata\ Yoga}$에 속한다. 하타 요가는 육체의 잠재력을 탐구하여 보다 높은 자기(성숙한 자아$^{Higher\ Self}$)에 이르게 한다. 수련과 자각으로 몸, 마음, 지성을 깨우고 육체적, 생리적, 심리적 변화를 일으키는 것을 기본 목표로 한다. 그리고 그 핵심은 항시 변하고 있는 몸과 마음을 관찰하면서 심신의 균형과 조화, 안정을 만들어내는 실천에 있다.

하타 요가의 지침이 되는 체위법(아사나^{Asana}), 조식법(프라나야마^{Pranayama}), 제감법(프라티야하라^{Pratyahara})은 6단계와 7단계, 8단계에 해당되는 라자 요가$^{Raja\ Yoga}$를 완성하기 위한 과정이라고도 볼 수 있다.

- **3단계 체위법 - 아사나**^{Asana}

  신성한 의식으로 행하는 육체적 수련, 신체의 바른 지향

- **4단계 조식법 - 프라나야마**^{Pranayama}

  체내의 에너지 컨트롤, 생명력의 바른 이용

- **5단계 제감법 - 프라티야하라**^{Pratyahara}

  외부로부터의 감각 제어, 정서적 안정 유지

6단계, 7단계, 8단계는 라자 요가Raja Yoga에 속한다. 'Raja'는 '왕'이라는 뜻으로, 결국 이 단계야말로 요가의 궁극적인 목표이자 요가의 종점으로 가는 길이라 할 수 있다. 앞서 말한 모든 단계가 이 과정을 향하는 것이기 때문에, 파탄잘리Patanjli에서는 1단계~8단계 모두를 '라자 요가'라고 정의했다.

집중법(다라나Dharana)과 명상법(디야나Dhyana)은 마음세계에 대한 탐험이다. 내면으로 향하여 진정한 나를 발견하고 본질을 알아차리는 것, 인간을 제약하는 실존 조건에서 벗어나 인간 본래의 의식인 절대적인 자유를 깨닫기 위한 과정이다. 삼매법(사마디Samadhi)은 모든 것을 초월한 상태, 즉 '해탈'의 경지를 말한다.

- ⊙ **6단계 집중법 – 다라나**Dharana

  정신을 통일, 자유로운 의식으로 자아를 깨달음

- ⊙ **7단계 명상법 – 디야나**Dhyana

  한결같은 집중으로 자기만의 의식세계에 머무름

- ⊙ **8단계 삼매법 – 사마디**Samadhi

  구분과 개념이 없는 순수의식의 확립

5겹으로 형성된 우리의 몸

'판차Pancha'는 '다섯', '코샤Kosa'는 '껍질, 또는 층'을 의미한다. 현대 심리학자들이 마음의 차원을 '의식, 잠재의식, 무의식'으로 나눈 것처럼, 전통적 요가 생리학에서는 '나'를 형성하는 몸을 다섯 층으로 나눈다. 양파 껍데기처럼 겹겹이 이루어진 이 다섯 층의 상호연관성은 미묘하고 복잡하게 작용하고 있다. 각기 다른 주파수로 진동하는 겹겹의 층마다 정화법과 수행법이 다양하지만, 서로간의 의존적 관계와 연결성은 한 덩어리로 보기 때문에 획일적이고 단일한 수행법만을 주장하거나 고집하는 것은 어리석은 일이다.

요가의 어원이 'Yuj' 이고 그 의미가 '결합, 상응, 조화, 통일'인 것처럼, 서로 다른 성질이 상응하고 있다는 '판차코샤Pancakosa' 시스템은 요가의 진리를 말해주고 있다. 판차코샤의 개념을 이해하면 요가의 핵심을 이해하기가 좀 더 쉬워질 것이다.

'판차코샤Pancakosa'는 존재의식을 최저 차원(형상)에서부터 최상위 영역(지복)으로 이행하는 데 목표를 둔다.

판차코샤^{Pancakosa}

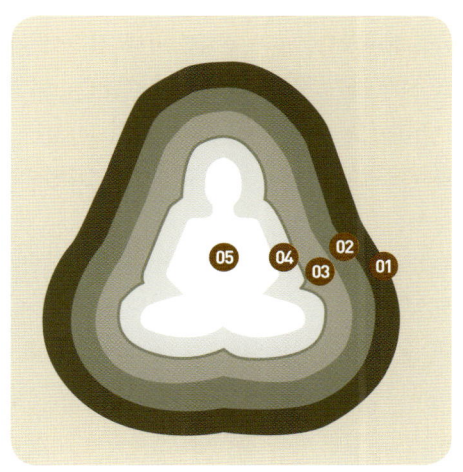

01 안나마야 코샤^{Annamaya Kosa}(육체층)

형상 음식을 통해 구성된 이 층은 아사나^{Asana}(자세)와 식이요법으로 다스린다.

02 프라나야마 코샤^{Pranamaya Kosa}(생기층)

기운 생체 에너지로 구성된 이 층은 프라나야마 ^{Pranayama}(호흡)로 다스린다.

03 마노마야 코샤^{Manomaya Kosa}(심층)

감정 정신적인 층이며 만트라^{Mantra}(짧은 음절로 이루어진 진동)와 명상으로 다스린다.

04 비즈나마야 코샤^{Vijnanamaya Kosa}(지성층)

지혜 자아의식에 눈을 뜨는 층이며 초월명상으로 다스린다.

05 아난다마야 코샤^{Anandamaya Kosa}(지복층)

빛 영혼으로 이루어진 층이며 영적인 희열, 사마디^{Samadhi}(삼매)를 경험한다.

7개의 에너지 센터

'차크라Chakra'는 산스크리트어로 '바퀴'라는 뜻이다. 우리 몸에는 7개의 주요 차크라가 있으며 회전하는 방향에 따라 에너지를 끌고 밀고 당기면서 순환한다. 이 '에너지 센터'는 구체적 형태를 가진 기관이 아니기 때문에 해부학적, 정신의학적으로는 규명될 수 없지만, 신체 기능들과 영적 에너지가 통합되는 영역이므로 고차원적 의식 수련을 통해 차크라의 각성과 변화를 자각할 수 있다. 호흡, 자세, 명상의 깊이가 깊어질수록 마음의 눈은 차크라를 향하고, 이것이 우주의 기운과 연결됨으로써 차크라의 빛과 진동을 감지할 수 있는 것이다.

우리 몸의 에너지 시스템을 관장하는 중심점이자 생명 에너지가 집중되어 있는 각각의 센터는 척추를 따라 위치하고 있다. 각 에너지 센터는 서로 다른 색의 진동을 가지며 수련을 할수록 차크라의 빛은 더 밝아지고 색깔은 더 선명해지며 그 진동 횟수는 증가하게 된다.

또한 차크라는 주위의 파동과도 부합한다. 나와 자연을 연결시키고 개인이 에너지를 방출시켜 주변의 기운을 바꾸기도 한다. 내 주변 사람들이나 환경, 심지어 물질에게까지도 긍정적이거나 부정적인 영향을 미친다는 것이다.

차크라가 조화롭게 작동되는 상태는 사랑과 기쁨, 성장과 창조, 지식과 강인함, 만족과 자유를 경험하고 차크라가 막히거나 불균형적으로 작동할 때는 여러 가지 갈등, 아픔, 어려움을 겪는다. 이처럼 항상 변하고 있는 삶의 초점, 그 근본적 주제들에 따라 차크라의 상태들도 다양한 변화를 겪으며, 우주의 작용과 반작용의 법칙 속에서 출입과 순환을 반복하면서 육체와 우주를 연결시키는 에너지 장을 이룬다.

차크라를 각성시키는 수련은 내 자신의 타고난 잠재력이 크고 위대하며 고귀하다는 깨우침을 줄 것이다. 그리고 삶의 자유와 행복을 향해 내 모든 잠재력과 창의력을 어떻게 실현시킬 것인가에 대한 답을 명쾌하게 알려줄 것이다.

차크라 Chakra

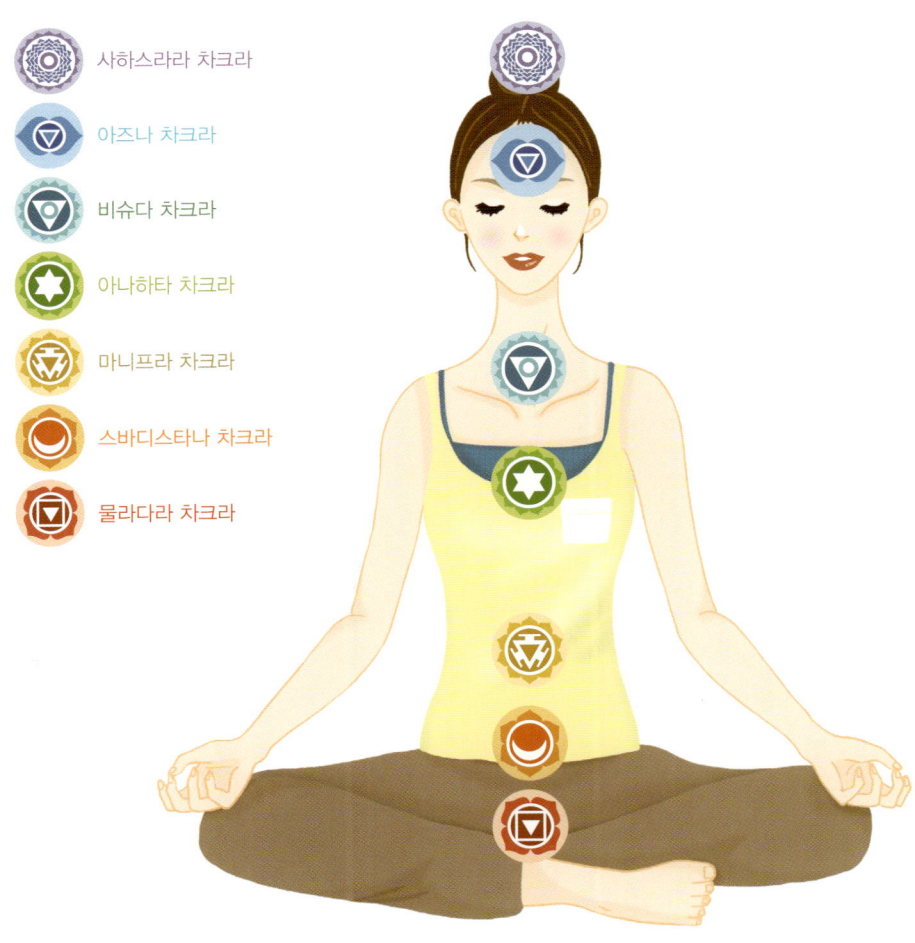

- 사하스라라 차크라
- 아즈나 차크라
- 비슈다 차크라
- 아나하타 차크라
- 마니프라 차크라
- 스바디스타나 차크라
- 물라다라 차크라

차크라 Chakra

 **1 차크라** **물라다라 차크라** Muladhara Chakra	다른 이름 뿌리 중추, 기초 차크라 ｜ 색 붉은색 ｜ 위치 항문과 생식기 사이 ｜ 열리는 방향 아래 ｜ 관련 원소 흙 ｜ 감각 후각 ｜ 상징 네 잎의 원소 ｜ 기본 원리 삶에 대한 의지의 힘 ｜ 성격 본능, 감정, 용기, 인내, 건강 ｜ 관련되는 부분 척추, 뼈, 치아, 손톱, 발톱, 항문, 직장, 결장, 전립선, 혈액, 세포 구조물 ｜ 관련 샘 부신 피질 ｜ 만트라 LAM
 **2 차크라** **스바디스타나 차크라** Svadhishthana Chakra	다른 이름 십자 중추, 천골 차크라 ｜ 색 오렌지색 ｜ 위치 생식기와 배꼽 사이 ｜ 열리는 곳 앞 ｜ 관련 원소 물 ｜ 감각 미각 ｜ 상징 여섯 잎의 원소 ｜ 기본 원리 존재의 창조적 재생 ｜ 성격 성욕, 성 행위, 관용 ｜ 관련되는 부분 골반, 생식기관, 신장, 방광, 혈액, 림프, 위액, 정자 ｜ 관련 샘 생식선(난소, 전립선, 정소) ｜ 만트라 VAM
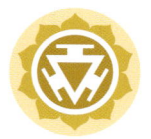 **3 차크라** **마니프라 차크라** Manipura Chakra	다른 이름 태양 신경총, 배꼽 중추 ｜ 색 노란색, 황금색 ｜ 위치 배꼽 위 ｜ 열리는 곳 앞 ｜ 관련 원소 불 ｜ 감각 시각 ｜ 상징 열 잎의 원소 ｜ 기본 원리 존재의 형성 ｜ 성격 소화, 신진대사, 열정, 의지, 사회적 자아 ｜ 관련되는 부분 허리와 복부, 소화기관, 위, 간, 비장, 쓸개, 자율신경계 ｜ 관련 샘 췌장(간) ｜ 만트라 RAM

 **4 차크라** 아나하타 차크라 Anahata Chakra	다른 이름 가슴 차크라, 가슴 중추 ǀ 색 녹색, 분홍색 ǀ 위치 가슴 중심 ǀ 열리는 곳 앞 ǀ 관련 원소 공기 ǀ 감각 촉각 ǀ 상징 열두 잎의 원소 ǀ 기본 원리 헌신, 자포자기 ǀ 성격 자비, 용서, 평화, 사랑, 조화 ǀ 관련되는 부분 심장, 흉부와 등, 허파, 혈액순환 체계, 피부 ǀ 관련 샘 흉선(가슴샘) ǀ 만트라 YAM
 **5 차크라** 비슈다 차크라 Vishuddha Chakra	다른 이름 목구멍 차크라, 커뮤니케이션 중추 ǀ 색 엷은 파랑 ǀ 위치 인후 ǀ 열리는 곳 앞 ǀ 관련 원소 에테르 ǀ 감각 청각 ǀ 상징 열여섯 잎의 원소 ǀ 기본 원리 존재의 울림 ǀ 성격 평화, 지식, 지혜, 헌신 ǀ 관련되는 부분 목구멍과 턱, 목, 귀, 음성, 호흡기관, 기관지, 허파 상부, 식도, 팔 ǀ 관련 샘 갑상선 ǀ 만트라 HAM
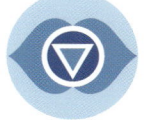 **6 차크라** 아즈나 차크라 Ajna Chakra	다른 이름 이마 차크라, 내면의 눈, 제3의 눈, 지혜의 눈 ǀ 색 남색, 보라색 ǀ 위치 미간 ǀ 열리는 곳 앞 ǀ 관련 원소 빛 ǀ 감각 마음의 눈 ǀ 상징 아흔여섯 잎의 원소 ǀ 기본 원리 존재의 지식 ǀ 성격 자각, 통찰력, 집중력 ǀ 관련되는 부분 얼굴, 눈, 귀, 코, 소뇌, 중추신경계 ǀ 관련 샘 뇌하수체 ǀ 만트라 OM
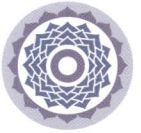 **7 차크라** 사하스라라 차크라 Sahasrara Chakra	다른 이름 두정 중추, 왕관 차크라 ǀ 색 보라색 ǀ 위치 정수리 ǀ 열리는 곳 위 ǀ 관련 원소 없음 ǀ 감각 시공을 초월한 인식 ǀ 상징 천 잎의 원소 ǀ 기본 원리 가장 순수한 존재 ǀ 성격 의식의 각성, 영적 깨달음, 신과의 합일 ǀ 관련되는 부분 대뇌 ǀ 관련 샘 송과선 ǀ 만트라 AUM

special section

1분 만에 가볍게! 퀵 요가

이 시퀀스는 바쁜 현대인들 누구나 쉽게 따라 할 수 있도록 간편하면서도 효과적인 동작들로 구성하였다. 단 1분이라는 시간만 투자해도 우리의 몸과 마음은 분명히 달라지게 되어있다. 누울 수 있는 정도의 공간과 매트만 있다면 언제 어디서든 '퀵 요가'를 시작해보자.

+ 행복한 오늘을 위해서는 이른 아침에!
+ 무기력증을 극복하고 싶은 나른한 오후에도!
+ 집중력이 분산되는 지금!
+ 숙면을 취하고 싶을 때는 늦은 저녁에!

퀵 요가의 효과

+ 후굴, 전굴, 비틀기 자세가 짝을 이루어 골반과 척추의 균형을 잡아준다.
+ 심장, 허파, 위장운동을 도와 소화력을 촉진시키고 원기를 회복한다.
+ 기혈순환을 순조롭게 하여 좋은 컨디션과 가벼운 몸을 만든다.
+ 몸과 마음을 유연하면서도 강하게 단련시킨다.

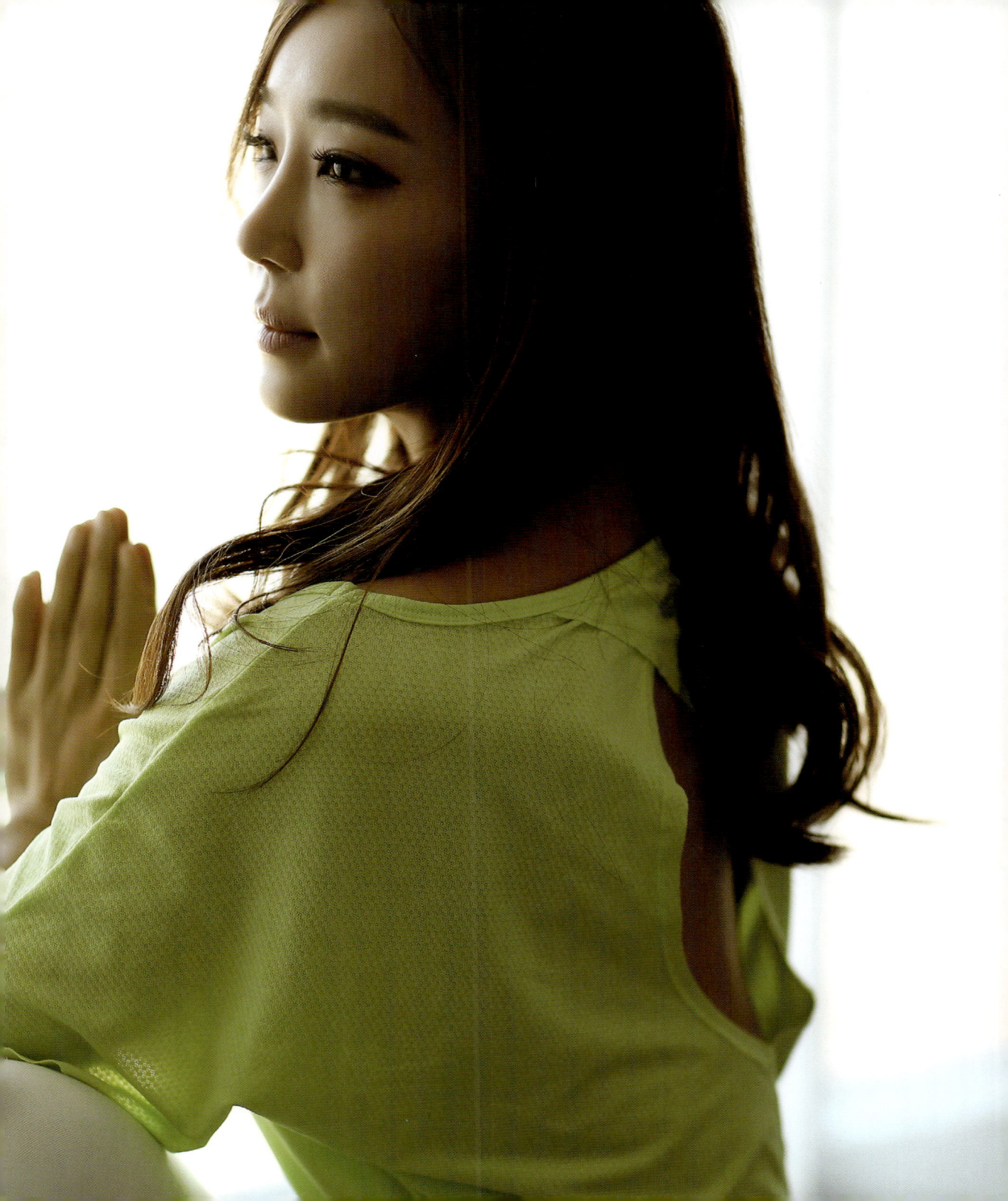

하루 1분 퀵 요가 시퀀스 Quick yoga sequence

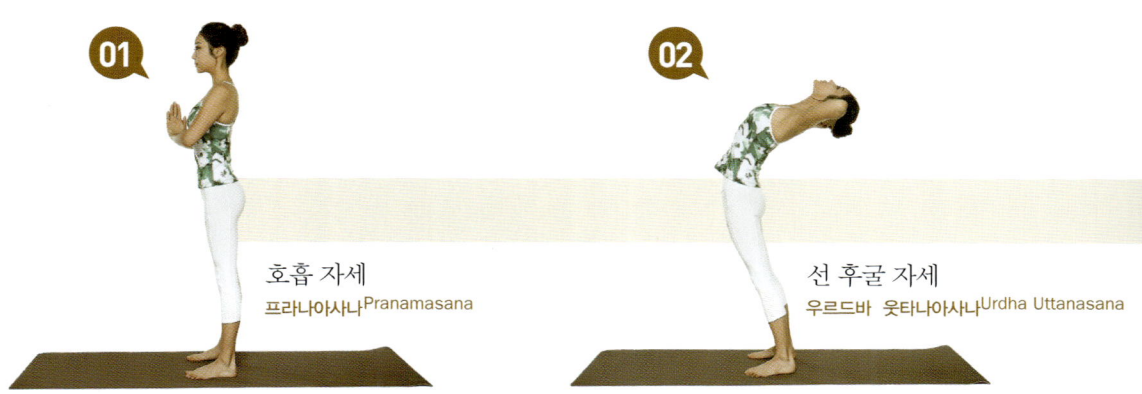

호흡 자세
프라나아사나 Pranamasana

선 후굴 자세
우르드바 웃타나아사나 Urdha Uttanasana

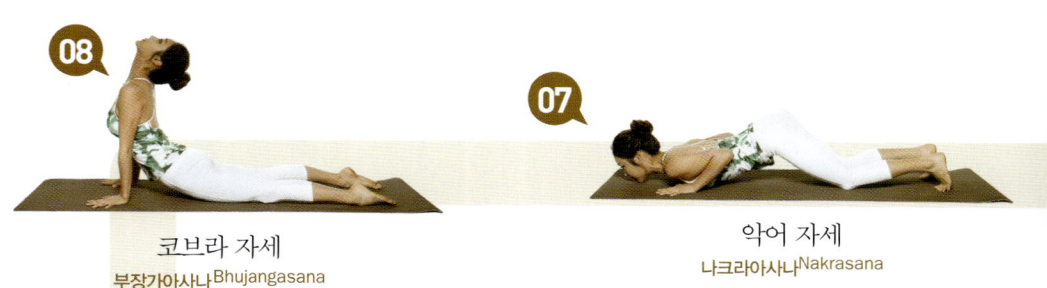

코브라 자세
부장가아사나 Bhujangasana

악어 자세
나크라아사나 Nakrasana

실행방법

① 매트 앞에 양다리를 골반 너비만큼 벌려 선다. 양손은 가슴 앞에서 합장한다. 깊은 호흡을 세 번 한다.

② 머리 뒤에서 양손 깍지를 끼워 손바닥을 뒤통수에 댄다. 골반을 앞으로 밀어내고 가슴과 어깨를 활짝 열면서 턱을 최대한 들어 올린다.

③ 상체를 숙여 양손을 발 앞에 짚는다. 손이 닿지 않는다면 무릎을 구부리고 해도 상관없다. 머리의 힘을 뺀다.

④ 왼발을 뒤로 멀리 딛고 무릎과 발등을 바닥에 댄다. 오른손의 손등을 왼쪽 옆구리에 댄 다음, 왼팔을 위로 뻗는다.

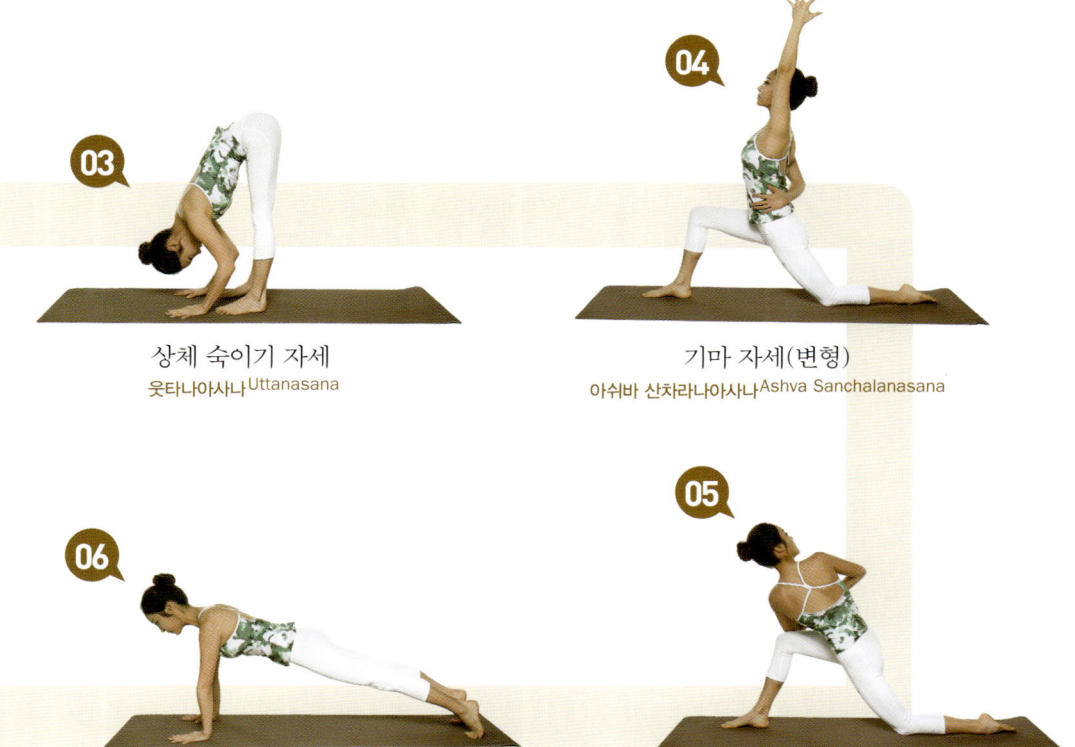

03 상체 숙이기 자세
웃타나아사나 Uttanasana

04 기마 자세(변형)
아쉬바 산차라나아사나 Ashva Sanchalanasana

06 숨 멈춰 엎드리기 자세
쿰브하카사나 Kumbhakasana

05 기마 자세에서 비틀기 자세
파리브리타 아쉬바 산차라나아사나 Parivrtta Ashva Sanchalanasana

- ⑤ 왼팔 팔꿈치를 오른쪽 다리 무릎 바깥쪽에 기대어 양손 합장을 한다. 오른손이 왼손을 누르는 힘으로 몸을 회전한다. 턱은 오른쪽 어깨와 가깝게 둔다.
- ⑥ 몸이 평평해지게 엎드린다. 고개를 너무 들거나 숙이지 말고 괄약근을 강하게 조인다.
- ⑦ 두 무릎을 바닥에 댄 다음, 두 손 사이의 공간에 가슴을 댄다. 턱도 바닥에 댄다.
- ⑧ 팔을 완전히 펴고 고개를 최대한 뒤로 젖힌다. 이때 발바닥이 나란히 하늘과 마주해야 한다. 어깨와 등을 활짝 편다.

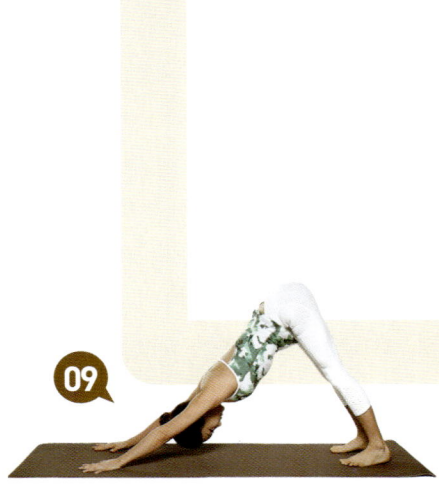

아래로 향한 견 자세
아도무카 스바나아사나 Adhomukha Svanasana

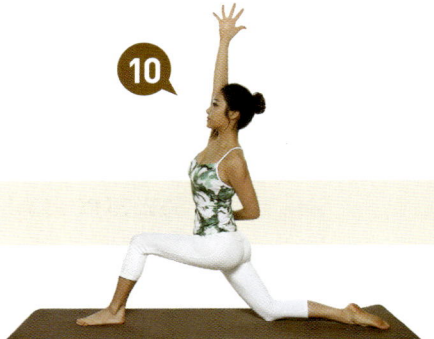

기마 자세(변형)
아쉬바 산차라나아사나 Ashva Sanchalanasana

- ⑨ 무게중심을 뒤로 이동하면서 발바닥을 바닥에 댄다. 관절에 생기는 모든 주름들이 펴질 정도로 손목의 힘을 어깨로, 어깨의 힘을 척추로, 척추의 힘을 골반으로, 골반의 힘을 무릎으로, 무릎의 힘을 발바닥으로 전달한다. 관절 사이의 공간을 만들려는 노력을 한다면 이 자세가 편안해질 것이다. 이 자세에서는 천천히 고르게 다섯 번 호흡한다.
- ⑩ 이제 왼발을 왼손 가까이에 놓고 오른쪽 무릎과 발등을 바닥에 댄다.
- ⑪ 5번 자세와 동일하게 실시한다. 그런데 이번에는 다리가 바뀌었기 때문에 왼쪽 방향으로 몸을 회전시킨다.
- ⑫ 다시 양손을 바닥에 짚고 오른발을 오른손 가까이 이동한다. 3번 자세와 동일하게 실시한다.
- ⑬ 상체를 들어 올리면서 2번 자세와 동일하게 실시한다.
- ⑭ 처음 자세로 돌아와 호흡을 정리한다. 이 순간 두 눈을 감고 호흡에 집중하면서 짧은 명상에 잠겨도 좋다.

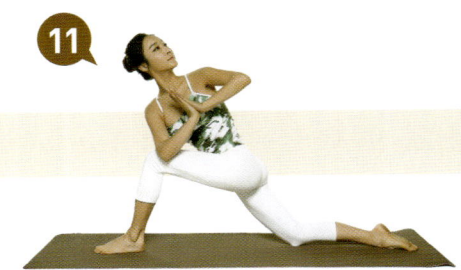

기마 자세에서 비틀기 자세
파리브리타 아쉬바 산차라나아사나 Parivrtta Ashva Sanchalanasana

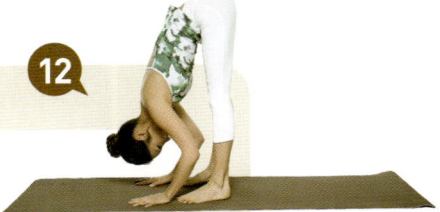

상체 숙이기 자세
웃타나아사나 Uttanasana

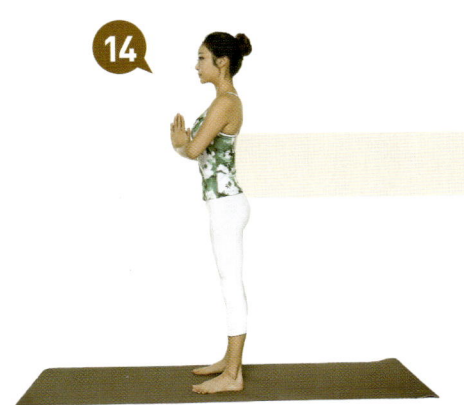

호흡 자세
프라나아사나 Pranamasana

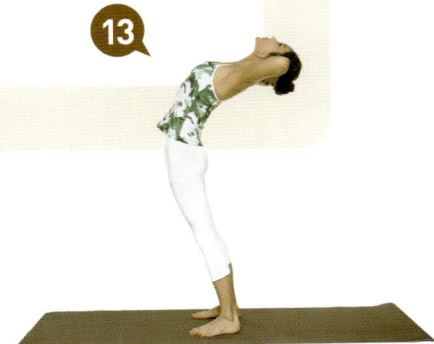

선 후굴 자세
우르드바 웃타나아사나 Urdha Uttanasana

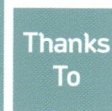

감사의 글

한 권의 책이 탄생하는 것은 아가의 탄생과도 비슷한 것 같다. 품격 높은 좋은 책을 만들기 위해서는 고통과 두려움도 크고, 반면에 즐거움과 설렘이 있다. 마치 태교를 하는 것처럼 모든 에너지가 책을 완성해나가는 데 집중되고 활용된다.
요가의 행법들을 책으로 다룬다는 것은 분명 한계가 있고 쉬운 작업이 아니다. 확고한 신념과 뜨거운 열정만으로 가능한 것도 아니다. 독자들의 입장을 충분히 고려하여 다양하고 좋은 정보를 제공해야 하는 것은 물론이고, 그들이 매일매일 실천하고 발전할 수 있도록 동기부여를 줘야 한다. 글과 사진으로 그냥 비추어지는 것이 아니라 의미와 에너지로 가슴 뜨겁게 전수되어야 한다.

원고를 작성할 때마다 느끼게 되는 공통된 감정이 있는데 그것은 '감사'하다는 것이다. 작업을 할 때마다 부족하고 힘들고 불만스러운 부분들도 있지만, 그것조차 나는 감사하는 마음으로 받아들인다. 나의 의지, 지식, 기술, 수련의 깨우침, 그것이 누군가에게 잘 전달되어 심신의 치유와 질적 변화에 도움을 줄 수 있다는 것이 얼마나 감사하고 값진 경험이겠는가!
요가의 전문성, 수련의 방향, 지도의 설득력, 독자들과의 친밀감을 책으로 100% 교감하고 기대할 수는 없겠지만 내가 가진 능력과 역량을 온 세상에 펼칠 수 있는 이 기회가 무한한 감사가 아닐 수 없다.

이런 기회를 만들어주신 미호 출판사 김경섭 대표님께 가장 먼저 감사의 마음을 전하고 싶다. 시작부터 끝까지 성의를 다해 도와주신 김선미 팀장님, 김순란 과장님, 책 디자인에 힘써주신 최소은 님, 윤혜민 님에게도 감사드린다.

또한 훌륭한 책을 위해 보이지 않는 곳에서 힘써주신 본 스튜디오 곽용섭 작가님, 이지요가 유도환 대표님, 헤어 디자이너 정용호 님, 메이크업 아티스트 김민정 님, 모델이 되어준 진이, 수연, 연주, 소율, 희수, 원고에 협조해준 지우, 촬영 장소를 제공해주신 블룸비스타 임직원 분들, 사랑이 넘치는 나디아 요가 졸업생들, 선생님들, 학생들, 기도와 격려를 아끼지 않는 나의 가족들 외 나를 지지해주고 응원해주시는 모든 분들에게 진심으로 감사하는 마음을 전한다.

마지막으로 나의 스승이 되어주신 모든 분들께 두 손 모아 가슴으로 감사의 뜻을 전하고 싶다. -Namaste!-

나디아 이승아

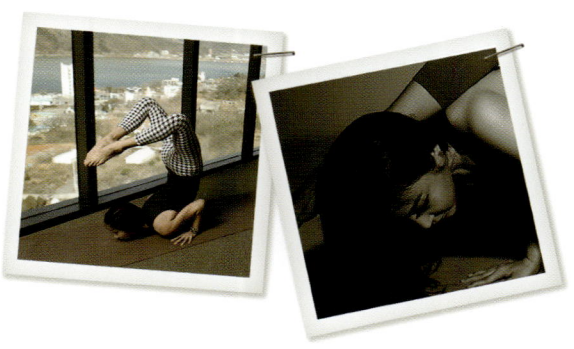

Special Thanks to

장소협찬 | 블룸비스타 호텔 www.bloomvista.co.kr
의상협찬 | 이지요가 www.easyoga.co.kr
사진촬영 | 본 스튜디오 www.bonst.co.kr
헤어 | 정용호 헤어
메이크업 | 김민정